U0251513

Complex and Revision Shoulder Arthroplasty

An Evidence−Based Approach to Evaluation and Management

复杂肩关节
初次置换与翻修

基于循证的评价和管理

主　编　（美）罗伯茨·Z. 塔什吉安（Robert Z. Tashjian）
主　审　唐康来　王　洪
主　译　周　游　周兵华

北方联合出版传媒（集团）股份有限公司
辽宁科学技术出版社
·沈阳·

© 2021，辽宁科学技术出版社。

著作权合同登记号：第 06-2020-28 号。

版权所有·翻印必究

图书在版编目（CIP）数据

复杂肩关节初次置换与翻修：基于循证的评价和管理 /（美）罗伯茨·Z. 塔什吉安 (Robert Z.Tashjian) 主编 ; 周游，周兵华主译.—沈阳 : 辽宁科学技术出版社，2021.2

ISBN 978-7-5591-1769-4

Ⅰ.①复… Ⅱ.①罗… ②周… ③周… Ⅲ.①肩关节 – 人工关节—移植术（医学）Ⅳ.① R687.4

中国版本图书馆 CIP 数据核字（2020）第 178336 号

出版发行：辽宁科学技术出版社
（地址：沈阳市和平区十一纬路 25 号　邮编：110003）
印　刷　者：辽宁新华印务有限公司
经　销　者：各地新华书店
幅面尺寸：210mm×285mm
印　　张：16.25
字　　数：350 千字
插　　页：4
出版时间：2021 年 2 月第 1 版
印刷时间：2021 年 2 月第 1 次印刷
责任编辑：王翊飞　吴兰兰
封面设计：顾　娜
版式设计：袁　舒
责任校对：尹　昭　王春茹

书号：ISBN 978-7-5591-1769-4
定价：228.00 元

联系电话：024-23284372
邮购热线：024-23284502
E-mail:13194200992@163.com
http://www.lnkj.com.cn

译者名单

主　　审　唐康来　王　洪

主　　译　周　游　周兵华

副 主 译　李新志　扶世杰　杨　睿　金　涛

主译助理　刘　飞　陈明亮　张　磊

译　　者

　　　　　周　　游：三峡大学附属仁和医院骨科

　　　　　周兵华：陆军军医大学第一附属医院运动医学中心

　　　　　扶世杰：西南医科大学附属中医医院骨科

　　　　　汪国友：西南医科大学附属中医医院骨科

　　　　　李新志：三峡大学附属仁和医院骨科

　　　　　李皓桓：武汉大学人民医院骨科

　　　　　张青松：武汉市普爱医院骨科

　　　　　黄　　玮：华中科技大学同济医学院附属协和医院骨科医院

　　　　　杨　　睿：中山大学孙逸仙纪念医院骨外科运动医学科

　　　　　金　　涛：解放军联勤保障部队九二〇医院骨科

　　　　　袁　　霆：上海市第六人民医院骨科

　　　　　李成镇：哈尔滨工业大学附属黑龙江省医院关节外科

　　　　　刘晓宁：吉林大学第二医院骨科

　　　　　孙玉成：南通大学附属医院骨科

　　　　　龚继承：解放军联勤保障部队第九二八医院

　　　　　朱威宏：中南大学湘雅二医院骨科

　　　　　土茂朋：三峡大学附属仁和医院骨科

　　　　　刘　　飞：国药葛洲坝中心医院骨科

　　　　　尚峥辉：宜昌市第一人民医院骨科

　　　　　陈明亮：三峡大学附属仁和医院骨科

前言

肩关节置换手术在过去 50 年取得了革命性的进展，这些进展使我们有能力处理日益增加的复杂肩关节疾患。与之相似，处理这些复杂肩关节疾患的工具也得到了最大可能的研发和使用。正如谚语"不同的螺钉需要相应大小的榔头"所指一样，在肩关节置换手术中选择合适的工具并安全使用，是术中最具挑战性的问题。如果肩关节置换术中不知道如何选择这些工具或者不能正确地使用，将会对患者产生不利的影响，而这些患者本来可以预期通过肩关节置换获得很好的功能改善。伴随着肩关节初次置换数量的增加，相应的肩关节翻修置换手术数量也在增加。早在 2000 年，反肩关节假体的面世极大地促进了每年初次肩关节置换的数量，同样，肩关节翻修数量也大幅增加。虽然已发表的文献零星报道了一些复杂肩关节翻修手术管理的策略和手术技巧，但是对于最有挑战性的肩关节置换翻修病例合适的术中技巧仍然没有总结。本书的目标就是集中讲述肩关节置换中可能遇到的许多复杂问题的最新解决方案。

我非常高兴地召集了肩关节置换领域的顶级专家们，分章节撰写了针对肩关节初次置换和翻修置换的极端复杂病例的系列最新治疗策略。本书第一部分着重介绍复杂肩关节初次置换的诊断和管理，包括严重肱骨头和关节盂的骨性结构丧失，计算机辅助计划方案和基于患者个体化特殊工具的使用，无柄假体在肩关节严重畸形和创伤后关节炎中的使用。第二部分介绍了肩关节置换翻修策略，包括复杂肩关节置换后病例的诊断检查，肱骨头半肩关节置换失败的处理，解剖型和反肩关节假体置换以及置换术后感染或假体松动的处理。最后一部分着重介绍肩关节翻修手术中的手术技巧，包括手术入路、骨移植技术、肱骨头假体去除技术以及置换失败后关节镜的使用。专家们总结了大量的数据，包括他们个人此领域宝贵的临床经验和智慧，在此基础上尝试推荐给出一个最佳策略。我真心感谢每一位专家为本书的出版做出的努力和时间付出。我希望读者能够从本书中得到处理复杂肩关节置换和挑战性病例的方法。

大量的策略只是针对骨性关节炎、肱骨近端骨折、肩袖缺损所致关节病的简单病例，然而针对复杂病例的策略却几乎没有。本书是针对复杂初次肩关节置换和翻修提供基础教育的尝试。为了弥补本书的内容不足，每年年会或双年会将会讨论本书中的所有主题，内容包括了现场手术教学和视频课程。我们希望更多医生能参与此会或来年的会议来加深学习，然后给患者提供更加精准的治疗。

罗伯茨·Z. 塔什吉安（Robert Z. Tashjian）

序

  周游大夫和我是本科阶段同学，博士阶段再次先后师从唐康来教授学习关节外科与运动医学。毕业以后我们继续从事着我们热爱的运动医学工作，由于专业分工因素，我们目前的工作重点都在肩肘外科。

  肩关节置换目前在国内的开展不如髋、膝关节成熟，尤其是复杂肩关节置换和翻修数量不多，可供参考的经验有限。作为关节外科与运动医学医生，我们在肩关节置换的适应证、手术技巧、手术原则以及并发症的处理等方面经常遇到一些困惑。有幸阅读了罗伯茨·Z.塔什吉安（Robert Z. Tashjian）教授的《复杂肩关节初次置换与翻修：基于循证的评价和管理》一书，该书从理论上回答了我们很多的困惑。更加有幸的是，因为共同的专业爱好，很多的良师益友鼎力支持我们将此书翻译出来供同道一起阅读、学习。

  本书前言已对本文结构和内容做了非常详细的介绍，我们在此的赘述只是为了表示我们对作者罗伯茨·Z.塔什吉安的敬佩，对促成此书出版的同道表示真心感谢！特别要感谢老师唐康来教授和王洪教授对本书的审阅和指导！同时鉴于我们才疏学浅、认知不足，翻译肯定有不足之处，敬请指正！

周兵华 周 游

编者名单

Joseph Albert Abboud, MD The Rothman Institute-Thomas Jefferson University Hospital, Department of Orthopaedics, Philadelphia, PA, USA

William R. Aibinder Department of Orthopedic Surgery, Mayo Clinic, Rochester, MN, USA

Mitch Armstrong Department of Surgery, Queen's University, Kingston Health Sciences Centre, Kingston, ON, Canada

Francesco Ascione Orthopedic Department, Campolongo Hospital, Salerno, Italy

Orthopedic and Traumatolgy Division, Madonna del Buon Consiglio Fatebenefratelli Hospital, Naples, Italy

Bandar Assiry Department of Surgery, Queen's University, Kingston Health Sciences Centre, Kingston, ON, Canada

Ryan T. Bicknell, MD Departments of Surgery and Mechanical and Materials Engineering, Queen's University, Kingston Health Sciences Centre, Kingston, ON, Canada

Peter N. Chalmers, MD Shoulder and Elbow Surgery, Department of Orthopaedic Surgery, University of Utah, Salt Lake City, UT, USA

Aaron Chamberlain, MD Department of Orthopedic Surgery, Washington University, St. Louis, MO, USA

Michael Charles Shoulder/Elbow Surgery and Sports Medicine, Orthopaedic Surgery, UCSF Fresno, Fresno, CA, USA

Christopher Chuinard, MD Great Lakes Orthopaedic Center, Traverse City, MI, USA

Michael C. Cusick Department of Orthopedic Surgery, McGovern Medical School, The University of Texas Health Science Center, Houston, TX, USA

Bassem Elhassan, MD Mayo Clinic, Rochester, MN, USA

Vahid Entezari Department of Orthopaedic Surgery, Rothman Institute at Thomas Jefferson University, Philadelphia, PA, USA

Ryan L. Eschbaugh Orthopaedic and Rheumatologic Institute, Cleveland Clinic, Cleveland, OH, USA

Charles L. Getz, MD Department of Orthopaedic Surgery, Thomas Jefferson University, Philadelphia, PA, USA

Brian F. Grogan Shoulder, Elbow, and Sports Medicine, Department of Orthopedics and Rehabilitation, University of Wisconsin School of Medicine and Public Health, New York, NY, USA

Joseph P. Iannotti, MD, PhD Orthopaedic and Rheumatologic Institute, Cleveland Clinic, Cleveland, OH, USA

Charles M. Jobin, MD Columbia University, Center for Shoulder Elbow and Sports Medicine, New York, NY, USA

Jay D. Keener, MD Shoulder and Elbow Service, Washington University, St. Louis, MO, USA

Jason S. Klein Department of Orthopaedic Surgery, Thomas Jefferson University, Philadelphia, PA, USA

Manesha Lankachandra Department of Orthopaedic Surgery, MedStar Union Memorial Hospital, Baltimore, MD, USA

Julia Lee Mayo Clinic, Rochester, MN, USA

Jonathan Levy, MD Orthopedic Surgery, Holy Cross Orthopedic Institute, Fort Lauderdale, FL, USA

Benjamin J. Lindbloom Shoulder and Elbow Service, Florida Orthopaedic Institute, Tampa, FL, USA

Alexander Martusiewicz Department of Orthopedic Surgery, Washington University, St. Louis, MO, USA

J. Michael Wiater, MD Department of Orthopaedic Surgery, Beaumont Health System, Royal Oak, MI, USA

Mark A. Mighell, MD Shoulder and Elbow Service, Florida Orthopaedic Institute, Tampa, FL, USA

Dragomir Mijic Orthopedic Surgery, The Center for Bone and Joint Disease, Brooksville, FL, USA

Anand M. Murthi, MD Department of Orthopaedic Surgery, MedStar Union Memorial Hospital, Baltimore, MD, USA

Surena Namdari, MD Department of Orthopaedic Surgery, Rothman Institute at Thomas Jefferson University, Philadelphia, PA, USA

Gregory P. Nicholson, MD Department of Orthopedic Surgery, Rush University Medical Center, Chicago, IL, USA

Eric Michael Padegimas The Rothman Institute-Thomas Jefferson University Hospital, Department of Orthopaedics, Philadelphia, PA, USA

Ian A. Power University of Tennessee-Campbell Clinic, Department of Orthopaedic Surgery & Biomedical Engineering, Memphis, TN, USA

Catherine M. Rapp Department of Orthopaedic Surgery, Beaumont Health System, Royal Oak, MI, USA

Eric T. Ricchetti, MD Orthopaedic and Rheumatologic Institute, Cleveland Clinic, Cleveland, OH, USA

Howard D. Routman, MD The Palm Beach Shoulder Service at Atlantis Orthopaedics, Palm Beach Gardens, FL, USA

Joaquin Sanchez-Sotelo, MD Department of Orthopedic Surgery, Mayo Clinic, Rochester, MN, USA
Mayo Clinic and Mayo College of Medicine, Rochester, MN, USA

Jason Scalise, MD The CORE Institute, Phoenix, AZ, USA

Edward J. Shields Department of Orthopaedic Surgery, Beaumont Health System, Royal Oak, MI, USA

Thomas W. Throckmorton, MD University of Tennessee-Campbell Clinic, Department of Orthopaedic Surgery & Biomedical Engineering, Memphis, TN, USA

John Wu Department of Orthopaedic Surgery, Beaumont Health System, Royal Oak, MI, USA

目录

第二部分　肩关节置换术后翻修：诊断和管理

第三部分　肩关节置换术后翻修的技巧

第一部分
复杂的肩关节初次置换：诊断和管理

第一章 盂肱关节炎中肱骨、关节盂骨畸形的评估

Brian F. Grogan，Charles M. Jobin

译者：周游
审校：唐康来，周兵华，李新志，金涛

一、简介

　　盂肱关节炎是一系列肩部病变的后遗症，最常见于退行性骨关节炎，也可以继发于创伤性关节炎、炎症性关节炎、肩袖撕裂关节病，以及肩关节囊成形术后关节炎。盂肱关节炎患者通常表现出由关节炎病因引起的关节盂和肱骨头的骨畸形。比如，骨性关节炎通常表现为后方关节盂磨损、继发性关节盂后倾以及肱骨头向后半脱位；而炎症性关节炎通常表现为向心性关节盂磨损伴关节盂中央侵蚀。详细地询问病史、体格检查、实验室检查和影像学检查是了解关节炎病因和继发性盂肱关节骨畸形的关键。了解关节盂骨磨损的病因和模式有助于外科医生制订一个成功的治疗计划和手术目标，重点关注病理解剖，提高肩关节置换术的耐久性。盂肱关节炎肱骨和关节盂骨畸形的评估具有深刻的外科意义，是成功的肩关节置换术的基础。

二、骨性关节炎的关节盂畸形

　　关节盂畸形和盂肱关节半脱位在原发性盂肱关节骨关节炎中很常见。关节盂磨损的部位往往偏后方，在轴位片和CT轴位像上最易于观察。Walch首先报道了关节盂侵蚀主要位于中央或者后方，不同的磨损程度和肱骨向后半脱位（图1.1）。最初的

　　Walch分型是基于轴向CT图像。如果肱骨头居中，且关节盂磨损很小，则关节盂形态被归类为A1型。中心型肱骨头被定义为：肱骨头半脱位程度为45%~55%，其中50%的半脱位被定义为完全中心型肱骨头，没有力学稳定意义上的前或向后半脱位。用这种半脱位指数方法测量盂肱关节半脱位，有助于确定半脱位的程度。A2型关节盂表现为肱骨头居中，关节盂磨损部位于中央；与A1型相比，A2型关节盂磨损定义为：磨损越过关节盂前后缘的连线，即肱骨头被此线切割。B1型关节盂磨损表现为：肱骨头向后半脱位，关节间隙后方变窄，软骨下硬化和骨赘形成。B2型的形态特征是双凹关节盂，肱骨头向后半脱位，导致后关节盂侵蚀，在轴位CT图像上形成双凹关节盂。B2双凹面关节盂有两个关节盂凹面，所谓的新关节盂面是由肱骨头磨损形成的，而旧关节盂关节面是未被肱骨头磨损接触的原始关节面。当使用Friedman方法测量关节盂后倾时，Walch C型关节盂发育不良且后倾大于25°，即测量肩胛轴中心线与关节盂前、后缘连线之间的角度（图1.2）。根据定义，C型关节盂后倾不是关节盂磨损的结果。

　　为了帮助指导手术治疗和预测结果，对Walch分型进行了修改和扩展，以便更精确地分类关节盂磨损类型。Walch和他的同事补充了B0（图中未示）、B3和D型（图1.3）。B0型关节盂定义为：在发生

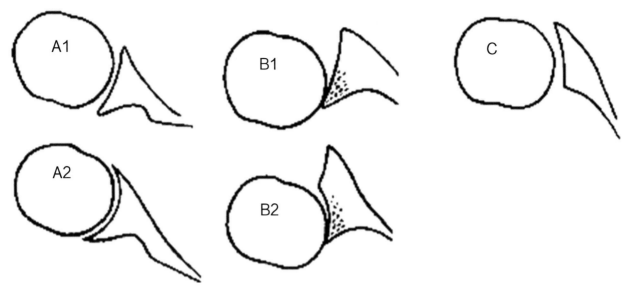

图 1.1 Walch 的肩关节盂形态分型。Walch 提出的原发性肩关节骨性关节炎中关于关节盂的形态学类型

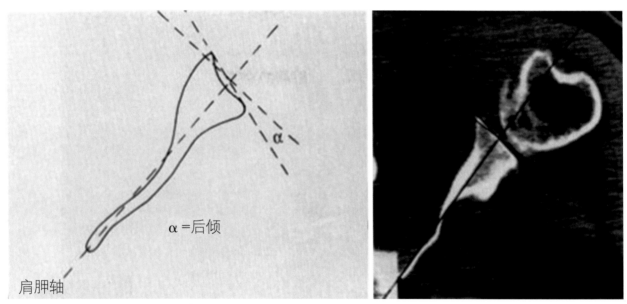

图 1.2 Friedman 测量关节盂扭转的方法。Friedman 方法基于轴位 CT 图像，利用肩胛轴与关节盂平面之间的角度测量关节盂的进行性后倾（α）

关节盂后方骨质侵蚀前，肱骨头处于持续向后半脱位的状态。B0 型关节盂被定义为：肱骨头向后半脱位的骨关节炎早期（PPSHH）。Walch 所定义的 B3 型关节盂是单凹的，可能是 B2 型关节盂的终末阶段，新关节盂磨损与前方旧关节盂融合，导致后倾大于 15° 的单凹新关节盂形成和大于 70% 的肱骨头向后半脱位。肱骨向后半脱位的测量采用 Kidder

最初描述的肩胛轴方法，即测量肩胛轴线后肱骨宽度的百分比（图 1.4）。这个 B3 型关节盂可能代表 B2 型关节盂的进展，其特征是新关节盂表面向前延伸，完全遮盖旧关节盂，直至旧关节盂表面成为一个单凹口，其后倾角度大于 15°。对于 B3 型关节盂侵蚀，肱骨头相对于肩胛平面向后半脱位，但似乎与关节盂关节面是同心的。D 型关节盂表现为

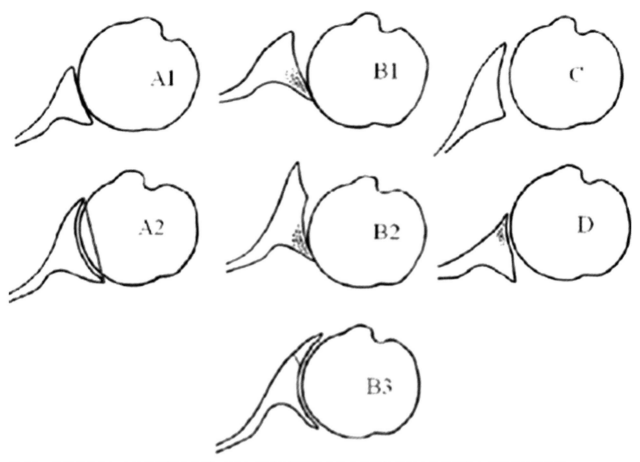

图 1.3 扩展的 Walch 肩关节盂形态分型。Walch 描述的原发性肩关节骨性关节炎中关节盂形态类型的扩展分类

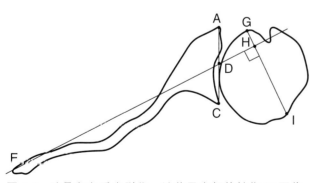

图 1.4 肱骨向向后半脱位。关节盂中部的轴位 CT 图像，肱骨头半脱位可以用肩胛轴后方肱骨头部宽度的百分比来评估。从肩胛骨的内侧尖穿过关节盂中心画一条线，也称为 Friedman 线（线 ED）。另一条线与 Friedman 线垂直，经过肱骨头最宽的部分。然后根据 Friedman 线后的肱骨头百分比计算肱骨头半脱位。在这个例子中，半脱位（HI/GI）是 80%

一定程度的关节盂前倾，肱骨头半脱位小于 40%，即前半脱位。其他研究人员也在最初的 Walch 分型基础上增加了 B3 和 C2 型关节盂。Iannotti 基于 3D CT 检查提出了 B3 型关节盂，即关节盂病理性后倾，也就是发病前是正常的，磨损导致中央和后方骨缺损。C2 型关节盂的特征包括发育不良、高度病理性后倾、高度发病前生理性后倾和获得性后方骨质丢失；它也可能具有与经典 Walch B2 型关节盂相似的双凹外观。

三、炎症性关节病的关节盂畸形

向心性和中央性关节盂骨丢失可能是由一些病理改变所致，但最常见的是由炎症性关节病引起。

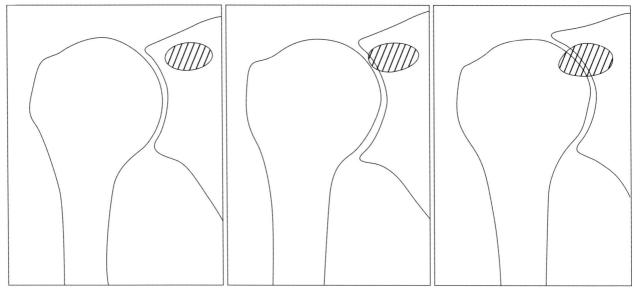

图 1.5　Lévigne 关于关节盂中心性磨损的分型。该分型方法基于正位片盂肱关节线与喙突基底部的关系。一期指软骨下骨完整或仅有微小的磨损；二期指磨损达到喙突基底部；三期指磨损超过喙突基底部

明确骨丢失导致的关节盂关节线内移程度是很重要的，从解剖或反肩关节置换术以及使用特殊内固定考虑，施行骨移植来弥补关节盂骨缺损以及恢复关节线可能具有重要意义。在类风湿性关节炎的情况下，Lévigne 分型将关节盂磨损分为 3 期（图 1.5）。根据真正的肩关节 X 线正位片，一期指软骨下骨完整或仅有微小的磨损；二期指磨损达到喙突基底部；三期指磨损超过喙突基底部。

四、肩袖关节病的关节盂畸形

关节盂上方骨缺损多见于肩袖关节病。最初的 Favard 分型将其分为 4 型，后来修改为 5 型（图1.6）。E0 型指肱骨头向上移位不合并关节盂骨缺损；E1 型指向心性关节盂磨损；E2 型仅关节盂上方磨损；E3 型的特点是关节盂上方骨丢失较多，一直延伸到关节盂的下方；E4 型指关节盂下方磨损。Hamada 提出了一种与肩袖撕裂关节病相关的骨异常分级方法，后来被 Walch 改进（图 1.7）。Hamada 的肩袖关节病分级如下：1 级指 X 线片上肩肱间隙正常；2 级指肩肱间隙小于或等于 5cm；3 级指肱骨头的上移，导致肩峰下表面凹陷或髋臼化。Walch 将 4 级分为 4A 级和 4B 级，4A 指盂肱关节间隙消失但是不合并肩峰下表面髋臼化，4B 指盂

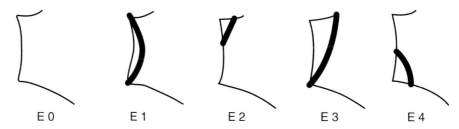

图 1.6　Favard 关于关节盂上、下磨损的分型。根据 Favard 的分型，关节盂磨损的类型以肩胛矢状面关节盂磨损的程度和位置为特征。E0 型是一种自然无磨损的关节盂；E1 型有中心磨损；E2 型有关节盂上象限磨损，在关节盂赤道以下无磨损；E3 型是在 E2 磨损的基础上进一步损伤，累及整个关节盂表面；E4 型有下象限磨损

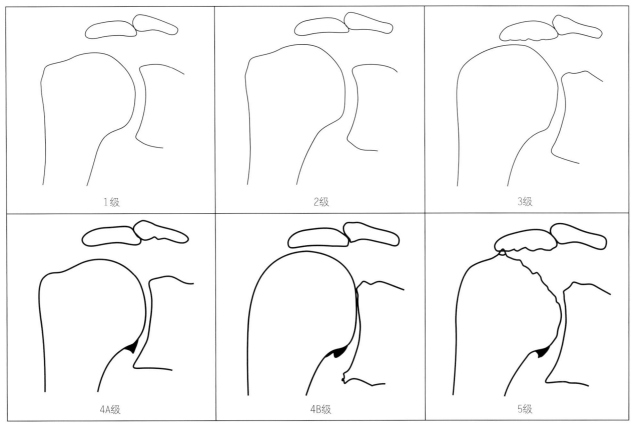

图 1.7 肩袖撕裂性关节病的 Hamada 分级。Hamada 的分级依赖于正位 X 线片上肱骨近端移位的程度以及肩峰髋臼化和肱骨近端股骨化的程度

肱关节间隙消失合并肩峰下表面髋臼化；5 级指肱骨头塌陷。

五、肩关节翻修时关节盂畸形处理

在肩关节翻修时，骨溶解、假体松动移位或关节盂假体取出后会形成明显的关节盂缺损。Cofield 根据骨缺损的位置和严重程度将关节盂缺损进行分型。首先根据磨损部位分为 3 型，Ⅰ 型：关节盂中央磨损；Ⅱ 型：指边缘磨损；Ⅲ 型：关节盂边缘和中央均磨损。然后根据关节盂骨缺损的程度分为轻度、中度和重度。骨磨损面积占关节盂关节面表面面积的 1/3 为轻度，2/3 为中度，大于 2/3 为重度。而后 Williams 和 Iannotti 对分型进行了改良（图 1.8），根据关节盂上穹顶是否磨损将 Ⅰ 型分为限制性（V+）和非限制性（V−），根据磨损是否对称将

Ⅱ、Ⅲ 型分为对称性和非对称性。

Kocsis 描述了另外一种分型方法。根据前后位和轴位 X 线或 CT 冠状位和轴位像，以冈盂切迹最内侧点和喙突基底部最外侧边缘为参照点，描述了 3 种类型的关节盂骨丢失。Ⅰ 型骨丢失的特点是关节盂侵蚀的深度位于喙突基底部的外侧；Ⅱ 型关节盂缺损累及喙突基底外侧缘和冈盂切迹水平之间。最后，Ⅲ 型关节盂的骨丢失延伸到冈盂切迹的内侧。

六、关节盂的空间位置和倾斜的测量

为了补充关节盂磨损和骨丢失，有各种测量技术来量化关节盂倾斜度、关节盂空间位置、关节盂穹顶深度和肱骨头半脱位。综合考虑，这些描述性和定量测量可能有助于预测预后、制订手术策略，并分析每种类型的关节盂骨丢失的损伤机制。然而，

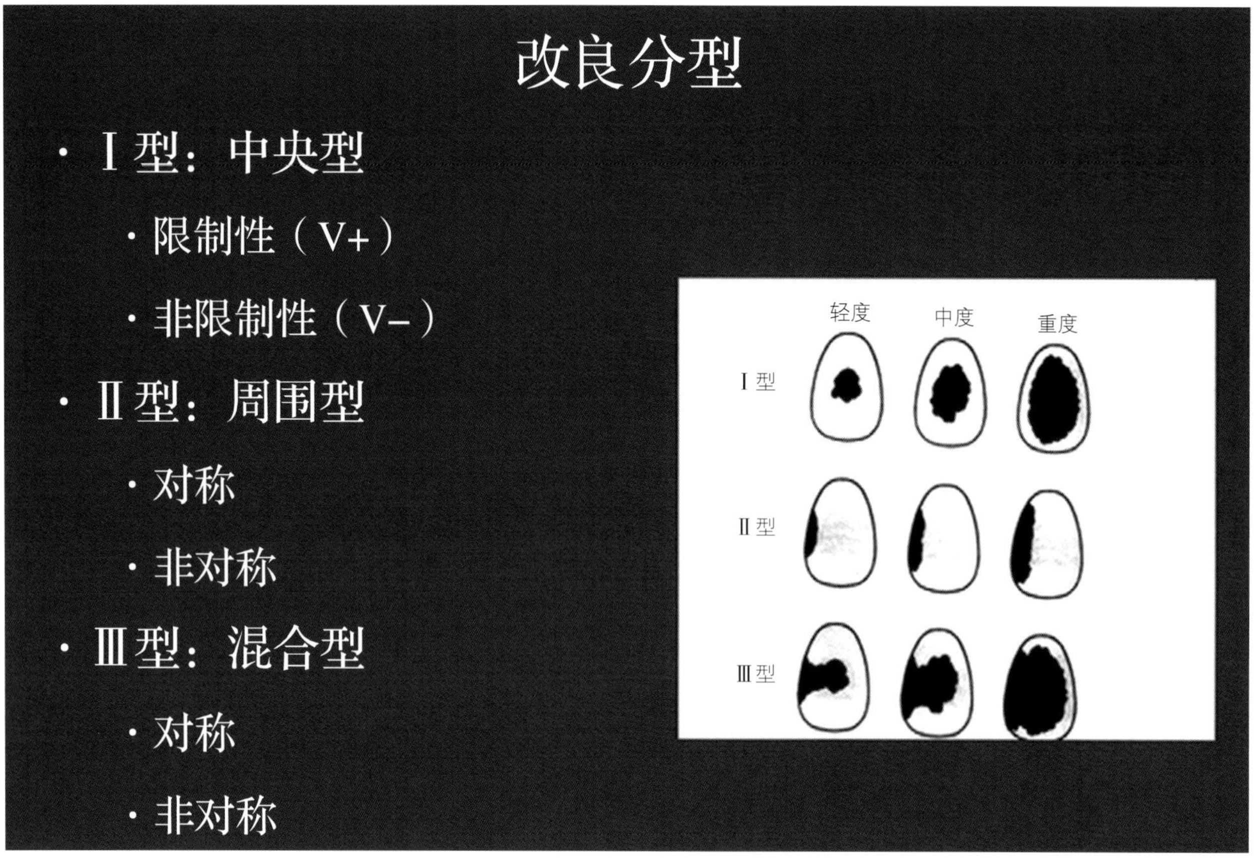

图 1.8　肩关节翻修是关节盂骨缺损的分型。Williams 和 Iannotti 描述了关于关节盂骨缺损的改良 Antuna 分型。根据骨缺损的位置（中央型、周围型和混合型）和严重程度（<1/3，<2/3，>2/3）将关节盂缺损分型，同时也按对称性和非对称性，限制性（V+）和非限制性（V−）进行分型

当比较这些研究时，尽管它们可能使用类似的术语，如关节盂扭转，但测量方法可能存在细微但是重要的差异。

也许 Friedman 描述的测量关节盂扭转的方法最为常用。在 2D CT 图像上，首先经过关节盂前后缘的中点画一条线；第二条线称为 Friedman 线，从肩胛骨最内侧的部分到关节盂面中点。关节盂扭转定义为关节盂线和 Friedman 线的垂线形成的角度（图 1.2）。对于双凹面或 Walch B2 型关节盂对 Freidman 的方法提出了挑战，因为关节盂有两个不同的面。为了使测量标准化，Walch 提出了用名词“旧关节盂”来表示磨损前的原始关节盂，“新关节盂”来描述后侵蚀造成的新凹面，“中间关节盂”是指旧关节盂和新关节盂的组合版本（图 1.9）。按照惯例，关节盂扭转的测量通常使用中间关节盂作为标准。关节盂扭转也可使用肩胛体和穹顶的几何来测量，而不是使用 Friedman 线。在 2D CT 图像上，肩胛体线指的是肩胛体的轴线而不是肩胛骨最内缘切线。根据个别患者的解剖变异，肩胛体线可能或可能不与 Friedman 线平行或重合。研究表明比较这两种方法测量关节盂扭转存在显著差异，使用肩胛体线测得关节盂扭转为 −7.3°，使用 Friedman 线测量结果为 −10.4°。Hoencke 报道了使用肩胛骨切线轴的类似发现，肩胛骨内侧边界与关节盂穹顶最内侧面之间的一条线，2D CT 图像所示通过关节盂中心。

关节盂倾斜度可以在关节盂面和肩胛轴之间的冠状面测量。Churchill 用保存的解剖标本和定制的夹具测量关节盂倾斜。他利用了一条从关节盂中心到肩胛骨脊柱缘和肩胛骨内侧边界交界处的线（冠状位 Friedman 线）。垂直于 Friedman 线的一条线与

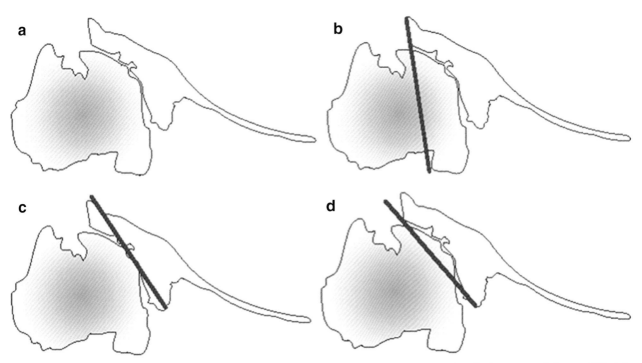

图 1.9 B2 型新关节盂、旧关节盂和中间关节盂。(a) B2 型双凹面关节盂有两个不同的关节面;(b) 旧关节盂可以描述为磨损前的前关节盂表面;(c) 中间关节盂是旧关节盂和新关节盂的组合;(d) 新关节盂代表肱骨磨损形成的关节面

从关节盂上、下缘的连线之间的夹角称为关节盂倾斜角。同样,Maurer 在前后位 X 线片和冠状位 CT 图像上用 3 个角度定义关节盂倾斜(图 1.10)。α 角是上、下关节盂边缘连线和肩胛冈解剖中线之间的夹角。β 角是上、下关节盂缘连线与冈上窝底部切线的夹角。γ 角是上、下关节盂缘连线与肩胛外侧缘切线的夹角。β 角被临床实践证明最具重复性和可靠的,在 X 线检查中患者位置的变化会造成肩胛骨的旋转。然而,Daggett 证明 β 角可能会随着成像技术的变化而变化,这表明可能需要 3D CT 分析来进行可重复的倾角测量。以 3D CT 软件测量肩关节盂倾斜度为金标准,结果显示肩关节前后位片 β 角的平均方差为 3°,冠状面未格式化的 CT 图像 β 角的平均方差为 10°,肩胛骨重建的冠状面 CT 图像 β 角的平均方差为 1°。另一个有用的冠状面测量倾斜角度方法,相对于反向放置肩关节底板定位,称为"反肩角"。反肩角是由沿冈上窝的一

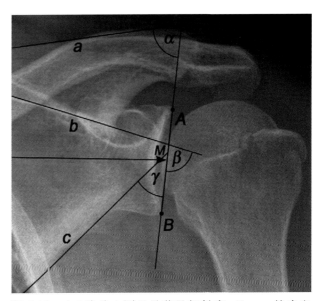

图 1.10 在 X 线片上测量关节盂倾斜度。Maurer 等定义了正位片上关节盂相对于肩胛骨的倾斜测量。关节盂窝线(AB)连接关节盂上下缘。角度 α 位于肩胛骨脊柱(A 线)和盂窝线(AB 线)之间。β 角位于冈上窝底(B 线)和盂窝底(AB 线)之间。γ 角位于肩胛骨外侧缘(C 线)和盂窝线(AB 线)之间

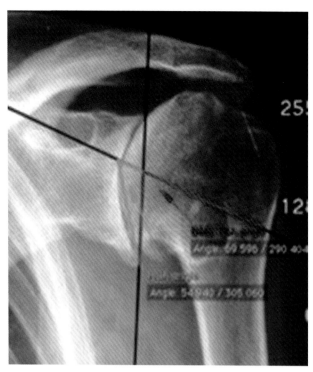

图 1.11　β 角和反肩角的比较。使用 β 角（红色）和反肩角（绿色）测量关节盂倾斜度的比较。反肩角是导致关节盂（下 2/3）区域倾斜的原因，在反肩置换过程中，需要植入一个底板组件

条线和一条从关节盂下缘到冈上窝线与盂面交叉点的线形成的角度（图 1.11）。反肩角有助于评估关节盂下 2/3 处的上方磨损和上斜，通常需要在该部位放置底板。

七、关节盂穹顶深度的测量

关节盂穹顶深度是确定骨储备的一个重要变量，以便关节盂组件成功植入。关节盂穹顶深度是指与关节盂面垂直并延伸至关节盂穹顶内侧皮质的关节盂面中心线的深度。Bicos 的尸体研究表明，在没有明显退行性改变或关节盂骨丢失的标本中，关节盂穹顶平均深度为 29.3mm。Frankle 研究了标准中心线和第二条脊柱中心线，从关节盂的解剖中心开始，沿肩胛骨脊柱缘向内侧延伸。基于正常和侵蚀的异常关节盂的 CT 图像进行测量。正常关节盂，标准中心线深度为（28.6 ± 4.1）mm，脊柱中心线为（42.7 ± 19.1）mm。然而，在有侵蚀的异常关节盂中，标准中心线和脊柱中心线深度均显著减少，分别为（19.6 ± 9.1）mm 和（34.9 ± 17.0）mm。

八、肱骨头半脱位的测量

肱骨头向向后半脱位在肩关节骨性关节炎中常见。参考肩胛轴或关节盂轴，各种测量肱骨头半脱位程度的方法已被提出。肱骨头向后半脱位可能是由于后方骨质磨损或先天性关节盂后倾所致。关于关节盂扭转、关节盂磨损性骨丢失和肱骨头半脱位之间关系的确切性质仍存在争议，但是 Sabesan 等的研究提示，肱骨头半脱位与肩胛骨的关系比与关节盂的关系更为密切。为了测量肩胛骨肱骨半脱位，Waters 基于轴位 CT 图像描述了测量肱骨头部向后半脱位的方法，即在关节盂中线上肱骨头位于 Friedman 线前方的距离。用这个距离除以垂直于肩胛骨线的肱骨头的最大直径的百分比，即为 Friedman 线前方肱骨头脱位的百分比。Mizuno 报道使用了一种非常相似的技术；然而，测量结果为 Friedman 线后肱骨头的百分比，在讨论向后半脱位时可能更直观（图 1.4），被称为肱骨半脱位指数或肩胛轴法。另外，可以通过测量肩胛骨中心线到肱骨头上的最佳拟合球体旋转中心的距离来量化肱骨头相对于肩胛骨的位置，该距离被称为肱骨 - 肩胛骨线（HSA）。

还有几种描述盂肱关节半脱位的方法。Papilion 使用关节盂的轴位图像，首先经关节盂前后缘画一条线。第二条线将第一条线垂直等分并向外延伸，测量其相对于肱骨头中心的距离。这一距离被称为肱骨 - 关节盂线（HGA），有助于评估肱骨头部畸形和骨赘。Walch 使用了轴位 CT 图像和 Papilion 引用的同一垂直关节盂状面的线，但采用该线后肱骨头前后径的百分比作为指标（图 1.12）。这种测量方法也类似于 Kidder 报道的一种测量肩关节半脱位的方法，将其称为中间价法。比较肱骨半脱位与肩胛

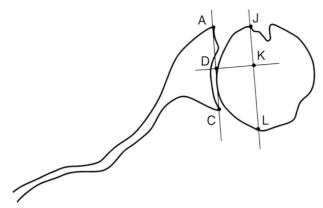

图 1.12　肱骨半脱位的间接测量方法。间接测量肱骨半脱位的方法，即测量肱骨头在中间关节盂（AC）的中点的垂线（DK）后方的百分比

轴或关节盂轴的关系，中矢状关节盂轴线方法具有更好的观察者间和观察者内的可靠性。

九、结论

　　评估关节盂和肱骨头的骨畸形对于了解肩关节炎的病理解剖至关重要。关节盂磨损的模式和类型以及扭转、倾斜和肱骨半脱位的程度可能影响肩关节置换术的成功和其耐久性。总的来说，CT 对关节盂骨畸形的评估更实用，优于单纯的 X 线检查。同样，3D CT 测量也比 2D CT 检查更精确。更好地评估和了解关节盂畸形的普遍特征可能有助于进一步研究和优化肩关节置换术后疗效。

参考文献

[1] Walch G, Badet R, Boulahia A, Khoury A. Morphologic study of the glenoid in primary glenohumeral osteoarthritis. J Arthroplast. 1999;14(6):756–760.

[2] Walch G, Boulahia A, Boileau P, Kempf JF. Primary glenohumeral osteoarthritis: clinical and radiographic classification. The Aequalis Group. Acta Orthop Belg. 1998;64(Suppl 2):46–52.

[3] Bercik MJ, Kruse K 2nd, Yalizis M, Gauci MO, Chaoui J, Walch G. A modification to the Walch classification of the glenoid in primary glenohumeral osteoarthritis using three-dimensional imaging. J Shoulder Elb Surg. 2016;25(10):1601–1606.

[4] Friedman RJ, Hawthorne KB, Genez BM. The use of computerized tomography in the measurement of glenoid version. J Bone Joint Surg Am. 1992;74(7):1032–1037.

[5] Chan K, Knowles NK, Chaoui J, Gauci MO, Ferreira LM, Walch G, et al. Characterization of the Walch B3 glenoid in primary osteoarthritis. J Shoulder Elb Surg. 2017;26(5):909–914.

[6] Domos P, Checchia CS, Walch G. Walch B0 glenoid: pre-osteoarthritic posterior subluxation of the humeral head. J Shoulder Elb Surg. 2018;27(1):181–188.

[7] Mizuno N, Denard PJ, Raiss P, Walch G. Reverse total shoulder arthroplasty for primary glenohumeral osteoarthritis in patients with a biconcave glenoid. J Bone Joint Surg Am. 2013;95(14):1297–1304.

[8] Iannotti JP, Jun BJ, Patterson TE, Ricchetti ET. Quantitative measurement of osseous pathology in advanced glenohumeral osteoarthritis. J Bone Joint Surg Am. 2017;99(17):1460–1468.

[9] Lévigne C, Franceschi JP. Rheumatoid arthritis of the shoulder: radiological presentation and results of arthroplasty. In: Shoulder Arthroplasty. Berlin: Springer; 1999. p. 221–230.

[10] Levigne C, Boileau P, Favard L, Garaud P, Mole D, Sirveaux F, et al. Scapular notching in reverse shoulder arthroplasty. J Shoulder Elb Surg. 2008;17(6):925–935.

[11] Hamada K, Fukuda H, Mikasa M, Kobayashi Y. Roentgenographic findings in massive rotator cuff tears. A long-term observation. Clin Orthop Relat Res. 1990;254:92–96.

[12] Hamada K, Yamanaka K, Uchiyama Y, Mikasa T, Mikasa M. A radiographic classification of massive rotator cuff tear arthritis. Clin Orthop Relat Res. 2011;469(9):2452–2460.

[13] Walch G, Edwards TB, Boulahia A, Nove-Josserand L, Neyton L, Szabo I. Arthroscopic tenotomy of the long head of the biceps in the treatment of rotator cuff tears: clinical and radiographic results of 307 cases. J Shoulder Elb Surg. 2005;14(3):238–246.

[14] Antuna SA, Sperling JW, Cofield RH, Rowland CM. Glenoid revision surgery after total shoulder arthroplasty. J Shoulder Elb Surg. 2001;10(3):217–224.

[15] Williams GR Jr, Iannotti JP. Options for glenoid bone loss: composites of prosthetics and biologics. J Shoulder Elb Surg. 2007;16(5 Suppl):S267–S272.

[16] Kocsis G, Thyagarajan DS, Fairbairn KJ, Wallace WA. A new classification of glenoid bone loss to help plan the implantation of a glenoid component before revision arthroplasty of the shoulder. Bone Joint J. 2016;98-B(3):374–380.

[17] Rouleau DM, Kidder JF, Pons-Villanueva J, Dynamidis S, Defranco M, Walch G. Glenoid version: how to measure it? Validity of different methods in two-dimensional computed tomography scans. J Shoulder Elb Surg. 2010;19(8):1230–1237.

[18] Randelli M, Gambrioli PL. Glenohumeral osteometry by computed tomography in normal and unstable shoulders. Clin Orthop Relat Res. 1986;208:151–156.

[19] AK S. Dynamic stability of the glenohumeral joint. Acta Orthop Scand. 1971;42(6):491–505.

[20] Hoenecke HR Jr, Tibor LM, D'Lima DD. Glenoid morphology rather than version predicts humeral subluxation: a different perspective on the glenoid in total shoulder arthroplasty. J Shoulder Elb Surg. 2012;21(9):1136–1141.

[21] Churchill RS, Brems JJ, Kotschi H. Glenoid size, inclination, and version: an anatomic study. J Shoulder Elb Surg. 2001;10(4):327–332.

[22] Maurer A, Fucentese SF, Pfirrmann CW, Wirth SH, Djahangiri A, Jost B, et al. Assessment of glenoid inclination on routine clinical radiographs and computed tomography examinations of the shoulder. J Shoulder Elb Surg. 2012;21(8):1096–1103.

[23] Daggett M, Werner B, Gauci MO, Chaoui J, Walch G. Comparison of glenoid inclination angle using different clinical imaging modalities. J Shoulder Elb Surg. 2016;25(2):180–185.

[24] Seidl AJ, Williams GR, Boileau P. Challenges in reverse shoulder arthroplasty: addressing glenoid bone loss. Orthopedics. 2016;39(1):14–23.

[25] Bicos J, Mazzocca A, Romeo AA. The glenoid center line. Orthopedics. 2005;28(6):581–585.

[26] Frankle MA, Teramoto A, Luo ZP, Levy JC, Pupello D. Glenoid morphology in reverse shoulder arthroplasty: classification and surgical implications. J Shoulder Elb Surg. 2009;18(6):874–885.

[27] Sabesan VJ, Callanan M, Youderian A, Iannotti JP. 3D CT assessment of the relationship between humeral head alignment and glenoid retroversion in glenohumeral osteoarthritis. J Bone Joint Surg Am. 2014;96(8):e64.

[28] Waters PM, Smith GR, Jaramillo D. Glenohumeral deformity secondary to brachial plexus birth palsy. J Bone Joint Surg Am. 1998;80(5):668–677.

[29] Bouacida S, Gauci MO, Coulet B, Lazerges C, Cyteval C, Boileau P, et al. Interest in the glenoid hull method for analyzing humeral subluxation in primary glenohumeral osteoarthritis. J Shoulder Elb Surg. 2017;26(7):1128–1136.

[30] Papilion JA, Shall LM. Fluoroscopic evaluation for subtle shoulder instability. Am J Sports Med. 1992;20(5):548–552.

[31] Walch G, Moraga C, Young A, Castellanos-Rosas J. Results of anatomic nonconstrained prosthesis in primary osteoarthritis with biconcave glenoid. J Shoulder Elbow Surg. 2012;21:1526–1533.

[32] Kidder JF, Rouleau DM, Pons-Villanueva J, Dynamidis S, DeFranco MJ, Walch G. Humeral head posterior subluxation on CT scan: validation and comparison of 2 methods of measurement. Tech Should Elbow Surg. 2010;11(3):72–76.

第二章　计算机辅助术前设计和个性化导向装置在肩关节置换术中的运用

Dragomir Mijic，Jonathan Levy

译者：龚继承

审校：王洪，周兵华，扶世杰，杨睿

在过去几十年里，人们已经用解剖型和反式全肩关节置换术成功地治疗了盂肱关节退行性改变，术后能够可靠地缓解患者的疼痛，并获得满意的功能评分。一直以来，全肩关节置换术最具挑战性的就是如何准确地植入盂侧假体。然而，在进行解剖型和反式全肩关节置换术时，植入盂侧假体的理想位置并无定论，但是许多研究显示，当假体位置误差超出一定范围时，假体松动或失效的风险显著增加。多个因素会降低盂侧假体植入的准确性，如：患者体位、患者体型、关节盂和肩胛骨形态的解剖变异、关节挛缩、关节盂暴露不全、关节盂骨质磨损、前次手术所致的关节盂不完整和缺乏可靠的解剖标志。肩关节置换术的疗效和假体的使用寿命显著受到盂侧假体的植入位置和固定牢靠程度的影响。有报道发现：在解剖型肩关节置换（TSA）中，盂侧假体位置不良与功能差、假体松动和肩关节不稳密切相关，导致了远期的临床治疗失效。在反肩置换（RSA）病例中，金属底座植入位置不良与肩关节不稳、无撞击活动度减小、假体对肩胛骨的嵌入和肩峰骨折，以及一些严重失败病例有关。

在解剖型全肩关节假体置换术中，如果盂侧假体的后倾角大于15°，假体松动的风险将大大增加。我们可以通过不对称磨锉关节盂的前侧"凸出部分"、使用楔块或者阶梯加强的盂侧假体或者骨移植来纠正过度后倾的盂侧假体，使后倾角小于

10°～15°。然而在术中，术者常常难以准确地确定所需矫正的角度，过度磨锉关节盂的高边可能会导致软骨下骨破坏，从而增加盂侧假体沉降或者松动的风险。盂侧假体底座上的楔形固定穿透关节盂窝是另外一类并发症，与盂侧假体后倾角过大或者磨损有关，远期疗效很不确定。在反肩置换术中，当盂侧假体底座放置在向上倾斜的位置时，可能会导致底座微动或者松动，而向上倾斜的角度为20°时，导致肩关节上举受限。在反肩置换术过程中，植入盂侧假体最大的挑战是恰当地处理严重的关节盂骨缺损，然而关节盂可用于有效固定假体的骨量十分有限。

通过准确的术前评估和术中关节盂形态评估，更有助于提高盂侧假体的准确植入。多数外科医生通过详细评估标准的2DX线片来进行术前计划。Grashey位X线片常用于评估关节盂在冠状面上的磨损和倾斜度。与此同时，一个高质量的腋位片能够用于评估横轴面上关节盂的磨损程度、关节盂的后倾角和肱骨头的半脱位程度。以往，关节盂后倾角常在腋位片上测量，Nyffeler等证实，相对于基于CT检查，这种测量方式在观察者之间的一致性很低，86%的标本关节盂后倾角测量值都偏大。

Friedman等首先基于CT图像设计了一种评估盂肱关节骨性关节炎患者关节盂后倾角的技术。无疑，相对于标准的基于X线片的测量技术，

Friedman 的 CT 测量技术更加先进，从而成为关节盂前后倾的标准测量技术；然而，多个限制性因素影响了这种测量技术的准确性。许多研究都发现，基于 2D CT 图像的前后倾角度测量技术容易被这些因素影响，如患者在扫描器中的体位、肩胛骨在冠状位和矢状位上的方向、CT 断层图像相对于关节盂表面的方向、关节盂上下方向轴线上测量角度的位置。通过将横轴位断层图像所在平面调整至垂直于肩胛骨的平面，可以提高基于 CT 图像测量关节盂前后倾和外倾角技术的准确性。随着成像技术的进步，我们可以不依赖于扫描方向自由分析游离肩胛骨的 3D 图像，还可以很准确地在 3D 图像上测量关节盂前后倾和外倾，而且测量结果之间的可重复性很高。另外，3D 图像有利于我们评估关节盂骨缺损情况、肩胛颈形态、假体的适配性，从而很好地辅助术者确定手术方案。

3D 成像技术的发展促进了虚拟手术计划软件的开发水平，利用这种软件，术者可以在术前模拟植入盂侧假体。早期在肩关节置换术中整合这种虚拟术前计划软件利用了计算机辅助的术中导航技术。许多研究都证实，在解剖型和反式全肩关节置换术中借助计算机导航，可以提高盂侧假体植入的准确性。然而，一些情况，如增加手术时间、烦琐的系列定位装置安放、额外的软组织切除和暴露、定位导向固定钉所导致的医源性骨折、不准确的解剖标记和额外的医疗费用都使得导航技术的普及受到了限制。

为了使盂侧假体植入达到最准确的位置，同时避免计算机导航所带来的额外的医疗费用和增加的手术时间，人们设计出一种个性化的装置（PSI）用以代替计算机导航。通过安装这种 PSI 可以缩短手术时间和减少额外的显露。所有类型的用于肩关节置换术的 PSI 都是安装在盂侧假体中间轴的位置。由于所有类型的盂侧假体都是在中间轴的中点植入，使用 PSI 能够复制虚拟假体植入的情况。如今，PSI 非常有助于外科医生在术中高度准确地复制术前的虚拟计划。

多个有效的研究已经测试过 PSI 准确复制术前虚拟计划的能力，也比较了结合 PSI 的 3D 术前计划和使用标准工具的 2D 及 3D 术前计划的准确性。有多个研究评估了 PSI 准确复制术前 3D 虚拟计划的能力。Walch 等利用 18 具尸体标本评估利用 PSI 的 3D 术前计划的准确性。术后 CT 检查可以判断导针植入位置的准确性，可以发现最小 1.5mm 的植入点误差、1.64° 的前后倾角度误差和 1.42° 的外倾角误差。有定量分析的研究已经证实了术前计划和术后获得的导针位置之间有很高的相关性。利用 14 具尸体标本，Levy 等证实通过 PSI 可以准确复制术前虚拟中央钻孔的位置。安装误差对于开口位置不超过 1.2mm，向下倾斜角不超过 1.2°，前后倾角不超过 2.6°。Dallalana 等通过对 20 例患者（10 例全肩关节置换患者，10 例反肩关节置换患者）使用术前 3D 数字模板和定制的导向装置评估 PSI 的准确性，他们在术后用 CT 影像评估假体的位置。结果显示盂侧假体的前后倾角和外倾角的平均偏差分别为 1.8° 和 1.3°；在前后平面和上下平面上的误差分别是 0.5mm 和 0.8mm。在进行 17 例全肩关节置换术后，Gauci 认为借助术前 3D 计划和 PSI，盂侧假体植入的可重复性较高。在垂直平面和水平面上的导针的平均位置误差都小于 1mm。外倾和前后倾的误差分别为 1.8° 和 3.4°。

最近，Berhouet 等研究了 30 例拟接受肩关节置换术的原发性肩关节炎或者肩袖撕裂后关节病患者的肩关节 CT 图像，他们将这些图像导入虚拟手术计划程序中，从而比较虚拟 3D 球形盂侧假体的植入准确性。两名外科医生曾实施了所谓的"盲 3D 手术"，术中他们只能看到关节盂表面、喙突和肩峰外侧，另外一名外科医生进行所谓的"可视化 3D 手术"，术中整个肩胛骨都可见。用于比较的结果包括：纠正关节盂后倾角和倾斜角至中立位 0° 的能力、获得将假体底座和关节之间的接触面保持在至少 50% 的能力、将假体底座尽可能安装在关节盂上较低的位置，从而避免假体底座后的楔形钉穿透关节盂窝的可能性的能力。相对于"盲 3D 手术"，在"可视化 3D 手术"中，术者能够使用整个肩胛骨作为解剖参考提高盂侧假体安装的准确性；减少关节盂窝被假体楔形钉穿透的并发症可能。

临床和实验类研究反复证实：相对于 2D 术前计划和标准的手术器械，3D 术前计划和 PSI 能够更好地辅助假体植入。Hendel 等将 31 例患者随机分为 3D/PSI 器械组和传统 2D CT/ 标准器械组，比较两组假体的术前期望位置和术后实际位置的偏差。在 3D/PSI 器械组，其前后倾的偏差平均为 4.3°，而传统 2D CT/ 标准器械组为 6.9°。对于后倾角大于 16° 的患者，3D/PSI 器械组的术后偏差仅为 1.2°，而传统 2D CT/ 标准器械组为 10°。

Heylen 等的研究显示，3D 手术计划 /PSI 器械，可以减少关节盂外倾角的变异，从而避免假体的外倾角过度偏差。研究纳入了 18 例患者（6 例全肩关节置换，12 例反肩关节置换），其中一组利用 3D 手术计划 /PSI 器械，另外一组使用标准的手术计划 / 标准器械。对于接受全肩关节置换术的患者，假体植入的目标位置就是 0° 外倾角（中立位）；而对于反肩关节置换术的患者，植入的目标位置是向下倾斜 10°。β 角是冈上窝的底面和关节盂上下极连线之间的夹角，这个指标代表了术前、术后的关节盂倾斜角。作者安排两名独立的观察者在正位片上测量这个角度。结果发现，在接受了全肩关节置换术的患者中，借助 3D 手术计划 /PSI 器械时，β 角平均为 83°，而在传统手术组，β 角平均为 90°。作者总结认为，相比于使用标准的术前计划和标准的手术器械，借助 3D 手术计划 /PSI 器械能够显著减少将盂侧假体安装在过度外倾的位置。

Throckmorton 等与多个外科医生对 70 例存在盂肱关节炎的尸体标本进行研究，比较在解剖型和反式全肩关节置换术中，3D 手术计划 /PSI 器械和 3D 手术计划 / 标准器械的准确性的差异。5 名经验不同的外科医生参加了这个研究。36 例标本接受了解

剖型全肩关节置换术（18 例使用了 PSI，另外 18 例没有使用 PSI），34 例标本施行了反式全肩关节置换术（17 例使用了 PSI，另外 17 例没有使用 PSI）。术后，所有的标本都接受了 CT 检查用以评估关节盂侧假体安装位置的准确性。在 PSI 辅助下，全肩关节置换术后标本的后倾角平均差异为 5°，倾斜角平均为 3°；而利用标准的器械时，标本的前后倾角平均差异为 8°，外倾角平均为 7°。而在接受了反式全肩关节置换术的标本中，使用两种器械时，关节盂的位置无显著性差异。

Iannotti 等从 9 例盂肱关节炎患者获得了 9 个肩胛骨模型，利用这些模型，他们借助 3D 计划软件和可重复使用的转换装置来提高导针植入位置的准确性。可重复使用的转换装置可以在患者关节盂的塑料模型上标记目标位置和导针的轨迹，重复术侧关节盂模型上的假体位置。术后 CT 检查并获取 3D 重建图像可以评估导针的轨迹、位置和术前计划的偏差大小。从临床实践来看，巨大的偏差被定义为前后倾角和外倾角 ≥ 5°，而距离计划位置偏差 ≥ 3mm。

最近，Lau 等对全肩关节置换术中 PSI 的准确性提出了质疑。他们选取了 11 例患者，7 例接受了全肩关节置换术，4 例接受了反肩关节置换术，所有置换术中都借助 PSI 辅助盂侧假体植入，确保在全肩关节置换术时假体的前后倾角和外倾角都为 0°，在反肩关节置换术时假体有 10° 的向下的外倾角。术后利用 CT 图像评估假体位置的准确性。结果在两组病例中，术后假体的位置与目标位置差别较大。在全肩关节置换术组平均前后倾角为 8°±10°，外倾角为 1°±4°。而反肩关节置换术组的平均前后倾角为 10°±10°，外倾角为 1°±4°。该研究的价值在于批判性地反思既往研究一边倒地证实利用 PSI 能够提高假体安装的准确性这一现象。

现如今，在美国能够提供盂侧假体植入的 3D 计划和 PSI 器械的公司包括 DJO Match Point 系

统，Zimmer PSI 肩关节系统，Tornier Blueprint 3D 设计和 PSI 器械，Zimmer Biomet Signature[T] 患者个性化盂侧假体系统，OrthoVis 和 DePuy 关节盂智能可重复植入系统，Arthrex 假体虚拟植入定位（VIP）系统。除了 Arthrex，以上所有系统都利用了一次性的 3D 打印导针，用于辅助中央导针植入。Arthrex VIP 系统利用了一种可重复使用的导板装置，将导针的目标位置和轨迹从 3D 模型转换至术侧关节盂上。与商业化的 PSI 导向装置不同，Lewis 等测试了一种新型的定制的聚丙烯材质的阵列导针，用于辅助中央导针安装，从而达到目标盂侧后倾角为 5°，外倾角为 0°。这种导向装置由根据术前 3D 设计的可调整的导针阵列组成，可以复制中央导针的设计入路。有研究者发现通过使用阵列导针，可以获得比传统的非导向技术更小的前后倾和外倾误差。

为了使假体安装在理想的位置，我们应注重利用 3D 虚拟软件进行术前建模和设计，要充分熟悉关节盂的 3D 形态，同时也应该思考使用 PSI 导向装置的必要性，Iannotti 等研究显示，他们的 3D 设计组和联合 PSI 的 3D 设计组之间，假体植入的准确性并没有显著差异。在其研究中，46 例患有原发性盂肱关节炎的患者被随机分为联合使用标准器械和模块化可重复使用的 PSI 器械的术前 3D CT 建模组。研究人员还纳入另外一组 17 例原发性盂肱关节炎患者，他们被非随机安排使用 2D 成像和标准器械植入假体，用以比较疗效。术后，他们通过分析所有患者的金属压制后 CT 图像，来比较术前和术后的盂侧假体位置植入的准确性。无论是否借助 PSI 器械，3D 建模技术都能比 2D 成像联合标准器械获得更为理想的位置，其外倾角误差不超过 5°，前后倾角误差小于 10°。当然，经过正规培训且经验丰富的外科医生仅借助 3D 建模就可以获得理想的假体位置，而对于新入门的外科医生而言，联合 3D 建模和 PSI 器械植入假体，也许更有帮助。

随着关节盂形变的程度加重，术者更难将盂侧假体放置在理想的位置。在全肩关节置换中，关节盂后方磨损与盂肱关节半脱位密切相关，这种情况将给术者带来不小的挑战，术者必须非常小心地处理关节盂以防止软骨下骨破坏或者盂窝松质骨被穿透。在术中用标准工具参考关节盂的初始解剖形态，将有助于保持在原始前后倾角的基础上植入中轴导针。可是，当关节盂初始轮廓完成程度低于 20%，用前述这种方法的准确性就会下降。因此，在处理这种后倾角异常增大和关节盂严重磨损的病例时，联合术前建模设计和 PSI 工具将能发挥更大的作用。3D 设计将能够帮助术者更好地理解关节盂的形态和关节盂窝的解剖；也能够帮助彻底或者部分纠正关节盂病理性前后倾、选择合适的假体的尺寸、防止假体底座背脊穿出关节盂；并更好地理解在对关节盂进行磨挫和准备时软骨下骨的有限性。

在一个随机临床试验中，Hendel 证实：在对后倾角大于 16° 的患者进行手术时，借助 3D 术前设计和 PSI 器械，将能够获得理想的假体植入位置。有研究人员建议在关节盂严重畸形的病例中，为了有效纠正关节盂前后倾，同时减少关节盂骨质缺失和磨挫深度，增加盂侧假体的支撑，可以使用增强版的盂侧假体。3D 设计对于确定增强版盂侧假体的厚度非常重要，而且这也是在术中非常困难的一步。

对一些关节盂骨质严重缺失的病例实施反肩关节置换术时，借助 3D 术前设计和 PSI 器械，也可以优化盂侧假体底座的位置。3D 可视化和建模有助于确保盂侧假体正常的前后倾和外倾，确认最佳的关节盂骨块、计算假体底座表面和患者关节盂骨之间的接触面积、评估关节线内移的程度、所需的关节盂植骨量、确定最佳螺钉长度和角度、评估肩关节在极限范围活动时骨结构的撞击位置。

Eraly 等选取了 10 例存在大范围关节盂骨缺损的尸体肩关节标本，借助 3D 设计、PSI 器械和定制的盂侧假体底座进行全肩关节置换术，通过术后 CT 图像来评估盂侧假体植入后角度的准确性和骨内螺钉的长度。植入盂侧假体时，在其中 5 例肩标本上使用了 PSI 器械作为导向，而另外 5 例则没有使用导向装置。PSI 导向组能更好地复制术前的底座角度，而平均螺钉长度为设计长度的 89%，而在非 PSI 导向组，平均螺钉长度仅为设计长度的 52%。

在全肩关节置换术和反肩关节置换术中，相对于 2D 成像和标准器械，3D 成像、虚拟设计和 PSI 器械都能够有效提高盂侧假体植入的准确性。随着科技的不断进步，PSI 器械准确复制术前虚拟计划的能力会越来越强，能够更好地控制术中各个变量值。在反肩置换术中，能否利用 PSI 器械控制螺钉长度和位置，对于避免诸如肩胛上神经损伤和肩胛冈应力性骨质并发症都非常重要。PSI 导向器能够在磨挫关节盂时准确控制磨挫的深度和方向轨迹、确定固定假体金属底座的螺钉长度。

另外，随着建模软件的不断升级，有助于我们更好地认识，不会导致骨性撞击的活动度，更好地理解虚拟评估盂肱关节功能的作用。

通过降低成本和增加 PSI 器械的制造速度，可以增加这种工具的实用性和普及性，从而更好地提高盂侧假体植入的准确性，最终有效地提高肩关节置换术的临床疗效。借助建模软件和 PSI 器械可能因为与 3D 成像或假体制造工艺有关的科技缺陷，与暴露困难相关或者 PSI 导向器植入或者其他不可预见的情况，而在使用普及性方面受到限制。在处理一些病例时，外科医生并不清楚术前设计是否能够准确地复制患者的解剖结构，或者有时患者的解剖结构显露困难，导致难以使用 PSI 器械，这时就需要通过其他技术来进行术中评估。

研究人员推荐的手术技术

所有拟接受肩关节置换术的患者在术前都接受了 X 线和 CT 检查用于影像学评估。所有的 CT 检查包括 2D 的横轴位、冠状位、矢状位和 3D 重建图像。术者就是依据这些图像进行术前设计的。包括测量在横轴位和冠状位图像上测量肱骨头直径、在肱骨干远端区域测量肱骨髓腔的最大直径。在横轴位图像上关节盂中部测量关节盂穹隆的突出长度，同时还评估关节盂磨损的程度和肱骨头的半脱位程度。这将有助于简化假体尺寸评估和选择，同时有利于假体植入。作者根据关节盂的磨损程度、患者的体型（体型小的患者边缘误差更小），或者其他可能影响术中识别解剖标志的畸形情况，决定是否使用虚拟设计软件和 PSI 器械。在严重的关节盂磨损病例，借助虚拟设计软件和 PSI 器械，可以预测盂侧假体的尺寸，优化盂侧假体的植入位置和固定方式，在进行虚拟设计之前，术前的目标就应该初步拟定完成。

在全肩关节置换术中，术前设计的目标就是为了使盂侧假体能够植入到位。对于一些存在同心形磨损而前后倾正常的关节盂，仅需对关节盂行轻度的磨锉。然而，对于一些存在偏心磨损或者后倾角偏大的关节盂，就可以借助虚拟软件设计指导纠正了。在借助虚拟软件设计时，反复观察 2D 横轴位、冠状位和矢状位图像，从而确保在处理关节盂时软骨下骨不被破坏。对于一些存在较大后倾角的病例，术者倾向于部分纠正后倾角，使其控制在 10° 以内。关节盂的尺寸、软骨下骨的密度线和前后倾角的矫正程度都十分重要。在绝大多数全肩关节置换术的病例中，为了避免向上的过度倾斜，研究人员对外倾角仅行较小范围的矫正。当盂侧假体的理想位置确定后，还要评估假体底座楔形钉的植入位置。当盂侧假体是周边增强固定型设计的，假体底座楔形钉穿透关节盂的可能性要小很多，因为这种类型的假体主要是借助楔形钉的几何形状来增加其在关节盂内侧皮质上的抓持力，从而使得假体获得一种更加稳定的双皮质固定。

在反肩关节置换术中，手术计划的主要目标就是要获得盂侧假体底座最大限度的稳定性，次要目标是获得最大限度的无撞击活动范围。在一些关节盂正常或者轻度磨损的病例，关节盂的解剖中心线有助于术者用底座上的中心螺钉行双皮质固定。通过外移关节盂的旋转中心和合适的软组织平衡，可以最大限度地无撞击活动范围。但是，在一些关节盂骨质存在严重磨损的病例，借助关节盂的解剖中心线可能难以获得牢靠的底座固定。在这些病例中，可以使用一种替代的中心线，同时前倾底座，朝向喙突和肩胛冈联合处植入假体。如果用替代的中心线去避免撞击，推荐使用一种带外置球面的系统。当在虚拟手术中模拟磨锉过程时，要确保在关节盂上对假体底座有至少 50% 的支撑。我们可以对自体肱骨头移植物进行成形，以弥补骨缺损，底座的周边螺钉可以固定移植骨。可以选择一种带有唇形结构的圆形盂假体，从而确保其可以覆盖在移植骨面。

将圆形盂假体压实移植骨，可以使得后者更为紧实，从而可以增强其固定作用。在反肩关节置换术时借助虚拟手术设计，可以改良底座的支撑，获得更好的中心螺钉植入角度、长度和方向，获取良好的移植骨尺寸，从而使底座固定更为牢固。由于 PSI 器械不能很好地控制磨锉的深度，虚拟手术设计的截图可以更好地辅助术中实际的磨锉操作。

在术中使用 PSI 器械的挑战是能否确保系统的特异性。良好的术野对于置入导向装置非常重要，如果导向装置安装的位置不理想，骨道建立将会有误差。钻取骨道时，注意不要被拉钩所阻挡。总体来说，除了 PSI 导向装置所需要的一些额外术野暴露操作，无论是否使用 PSI 导向装置，关节盂的显露原则都是一致的。当肱骨头阻挡导向钻孔时，使

表 2.1　PSI 研究汇总

作者	患者数量（例）	研究类型	倾斜角度	移位角度	进针点准确性	时间（年份）
Walch	18	尸体	1.42° ± 1.37°	1.64° ± 1.01°	1.05mm	2015
Levy	14	尸体	1.2° ± 1.2°	2.6° ± 1.7°	1.2mm	2104
Dallalana	20	活体	1.8° ± 1.9°	1.3° ± 1.0°	0.5 ± 0.3mm（水平）0.8 ± 0.5mm（垂直）	2016
Gauci	17	活体	1.8°	3.4°	0.1mm（水平）0.8mm（垂直）	2016
Berhouet	30	虚拟技术	0.3°	0.1°	—	2017
Hendel	31	活体	2.9°	4.3°	2.4mm	2012
Throckmorton	70	尸体	3.0° ± 2.8°	5.0° ± 4.5°	2mm	2015
Iannotti	9	手术者之间	2.8° ± 2.1°	3.1° ± 2.6°	1.2 ± 0.7mm	2014
Lau	11	活体	1° ± 4°（解剖结构）1° ± 5°（背面）	8° ± 10°（解剖结构）10° ± 10°（背面）	—	2017
Lewis	9	手术者之间	3° ± 2°	3° ± 2°	—	2015
Iannotti	46	活体	3.1°	4.0°	1.1mm（水平）0.9mm（垂直）	2015
Eraly	10	尸体	1.2 ± 1.2	1.8 ± 1.2	1.3 mm	2016

用小的纤细的拉钩有助于显露关节盂，也可以用骨钻在肱骨头上沿着钻孔方向开槽来使手术更为简便。

研究人员比较习惯使用 DJO Match Point（Austin，TX）这种 PSI 导向装置，其准确性已被多个研究证实。Match Point 有比较友好的虚拟手术设计界面，适用于全肩关节置换术和反肩关节置换术。它可以允许模拟导向器植入位置、方向、磨锉深度、假体底座安装，有助于确定底座楔形钉位置、中央螺钉位置、周边锁定钉位置和长度、骨移植、圆形盂假体尺寸和方向。PSI 导向装置包含一种 3D 关节盂模型，用作参考和验证准确性。而且，在植骨环节，这种 3D 模型还可以用于确定肱骨头上，待行骨移植的部位。Match Point 装置使用简单，通过额外的较小的显露，就可以轻松地将其固定关节盂表面，从而确保较高的准确性（表 2.1）。

参考文献

[1] Deshmukh AV, Koris M, Zurakowski D, Thornhill TS. Total shoulder arthroplasty: long-term survivorship, functional outcome, and quality of life. J Shoulder Elb Surg. 2005;14(5):471–9. https://doi. org/10.1016/j.jse.2005.02.009.

[2] Ernstbrunner L, Suter A, Catanzaro S, Rahm S, Gerber C. Reverse total shoulder arthroplasty for massive, irreparable rotator cuff tears before the age of 60 years: long-term results. J Bone Joint Surg Am. 2017;99(20):1721–1729. https://doi.org/10.2106/ JBJS.17.00095.

[3] Guery J, Favard L, Sirveaux F, Oudet D, Mole D, Walch G. Reverse total shoulder arthroplasty. Survivorship analysis of eighty replacements followed for five to ten years. J Bone Joint Surg Am. 2006;88(8):1742–1747. https://doi. org/10.2106/JDJS.E.00851.

[4] Sowa B, Bochenek M, Bulhoff M, Zeifang F, Loew M, Bruckner T, et al. The medium- and long-term outcome of total shoulder arthroplasty for primary glenohumeral osteoarthritis in middle-aged patients. Bone Joint J. 2017;99-B(7):939–943. https://doi. org/10.1302/0301-620X.99B7.BJJ-2016-1365.R1.

[5] Gutierrez S, Greiwe RM, Frankle MA, Siegal S, Lee WE

3rd. Biomechanical comparison of component position and hardware failure in the reverse shoulder prosthesis. J Shoulder Elb Surg. 2007;16(3 Suppl):S9– S12. https://doi.org/10.1016/j.jse.2005.11.008.

[6] Gutierrez S, Walker M, Willis M, Pupello DR, Frankle MA. Effects of tilt and glenosphere eccentricity on baseplate/ bone interface forces in a computational model, validated by a mechanical model, of reverse shoulder arthroplasty. J Shoulder Elb Surg. 2011;20(5):732–739. https://doi. org/10.1016/j. jse.2010.10.035.

[7] Ho JC, Sabesan VJ, Iannotti JP. Glenoid component retroversion is associated with osteolysis. J Bone Joint Surg Am. 2013;95(12):e82. https://doi.org/10.2106/ JBJS.L.00336.

[8] Hopkins AR, Hansen UN, Amis AA, Emery R. The effects of glenoid component alignment variations on cement mantle stresses in total shoulder arthroplasty. J Shoulder Elb Surg. 2004;13(6):668–775. https://doi. org/10.1016/ S1058274604001399.

[9] Iannotti JP, Spencer EE, Winter U, Deffenbaugh D, Williams G. Prosthetic positioning in total shoulder arthroplasty. J Shoulder Elbow Surg. 2005;14(1 Suppl S):111S–121S. https://doi.org/10.1016/j. jse.2004.09.026.

[10] Nyffeler RW, Sheikh R, Atkinson TS, Jacob HA, Favre P, Gerber C. Effects of glenoid component version on humeral head displacement and joint reaction forces: an experimental study. J Shoulder Elb Surg. 2006;15(5):625–629. https://doi.org/10.1016/j. jse.2005.09.016.

[11] Shapiro TA, McGarry MH, Gupta R, Lee YS, Lee TQ. Biomechanical effects of glenoid retroversion in total shoulder arthroplasty. J Shoulder Elb Surg. 2007;16(3 Suppl):S90–S95. https://doi.org/10.1016/j. jse.2006.07.010.

[12] Levy JC, Everding NG, Frankle MA, Keppler LJ. Accuracy of patient-specific guided glenoid baseplate positioning for reverse shoulder arthroplasty. J Shoulder Elb Surg. 2014;23(10):1563–1567. https://doi. org/10.1016/ j.jse.2014.01.051.

[13] Barrett WP, Franklin JL, Jackins SE, Wyss CR, Matsen FA 3rd. Total shoulder arthroplasty. J Bone Joint Surg Am. 1987;69(6):865–872.

[14] Matsen FA 3rd. Early effectiveness of shoulder arthroplasty for patients who have primary glenohumeral degenerative joint disease. J Bone Joint Surg Am. 1996;78(2):260–264.

[15] Nowak DD, Bahu MJ, Gardner TR, Dyrszka MD, Levine WN, Bigliani LU, et al. Simulation of surgical glenoid resurfacing using three-dimensional computed

tomography of the arthritic glenohumeral joint: the amount of glenoid retroversion that can be corrected. J Shoulder Elb Surg. 2009;18(5):680–688. https://doi.org/10.1016/j.jse.2009.03.019.

[16] Farron A, Terrier A, Buchler P. Risks of loosening of a prosthetic glenoid implanted in retroversion. J Shoulder Elb Surg. 2006;15(4):521–526. https://doi. org/10.1016/j.jse.2005.10.003.

[17] Gonzalez JF, Alami GB, Baque F, Walch G, Boileau P. Complications of unconstrained shoulder prostheses. J Shoulder Elb Surg. 2011;20(4):666–682. https:// doi.org/10.1016/j.jse.2010.11.017.

[18] Papadonikolakis A, Neradilek MB, Matsen FA 3rd. Failure of the glenoid component in anatomic total shoulder arthroplasty: a systematic review of the English-language literature between 2006 and 2012. J Bone Joint Surg Am. 2013;95(24):2205–2212. https:// doi.org/10.2106/JBJS.L.00552.

[19] Cheung E, Willis M, Walker M, Clark R, Frankle MA. Complications in reverse total shoulder arthroplasty. J Am Acad Orthop Surg. 2011;19(7):439–449.

[20] Favre P, Sussmann PS, Gerber C. The effect of component positioning on intrinsic stability of the reverse shoulder arthroplasty. J Shoulder Elb Surg. 2010;19(4):550–556. https://doi.org/10.1016/j.jse.2009.11.044.

[21] Gerber C, Pennington SD, Nyffeler RW. Reverse total shoulder arthroplasty. J Am Acad Orthop Surg. 2009;17(5):284–295.

[22] Gutierrez S, Keller TS, Levy JC, Lee WE 3rd, Luo ZP. Hierarchy of stability factors in reverse shoulder arthroplasty. Clin Orthop Relat Res. 2008;466(3):670–676. https://doi.org/10.1007/s11999-007-0096-0.

[23] Gutierrez S, Levy JC, Frankle MA, Cuff D, Keller TS, Pupello DR, et al. Evaluation of abduction range of motion and avoidance of inferior scapular impingement in a reverse shoulder model. J Shoulder Elb Surg. 2008;17(4):608–615. https://doi.org/10.1016/j. jse.2007.11.010.

[24] Mayne IP, Bell SN, Wright W, Coghlan JA. Acromial and scapular spine fractures after reverse total shoulder arthroplasty. Shoulder Elbow. 2016;8(2):90–100. https:// doi.org/10.1177/1758573216628783.

[25] Otto RJ, Virani NA, Levy JC, Nigro PT, Cuff DJ, Frankle MA. Scapular fractures after reverse shoulder arthroplasty: evaluation of risk factors and the reliability of a proposed classification. J Shoulder Elb Surg. 2013;22(11):1514–1521.

https://doi.org/10.1016/j. jse.2013.02.007.

[26] Wong MT, Langohr GDG, Athwal GS, Johnson JA. Implant positioning in reverse shoulder arthroplasty has an impact on acromial stresses. J Shoulder Elb Surg. 2016;25(11):1889–1895. https://doi. org/10.1016/j.jse.2016.04.011.

[27] Iannotti JP, Greeson C, Downing D, Sabesan V, Bryan JA. Effect of glenoid deformity on glenoid component placement in primary shoulder arthroplasty. J Shoulder Elb Surg. 2012;21(1):48–55. https://doi. org/10.1016/j.jse.2011.02.011.

[28] Sabesan V, Callanan M, Ho J, Iannotti JP. Clinical and radiographic outcomes of total shoulder arthroplasty with bone graft for osteoarthritis with severe glenoid bone loss. J Bone Joint Surg Am. 2013;95(14):1290–1296. https://doi.org/10.2106/JBJS.L.00097.

[29] Sears BW, Johnston PS, Ramsey ML, Williams GR. Glenoid bone loss in primary total shoulder arthroplasty: evaluation and management. J Am Acad Orthop Surg. 2012;20(9):604–613. https://doi. org/10.5435/JAAOS-20-09-604.

[30] Clavert P, Millett PJ, Warner JJ. Glenoid resurfacing: what are the limits to asymmetric reaming for posterior erosion? J Shoulder Elb Surg. 2007;16(6):843–848. https://doi.org/10.1016/j.jse.2007.03.015.

[31] Gillespie R, Lyons R, Lazarus M. Eccentric reaming in total shoulder arthroplasty: a cadaveric study. Orthopedics. 2009;32(1):21.

[32] Walch G, Young AA, Boileau P, Loew M, Gazielly D, Mole D. Patterns of loosening of polyethylene keeled glenoid components after shoulder arthroplasty for primary osteoarthritis: results of a multicenter study with more than five years of follow-up. J Bone Joint Surg Am. 2012;94(2):145–150. https://doi.org/10.2106/JBJS.J.00699.

[33] Hsu JE, Namdari S, Baron M, Kuntz AF, Abboud JA, Huffman GR, et al. Glenoid perforation with pegged components during total shoulder arthroplasty. Orthopedics. 2014;37(6):e587–e591. https://doi. org/10.3928/01477447-20140528-61.

[34] Klein SM, Dunning P, Mulieri P, Pupello D, Downes K, Frankle MA. Effects of acquired glenoid bone defects on surgical technique and clinical outcomes in reverse shoulder arthroplasty. J Bone Joint Surg Am. 2010;92(5):1144–1154. https://doi.org/10.2106/JBJS.I.00778.

[35] Nyffeler RW, Jost B, Pfirrmann CWA, Gerber C. Measurement of glenoid version: conventional radiographs

versus computed tomography scans. J Shoulder Elb Surg. 2003;12(5):493–496. https://doi. org/10.1016/s1058-2746(03)00181-2.

[36] Friedman RJ, Hawthorne KB, Genez BM. The use of computerized tomography in the measurement of glenoid version. J Bone Joint Surg Am. 1992;74(7):1032–1037.

[37] Bokor DJ, O'Sullivan MD, Hazan GJ. Variability of measurement of glenoid version on computed tomography scan. J Shoulder Elb Surg. 1999;8(6):595–598.

[38] Budge MD, Lewis GS, Schaefer E, Coquia S, Flemming DJ, Armstrong AD. Comparison of standard two-dimensional and three-dimensional corrected glenoid version measurements. J Shoulder Elb Surg. 2011;20(4):577–583. https://doi.org/10.1016/j. jse.2010.11.003.

[39] van de Bunt F, Pearl ML, Lee EK, Peng L, Didomenico P. Glenoid version by CT scan: an analysis of clinical measurement error and introduction of a protocol to reduce variability. Skelet Radiol. 2015;44(11):1627– 1635. https:// doi.org/10.1007/s00256-015-2207-4.

[40] Hoenecke HR Jr, Hermida JC, Flores-Hernandez C, D'Lima DD. Accuracy of CT-based measurements of glenoid version for total shoulder arthroplasty. J Shoulder Elb Surg. 2010;19(2):166–171. https://doi. org/10.1016/ j.jse.2009.08.009.

[41] Bryce CD, Davison AC, Lewis GS, Wang L, Flemming DJ, Armstrong AD. Two-dimensional glenoid version measurements vary with coronal and sagittal scapular rotation. J Bone Joint Surg Am. 2010;92(3):692–699. https://doi.org/10.2106/JBJS.I.00177.

[42] Lewis GS, Armstrong AD. Glenoid spherical orientation and version. J Shoulder Elb Surg. 2011;20(1):3– 11. https:// doi.org/10.1016/j.jse.2010.05.012.

[43] Scalise JJ, Codsi MJ, Bryan J, Brems JJ, Iannotti JP. The influence of three-dimensional computed tomography images of the shoulder in preoperative planning for total shoulder arthroplasty. J Bone Joint Surg Am. 2008;90(11):2438–2445. https://doi. org/10.2106/JBJS. G.01341.

[44] Kwon YW, Powell KA, Yum JK, Brems JJ, Iannotti JP. Use of three-dimensional computed tomography for the analysis of the glenoid anatomy. J Shoulder Elb Surg. 2005;14(1):85–90. https://doi.org/10.1016/j. jse.2004.04.011.

[45] Iannotti JP, Weiner S, Rodriguez E, Subhas N, Patterson TE, Jun BJ, et al. Three-dimensional imaging and templating improve glenoid implant positioning. J Bone Joint Surg Am. 2015;97(8):651–658. https:// doi.org/10.2106/JBJS. N.00493.

[46] Iannotti JP, Davidson IU, Ricchetti ET. Threedimensional preoperative planning and patient-specific instrumentation for total shoulder arthroplasty. Semin Arthroplast. 2017;28(1):25–29. https://doi. org/10.1053/ j.sart.2017.05.005.

[47] Iannotti J, Baker J, Rodriguez E, Brems J, Ricchetti E, Mesiha M, et al. Three-dimensional preoperative planning software and a novel information transfer technology improve glenoid component positioning. J Bone Joint Surg Am. 2014;96(9):e71. https://doi. org/10.2106/JBJS. L.01346.

[48] Walch G, Vezeridis PS, Boileau P, Deransart P, Chaoui J. Three-dimensional planning and use of patient-specific guides improve glenoid component position: an in vitro study. J Shoulder Elb Surg. 2015;24(2):302–309. https:// doi.org/10.1016/j.jse.2014.05.029.

[49] Verborgt O, De Smedt T, Vanhees M, Clockaerts S, Parizel PM, Van Glabbeek F. Accuracy of placement of the glenoid component in reversed shoulder arthroplasty with and without navigation. J Shoulder Elb Surg. 2011;20(1):21–26. https://doi.org/10.1016/j. jse.2010.07.014.

[50] Venne G, Rasquinha BJ, Pichora D, Ellis RE, Bicknell R. Comparing conventional and computerassisted surgery baseplate and screw placement in reverse shoulder arthroplasty. J Shoulder Elb Surg. 2015;24(7):1112–1119. https://doi.org/10.1016/j. jse.2014.10.012.

[51] Nguyen D, Ferreira LM, Brownhill JR, King GJ, Drosdowech DS, Faber KJ, et al. Improved accuracy of computer assisted glenoid implantation in total shoulder arthroplasty: an in-vitro randomized controlled trial. J Shoulder Elb Surg. 2009;18(6):907–914. https://doi. org/10.1016/j.jse.2009.02.022.

[52] Kircher J, Wiedemann M, Magosch P, Lichtenberg S, Habermeyer P. Improved accuracy of glenoid positioning in total shoulder arthroplasty with intraoperative navigation: a prospective-randomized clinical study. J Shoulder Elb Surg. 2009;18(4):515–520. https://doi.org/10.1016/ j.jse.2009.03.014.

[53] Edwards TB, Gartsman GM, O'Connor DP, Sarin VK. Safety and utility of computer-aided shoulder arthroplasty. J Shoulder Elb Surg. 2008;17(3):503–508. https://doi. org/10.1016/j.jse.2007.10.005.

[54] Suero EM, Citak M, Lo D, Krych AJ, Craig EV, Pearle AD. Use of a custom alignment guide to improve glenoid component position in total shoulder arthroplasty. Knee Surg Sports Traumatol Arthrosc. 2013;21(12):2860–2866. https://doi.org/10.1007/ s00167-012-2177-1.

[55] Berhouet J, Gulotta LV, Dines DM, Craig E, Warren RF, Choi D, et al. Preoperative planning for accurate glenoid component positioning in reverse shoulder arthroplasty. Orthop Traumatol Surg Res. 2017;103(3):407–413. https://doi.org/10.1016/j. otsr.2016.12.019.

[56] Dallalana RJ, McMahon RA, East B, Geraghty L. Accuracy of patient-specific instrumentation in anatomic and reverse total shoulder arthroplasty. Int J Shoulder Surg. 2016;10(2):59–66. https://doi. org/10.4103/0973-6042.180717.

[57] Eraly K, Stoffelen D, Vander Sloten J, Jonkers I, Debeer P. A patient-specific guide for optimizing custom-made glenoid implantation in cases of severe glenoid defects: an in vitro study. J Shoulder Elb Surg. 2016;25(5):837–845. https://doi.org/10.1016/j. jse.2015.09.034.

[58] Gauci MO, Boileau P, Baba M, Chaoui J, Walch G. Patient-specific glenoid guides provide accuracy and reproducibility in total shoulder arthroplasty. Bone Joint J. 2016;98-B(8):1080–1085. https://doi. org/10.1302/0301-620X.98B8.37257.

[59] Gomes NS. Patient-specific instrumentation for total shoulder arthroplasty. EFORT Open Rev. 2016;1(5):177–182. https://doi.org/10.1302/2058- 5241.1.000033.

[60] Hendel MD, Bryan JA, Barsoum WK, Rodriguez EJ, Brems JJ, Evans PJ, et al. Comparison of patient-specific instruments with standard surgical instruments in determining glenoid component position: a randomized prospective clinical trial. J Bone Joint Surg Am. 2012;94(23):2167–2175. https://doi.org/10.2106/ JBJS. K.01209.

[61] Heylen S, Van Haver A, Vuylsteke K, Declercq G, Verborgt O. Patient-specific instrument guidance of glenoid component implantation reduces inclination variability in total and reverse shoulder arthroplasty. J Shoulder Elb Surg. 2016;25(2):186–192. https://doi. org/10.1016/j.jse.2015.07.024.

[62] Lau SC, Keith PPA. Patient-specific instrumentation for total shoulder arthroplasty: not as accurate as it would seem. J Shoulder Elb Surg. 2018;27(1):90–95. https://doi. org/10.1016/j.jse.2017.07.004.

[63] Lewis GS, Stevens NM, Armstrong AD. Testing of a novel pin array guide for accurate three-dimensional glenoid component positioning. J Shoulder Elb Surg. 2015;24(12):1939–47. https://doi.org/10.1016/j.jse. 2015.06.022.

[64] Throckmorton TW, Gulotta LV, Bonnarens FO, Wright SA, Hartzell JL, Rozzi WB, et al. Patientspecific targeting guides compared with traditional instrumentation for glenoid component placement in shoulder arthroplasty: a multi-surgeon study in 70 arthritic cadaver specimens. J Shoulder Elb Surg. 2015;24(6):965–971. https://doi. org/10.1016/j. jse.2014.10.013.

[65] Wylie JD, Tashjian RZ. Planning software and patient-specific instruments in shoulder arthroplasty. Curr Rev Musculoskelet Med. 2016;9(1):1–9. https:// doi. org/10.1007/s12178-016-9312-4.

[66] Donohue KW, Ricchetti ET, Iannotti JP. Surgical management of the biconcave (B2) glenoid. Curr Rev Musculoskelet Med. 2016;9(1):30–39. https://doi. org/10.1007/s12178-016-9315-1.

[67] Scalise JJ, Codsi MJ, Bryan J, Iannotti JP. The threedimensional glenoid vault model can estimate normal glenoid version in osteoarthritis. J Shoulder Elb Surg. 2008;17(3):487–491. https://doi.org/10.1016/j. jse.2007.09.006.

[68] Flurin PH, Janout M, Roche CP, Wright TW, Zuckerman J. Revision of the loose glenoid component in anatomic total shoulder arthroplasty. Bull Hosp Jt Dis. 2013;2013(71 Suppl 2): 68–76.

[69] Allred JJ, Flores-Hernandez C, Hoenecke HR Jr, D'Lima DD. Posterior augmented glenoid implants require less bone removal and generate lower stresses: a finite element analysis. J Shoulder Elb Surg. 2016;25(5):823–830. https:// doi.org/10.1016/j. jse.2015.10.003.

[70] Hermida JC, Flores-Hernandez C, Hoenecke HR, D'Lima DD. Augmented wedge-shaped glenoid component for the correction of glenoid retroversion: a finite element analysis. J Shoulder Elb Surg. 2014;23(3):347–354. https://doi. org/10.1016/j. jse.2013.06.008.

[71] Iannotti JP, Lappin KE, Klotz CL, Reber EW, Swope SW. Liftoff resistance of augmented glenoid components during cyclic fatigue loading in the posterior-superior direction. J Shoulder Elb Surg. 2013;22(11):1530–1536. https://doi. org/10.1016/j. jse.2013.01.018.

[72] Kersten AD, Flores-Hernandez C, Hoenecke HR, D'Lima

DD. Posterior augmented glenoid designs preserve more bone in biconcave glenoids. J Shoulder Elb Surg. 2015;24(7):1135–1141. https://doi. org/10.1016/j.jse.2014.12.007.

[73] Wright TW, Grey SG, Roche CP, Wright L, Flurin PH, Zuckerman JD. Preliminary results of a posterior augmented glenoid compared to an all polyethylene standard glenoid in anatomic total shoulder arthroplasty. Bull Hosp Jt Dis. 2013;2015(73 Suppl 1): S79–S85.

[74] Werner BS, Chaoui J, Walch G. The influence of humeral neck shaft angle and glenoid lateralization on range of motion in reverse shoulder arthroplasty. J Shoulder Elb Surg. 2017;26(10):1726–1731. https://doi. org/10.1016/j.jse.2017.03.032.

第三章　无柄肩关节置换术在治疗肩关节严重畸形中的应用

Bandar Assiry, Mitch Armstrong，Ryan T. Bicknell

译者：尚峥辉

审校：唐康来，周游，周兵华，陈明亮

一、肩关节置换术的进展

人工肩关节置换术自发明以来，在移植物设计、材料、适应证和手术方式等方面都取得了显著的进展。最初肱骨柄组件使用的是整体系统，很难精确适应患者的解剖学变异。肩关节置换移植物不断发展，如今已到第 4 代，肱骨柄组件也由最初使用的整体系统演变为模块化系统，更有利于患者术后肩关节解剖结构的恢复。肱骨柄组件的发展为各类盂肱关节病变提供了更好的治疗方案，显示出良好的预后效果，术后患者活动范围增大并且疼痛有所缓解。

二、肱骨并发症

不幸的是，肩关节置换术并发症发生率为 0~62%。并发症多发于肩胛盂侧，最常出现的就是肩关节不稳。然而肱骨柄组件相关并发症也常常出现，包括术中肱骨骨折、假体松动、应力遮挡导致骨量丢失、外伤性假体周围骨折等。据报道，术中肱骨骨折发生率在 1.5%，外伤性假体周围骨折发生率为 1.6%~2.4% 之间。特别是在一些翻修病例中，与肱骨柄相关的并发症会导致更差的手术效果，比如有柄的假体取出困难，术中骨折造成肱骨近端骨量丢失、骨水泥难以取出等。在初次关节置换术中，肱骨假体柄植入困难也会导致相关并发症。另外在一些更复杂的情况下，比如因骨不连、创伤后关节炎、晚期关节炎的继发畸形、先天性异常、手术部位有髓内针或钢板 / 螺钉的存在，均会导致肱骨近端解剖结构的变形，从而导致并发症发生率更高。

三、无柄关节置换术

无柄关节置换术的出现可以避免在植入或取出有柄假体过程中出现的那些肱骨并发症，理论上还可以减少手术时间，减少手术失血量以及保留骨量。

在过去的 13 年里，无柄关节置换移植物已经逐步开始应用。于 2004 年在欧洲应用的 TESS 系统是最早开始使用的无柄肩关节置换假体（图 3.1）。随后不同的无柄肱骨假体在全世界范围内得到应用（表 3.1）。尽管每种假体都有其特定的设计特点，但是整体的无柄设计理念是相同的。

无柄设计让干骺端能完全包裹移植物，移植物的放置不会受到肱骨干解剖结构、不同的肱骨颈干角或偏心距所影响。在创伤后肱骨近端畸形的情况下，使用无柄假体可以恢复盂肱关节旋转中心，并且不受肱骨扩髓隧道位置的影响，也可避免进行肱骨结节截骨。从理论上讲，无柄设计可以更好地恢复盂肱关节旋转中心，这样可能会导致肩袖本体感

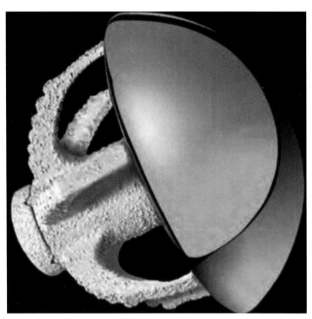

图 3.1　TESS 假体

觉更好地恢复，但 Maier 等研究表明，对使用无柄假体和有柄假体的患者进行比较，没有显著的本体感觉差异。

1. 适应证

无柄肩关节置换术和有柄肩关节置换术具有相同的适应证，包括骨关节炎、类风湿关节炎、创伤后关节炎、骨坏死、关节失稳和感染后关节炎。并且，对诸如肩袖损伤或者老年人不可修复的肩袖撕裂也具有较好的疗效。无柄肩关节置换术尤其在一些肱骨近端畸形的病例中有更好的效果，因为假体在手术中放置于干骺端，与肱骨干的位置没有太大关系。同样的，对于骨折后髓腔硬化、内固定物存留、肱骨结节畸形愈合等方面，无柄肩关节置换术也有其治疗优势，避免有柄假体植入困难或不能植入。

2. 禁忌证

无柄肩关节置换术具有与有柄肩关节置换术类似的禁忌证，包括活动性感染、神经性关节病（Charcot 关节病）、关节不稳和肩袖撕裂性关节病。此外无柄肩关节置换术还有其自身特有的禁忌证，

表 3.1　当前应用的无柄肩关节置换系统

假体	类型	预后
TESS	解剖型和反置式	31 例患者，平均随访 94.7 个月。患者生存率 93.5%，翻修率为 9.7%，所有种植体均显示牢固的骨整合，临床预后评分显著改善，Constant 分数从 14.7 上升到 68.0（$P < 0.001$） 63 例患者随访 3 年以上。5 例患者发生术中外侧皮质骨折，术后均愈合。无其他并发症。最后随访时患者无肱骨假体松动
Nano	解剖型	没有公布长期预后数据
Sidus	解剖型	没有公布长期预后数据
Simplicity	解剖型	157 例患者随访 2 年以上。运动范围、力量和患者报告的预后评分均有改善。无肱骨并发症
Eclipse	解剖型	43 例患者随访 9 年。Constant 评分提高到 79 分（$P < 0.001$），ROM 改善（$P < 0.05$）。肱骨并发症发生率为 0，无肱骨假体松动，整体肱骨侧并发症发生率 9.3%（肩袖缺失、GT 吸收、骨折、感染）
Affinis	解剖型	假体使用陶瓷头。在 96 例患者中，仅 12 例取得 2 年随访数据，ROM 和预后得分均提高，无术中并发症，无肱骨组件松动
SMR	可转换	没有公布长期预后数据
Easytech	可转换	没有公布长期预后数据
Global Icon	解剖型	没有公布长期预后数据

如不能应用于急性肱骨近端骨折、干骺端骨丢失、骨质减少、骨质疏松症、肱骨干骺端囊肿或患有其他代谢性骨病的病例。

四、肱骨近端畸形的无柄肩关节置换术

肩关节置换术治疗肱骨近端畸形患者一直以来具有挑战性。因为在干骺端和骨干扭曲畸形的情况下，髓腔有相当大角度的扭曲从而造成髓腔狭窄或阻塞，这使得进行有柄肩关节置换术比较困难，有时需先截骨才能进行有柄关节置换。在一项研究中，有 11%~60% 的患者需要进行较大范围的肱骨结节截骨，而这批患者的预后都较差。因此，研究人员建议对肱骨近端畸形的患者肱骨柄组件使用模块化系统。然而模块化系统也有其局限性不能满足所有骨畸形病例的治疗。Ballas 等对 27 例肱骨近端畸形采用无柄置换术的患者进行回访，平均随访 44 个月。所有患者均实施无柄肩关节置换术，无须进行截骨术。随访结果显示，Constant 评分由 27 分提高到 62 分（$P \leqslant 0.001$），外展角度由 81° 提高到 129°（$P \leqslant 0.001$），外旋角度由 5° 提高到 40°（$P \leqslant 0.001$），并且无松动迹象。Ballas 由此得出结论，使用无柄置换术可以避免进行肱骨结节截骨和其他一些外科手术，并且对于严重的骨畸形患者也可以在短期内获得良好的预后。

手术技术

在肱骨近端畸形的病例中，术前进行一系列的 X 线（肩胛骨平面的前后位、腋轴位、侧位）和 CT 检查是必不可少的，我们喜欢使用 3D CT 重建获得肱骨数字影像。这使得我们更好地了解肱骨近端畸形状况以及进行术前计划。

对于麻醉的选择，我们更倾向于肌间沟神经阻滞与全身麻醉相结合的方式。因为肱骨近端畸形的患者肌肉往往是僵硬的，不利于手术中显露肱骨，因此适当的麻醉使肌肉放松很有必要。手术时采用 40° 半坐卧式"沙滩椅"位，并使用气动手臂支架固定患者手臂。

使用标准的三角肌 – 胸大肌间隙入路，这样能很好地显露肱骨近端和肩胛盂，也可以在必要时向远端延长切口。肱二头肌长头腱固定在胸大肌附着部的下方。可以通过在肱骨小结节上剥离肩胛下肌腱止点或行有限的小结节截骨进行显露。对于大部分病例研究人员更倾向于采用肱骨小结节截骨术，应尽量小心避免截骨过多。具体操作是从肱二头肌间沟的内侧开始，注意截骨平面尽可能浅一些，并从肱骨解剖颈外侧的小结节处截断，以避免损伤肱骨解剖颈，然后将最中间部分的肩胛下肌和关节囊进行剥离。当肱骨外旋功能严重受限，或骨骼质量存在问题时，首选传统的肩胛下肌剥离。然后在张力作用下从肱骨颈处依次松解前下关节囊、外旋上臂、显露肱骨头和肱骨颈，然后清理骨赘，以显露肱骨解剖颈。在进行肩关节置换术时，确认肩袖肌肉是否完整是非常重要的。

当将肱骨头从肩胛盂处向前脱位后，需要仔细标出解剖颈位置。实施肱骨截骨术时研究人员更喜欢运用徒手操作技术，但是也可以运用髓内或髓外截骨模板。在处理肱骨近端畸形的患者时，使用徒手截骨技术不能进行准确截骨，这时通过术前 3D CT 重建充分了解肱骨畸形形态就很有必要了。一般来说，肱骨解剖颈截骨后就可以重建患者的颈干角。然而，在严重畸形的情况下，肱骨解剖颈的轴线也会严重扭曲。这时采用无柄置换术可以保留肱骨大小结节，从而保持肩袖的完整性。截骨后的肱骨头，或者是肱骨头被切除后显示的肱骨近端截骨面，可以用来评估肱骨头假体的型号大小（图 3.2）。

对肱骨干骺端进行评估时，Churchill 等描述的"拇指试验"可作为确定骨骼质量的参考。如果干骺端骨很容易被拇指压扁，那么它的强度可能不足以支撑无柄置换术的肱骨内固定（图 3.3）。

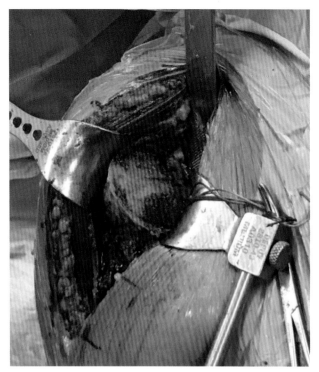

图 3.2 沿解剖轴线截掉肱骨头后的肱骨近端截骨面

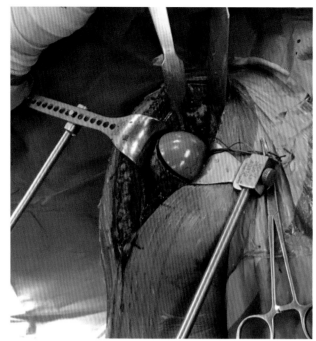

图 3.4 假体大小取决于截骨术后肱骨干骺端足印区

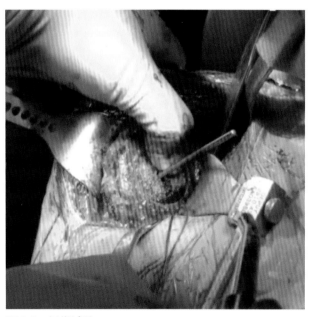

图 3.3 拇指试验

此时如果有适应证，接下来通常会准备关节盂以备进行肩盂假体置换。研究人员需要对肱骨近端截骨面给予足够的关注，因为在用力牵拉肱骨时会损伤已经很脆弱的干骺端骨，在无柄肩关节置换术中如果假体无法维持在干骺端的稳定性，将禁止进

行无柄关节置换术。研究人员发现，使用一个宽的有弹性的后盂牵开器可以使肱骨头更好地显露，并在肱骨截骨中起保护作用，因为它的"牵拉力"广泛分布在肱骨近端区域。

对于肱骨侧的准备，不同的假体存在技术上的差异，但总的来说假体的大小取决于肱骨截骨后干骺端的足印区大小（图 3.4）。一般情况下，首选使用尽可能大的肱骨假体，这样有利于肱骨假体能获得肱骨截骨面周边更致密松质骨的支撑。一旦假体的尺寸确定了，无柄关节置换术的肱骨干骺端准备工作就完成了。与传统有柄关节置换术不同，无柄关节置换术肱骨假体需要垂直插入肱骨干骺端截骨面，而不是与肱骨干轴线保持一致。此操作往往是在上肢外旋、屈曲和内收状态下完成。肱骨侧准备通常用到肱骨穿孔器和（或）钻孔器（图 3.5），穿孔器不需要完全插入肱骨，因为许多情况下肱骨锚可以自行充当穿孔器的钻头，然后在压力的作用下进入肱骨干骺端（图 3.6）。此时可使用肱骨头试模来确定合适的张力和稳定性。肱骨头的位置和形态完全取决于最初肱骨解剖颈截骨，如果一开始截骨不

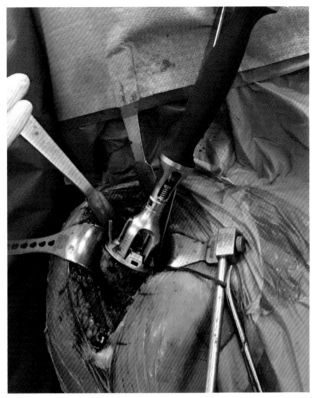

图 3.5　使用肱骨穿孔器或钻孔器处理肱骨

准确，后续肱骨头位置不能进行调整。和传统有柄关节置换术类似，肱骨头的大小可以调整，而肱骨头的大小会进一步影响软组织张力。肱骨锚进入肱骨头旋转的中心，此时它会受到肱骨髓腔的约束，最后肱骨头假体通过 Morse 锥的撞击被更好地固定植入（图 3.7）。手术过程中，如果解剖结构清晰可见，不必使用术中 X 线透视，然而对于严重的畸形，术中透视是有帮助的。

接着彻底冲洗盂肱关节，修复肩胛下肌。在处理肩胛下肌修复时，有必要在假体植入前预钻孔并预留缝线。我们在钻孔处穿入缝线，从肱二头肌间沟侧面的皮质骨穿入，然后从肱骨解剖颈截骨面穿出。某些情况下，缝线甚至可以穿过肱骨假体锚的插槽放置。手术中常使用 4 个骨道，用双股 5 号高强度缝合线穿过顶部第二骨道，该骨道环绕小结节截骨术最厚的中间部分，并打一个 Nice 结。剩下

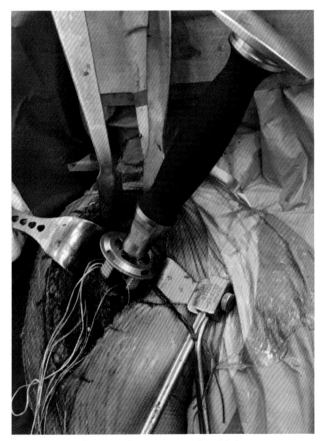

图 3.6　肱骨锚在压力作用下进入肱骨下骺端

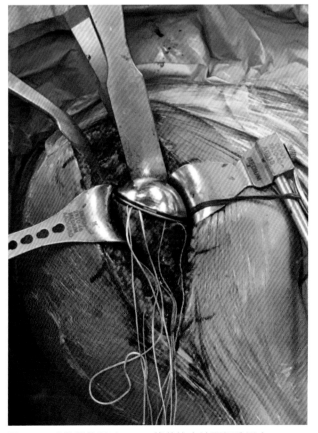

图 3.7　肱骨假体通过 Morse 锥的撞击被更好地固定

的 3 条隧道采用 2 号高强度缝线，缝合方法采用改良 Mason-Allen 缝合法。研究人员还用 2 号高强度缝线修复肩胛下肌上部和冈上肌前部之间的旋转肌间隙。在无柄反置式肩关节置换术中，我们只在合适的长度下修复肩胛下肌，并且不常规在三角肌下放置引流管。术后康复与有柄肩关节置换术相似。

五、相关结果

最近的一些文献比较了无柄和有柄肩关节置换术的预后，包括中长期随访。统计结果显示两种治疗的临床预后、疼痛率、关节活动度以及翻修率无显著差异，因此有柄肱骨假体是否在关节置换中必须使用仍存争议。Churchill 等报道了一项前瞻性多中心参与的研究，该研究对 157 例接受无柄肩关节置换术至少 2 年的患者进行了随访。与术前相比，所有肩部预后指标在术后 3 个月、6 个月、12 个月和 24 个月期间均有显著改善。2 年后，平均 Constant、SST 和 ASES 评分分别从 56% 提高到 104%（$P<0.0001$），从 4 分提高到 11 分（$P<0.0001$），从 38 分提高到 92 分（$P<0.0001$）。平均前屈角度由 103° 前屈提高到 147° 前屈（$P<0.0001$），平均外旋角度由 31° 提高到 56°（$P<0.0001$）。平均上举力量由 5.7kg 提高到 7.1kg（$P<0.0001$），疼痛的平均视觉模拟评分由 5.9 下降到 0.5（$P<0.0001$）。Collin 等报道了 47 例无柄肩关节置换术的预后，平均随访 35 个月，Constant 评分平均为 69 分（增加 36 分），前屈平均为 131°（增加 48°）。其中 4 例病例，在无柄肩关节置换术中初次固定强度被认为是不足的，然而影像学评估显示 4 年内肩关节假体无早期移动或松动迹象。另外，在 17 例患者检测到假体周围有放射透亮线，对其中 8 例患者进行了 CT 检查，无发现假体松动。Hawi 等对 49 例无柄肩关节置换术后 9 年的临床结果进行了评估。Constant 评分由 52 分提高到 79 分（$P<0.0001$）。前屈角度由

101° 增加到 118°（$P=0.022$），外展角度由 79° 增加到 105°（$P=0.02$），外旋角度由 21° 增加到 43°（$P<0.0001$），没有患者出现肱骨假体松动需要翻修的情况。Habermeyer 等对 78 例平均年龄在 58 岁的无柄肩关节置换术患者进行了平均 72 个月的随访。Constant 评分由 38% 提高到 75%（$P<0.0001$）。前屈活动范围由 114° 提高到 141°，外展活动范围由 74° 提高到 130°，外旋活动范围由 25° 提高到 44°（$P<0.0001$）。总并发症发生率为 12.8%，总改良率为 9%。均没有患者出现肱骨假体松动进行翻修的情况。

几项研究比较了肩关节置换术中无柄假体与传统有柄假体的术后效果。Uschok 等对 40 例原发性肩关节炎患者进行随机试验评估。第 1 组 20 例患者接受无柄肩关节置换术，第 2 组 20 例患者接受有柄肩关节置换术。2 年后，两组的 Constant 评分分别由 54 分、26 分提高到 66 分、66 分；5 年后，分别提高到 73 分、70 分。两组在 2 年和 5 年的 Constant 分值均有提高，两组间无显著性差异。第 1 组无假体相关术后并发症的报道，而第 2 组中出现假体周围结节骨折导致假体外伤性松动的情况。Razmjou 等对 74 例患者进行了前瞻性纵向研究，比较了 Neer Ⅱ假体、Bigliani-Flatow 假体和无柄 TESS 的手术效果，差异无统计学意义。随访 2 年，ASES 评分 Neer Ⅱ假体组从 29 提高到 86 分，Bigliani-Flatow 假体组从 34 分提高到 82 分，TESS 组从 41 分提高到 82 分。TESS 组未见假体头部组件和旋入假体组件之间的放射透亮线，Neer Ⅱ组放射透亮线发生率为 18%，Bigliani-Flatow 组放射透亮线发生率为 8%。Berth 等将 82 例患者随机进行有柄关节置换术和无柄关节置换术。两组间在 Constant 分值、DASH 和活动范围上无显著性差异。此外，两组患者术后平均住院时间也没有差异。另外，有柄关节置换术的平均手术时间（$P<0.002$）和出血量（$P<0.026$）明显高于无柄关节置换术。并且有柄置换术后可能出现肱骨侧并发症，比如出现小结节骨

折，无柄置换术没有出现此并发症。

六、无柄反置式肩关节置换术

反置式肩关节置换术的诞生改变了包括严重畸形在内的多种肩关节病变的治疗方法。与解剖型全肩关节置换术类似，反置式肩关节置换术与无柄置换术结合起来可以取得更好的效果（图3.8）。然而，由于反置式肩关节置换术在设计、应力方向和大小上存在着巨大的差异，因此，无柄关节置换术的短、中期疗效是否可以类推到无柄反置式肩关节置换术中尚不清楚。

Ballas 和 Beguin 报道了 56 例无柄反置式肩关节置换术，平均随访 59 个月。结果发现患者 Constant 分值、OSS 分值和活动范围都有所改善。患者中没有出现肱骨假体松动的情况，但其中一例患者由于反复出现不稳需重新进行有柄反向肩关节置换术。另一例患者尽管肱骨假体没有移位，但在大结节周

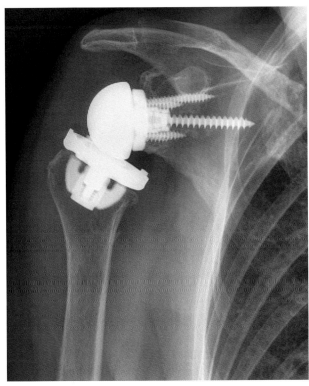

图 3.8　无柄反置式肩关节置换术

围发生了明显的骨溶解。Teissier 等报道了 91 例无柄反置式肩关节置换术，平均随访 41 个月。96% 的患者满意程度为良好或优。Constant 分值、ASES 分值和活动范围方面也有很好的改善。没有出现肱骨假体松动的情况。Engelhardt 等报道了 67 例反置式肩关节置换术，其中 56 例是无柄的，平均短期随访 17 个月。没有分有柄和无柄情况下，Constant 和 DASH 分值均良好。他们发现在 58 例肩袖撕裂性关节病变患者中没有发现肱骨假体松动的情况，但在 9 例无柄置换翻修手术患者中出现 1 例肱骨假体松动。尽管翻修组的人数样本较少，但研究人员提醒在翻修手术可能危及干骺端骨的情况下，不要使用无柄反置式植入。Kadum 等报道了 17 例无柄反置式肩关节置换术，平均随访 14 个月。没有按种植体类型（有柄、无柄、解剖和反置式）进行分类。他们报道了其中 1 例患者在无柄肱骨置换失败后采用有柄置换术，术后未见假体头部组件和旋入假体组件之间的放射透亮线或松动迹象。Kadum 等报道了 40 例肩部手术，平均随访 39 个月。他们注意到，无柄肩关节置换术中有 2 例患者由于肱骨移植物移位进行了早期翻修手术。Moroder 等发表了一项调查研究，选取 24 例肩袖撕裂性关节病患者接受无柄反置式肩关节置换治疗，并与 24 例接受有柄反置式关节置换治疗的对照组进行了比较。平均随访 35 个月，结果评分（Constant、ASES、疼痛度）、满意度、活动范围或力量强度均无显著性差异。两组均未出现肱骨假体松动。

总的来说，在短、中期的随访数据中无柄反置式关节置换术显示出较好的预后效果。虽然统计显示与有柄反置式关节置换术相比，无柄反置式关节置换术失败率可能更高一些，但目前手术样本量仍较少，也没有研究数据指出无柄反置式置换术是否有特异适应证及其他的风险情况。目前还没有关于人工反置式肩关节置换术中有柄与无柄的随机对照研究。因此，尽管早期的结果看起来很有希望，但在无柄反置式肩关节置换术被认为是安全可靠和疗

效可预测之前，我们还有很多工作要做。

七、结论

无柄肩关节置换术具有许多潜在的优势，包括能更好适应生理解剖、保留骨量以及翻修手术操作更简单，并且对肱骨近端严重畸形的患者有更好的治疗效果。目前看来无柄肩关节置换术的短、中期疗效是很好的，不过仍需要更多的研究来提高其长期疗效。当前的研究数据显示，无柄肩关节置换术与有柄肩关节置换术疗效相似。然而无柄肩关节置换术可能存在更高的失败率，因此对其具体的适应证和风险评估均需要进一步的研究。

参考文献

[1] Churchill RS. Stemless shoulder arthroplasty: current status. J Shoulder Elb Surg. 2014;23(9):1409–1414.

[2] Collin P, Matsukawa T, Boileau P, Brunner U, Walch G. Is the humeral stem useful in anatomic total shoulder arthroplasty? Int Orthop (SICOT). 2017;41(5):1035–1039.

[3] Bohsali KI, Wirth MA, Rockwood CA. Complications of total shoulder arthroplasty. J Bone Joint Surg Am. 2006;88(10):2279–2292.

[4] Gonzalez J-F, Alami GB, Baque F, Walch G, Boileau P. Complications of unconstrained shoulder prostheses. J Shoulder Elb Surg. 2011;20(4):666–682.

[5] Churchill RS, Athwal GS. Stemless shoulder arthroplasty-current results and designs. Curr Rev Musculoskelet Med. 2016;9(1):10–16.

[6] Athwal GS, Sperling JW, Rispoli DM, Cofield RH. Periprosthetic humeral fractures during shoulder arthroplasty. J Bone Joint Surg Am. 2009;91(3):594–603.

[7] Boyd AD, Thornhill TS, Barnes CL. Fractures adjacent to humeral prostheses. J Bone Joint Surg Am. 1992;74(10):1498–1504.

[8] Worland RL, Kim DY, Arredondo J. Periprosthetic humeral fractures: management and classification. J Shoulder Elb Surg. 1999;8(6):590–594.

[9] Huguet D, Declercq G, Rio B, Teissier J, Zipoli B, TESS Group. Results of a new stemless shoulder prosthesis:

radiologic proof of maintained fixation and stability after a minimum of three years' followup. J Shoulder Elb Surg. 2010;19(6):847–852.

[10] Petriccioli D, Bertone C, Marchi G. Stemless shoulder arthroplasty: a literature review. Joints. 2015;3(1):38–41.

[11] Athwal GS. Spare the canal: stemless shoulder arthroplasty is finally here: commentary on an article by R. Sean Churchill, MD, et al.: "clinical and radiographic outcomes of the simpliciti canalsparing shoulder arthroplasty system. A prospective two-year multicenter study". J Bone Joint Surg Am. 2016;98(7):e28.

[12] Beck S, Beck V, Wegner A, Dudda M, Patsalis T, Jäger M. Long-term survivorship of stemless anatomical shoulder replacement. Int Orthop (SICOT). 2018.

[13] Hawi N, Magosch P, Tauber M, Lichtenberg S, Habermeyer P. Nine-year outcome after anatomic stemless shoulder prosthesis: clinical and radiologic results. J Shoulder Elb Surg. 2017;26(9):1609–1615.

[14] Bell SN, Coghlan JA. Short stem shoulder replacement. Int J Shoulder Surg. 2014;8(3):72–75.

[15] Ballas R, Teissier P, Teissier J. Stemless shoulder prosthesis for treatment of proximal humeral malunion does not require tuberosity osteotomy. Int Orthop (SICOT). 2016;40(7):1473–1479.

[16] Maier MW, Lauer S, Klotz MC, Bülhoff M, Spranz D, Zeifang F. Are there differences between stemless and conventional stemmed shoulder prostheses in the treatment of glenohumeral osteoarthritis? BMC Musculoskelet Disord. 2015;16(1):275.

[17] Cruickshank DW, Bicknell RT. Stemless shoulder replacement: a new concept for shoulder arthritis. Curr Orthop Pract. 2017;28(2):153–160.

[18] Boileau P, Trojani C, Walch G, Krishnan SG, Romeo A, Sinnerton R. Shoulder arthroplasty for the treatment of the sequelae of fractures of the proximal humerus. J Shoulder Elb Surg. 2001;10(4):299–308.

[19] Mariotti U, Motta P, Stucchi A, di Sant'Angelo FP. Stemmed versus stemless total shoulder arthroplasty: a preliminary report and short-term results. Musculoskelet Surg. 2014;98(3):195–200.

[20] Uschok S, Magosch P, Moe M, Lichtenberg S, Habermeyer P. Is the stemless humeral head replacement clinically and radiographically a secure equivalent to standard stem humeral head replacement in the long-term follow-up? A prospective randomized trial. J Shoulder Elb Surg.

2017;26(2): 225–232.

[21] Churchill RS, Chuinard C, Wiater JM, Friedman R, Freehill M, Jacobson S, et al. Clinical and radiographic outcomes of the simpliciti canal-sparing shoulder arthroplasty system: a prospective two-year multicenter study. J Bone Joint Surg Am. 2016;98(7):552–560.

[22] Habermeyer P, Lichtenberg S, Tauber M, Magosch P. Midterm results of stemless shoulder arthroplasty: a prospective study. J Shoulder Elb Surg. 2015;24(9):1463–1472.

[23] Razmjou H, Holtby R, Christakis M, Axelrod T, Richards R. Impact of prosthetic design on clinical and radiologic outcomes of total shoulder arthroplasty: a prospective study. J Shoulder Elb Surg. 2013;22(2):206–214.

[24] Neer CS. The classic: articular replacement for the humeral head 1955. Clin Orthop Relat Res. 2011;469:2409–2421.

[25] Berth A, Pap G. Stemless shoulder prosthesis versus conventional anatomic shoulder prosthesis in patients with osteoarthritis: a comparison of the functional outcome after a minimum of two years follow-up. J Orthop Traumatol. 2013;14(1):31–37.

[26] Ballas R, Béguin L. Results of a stemless reverse shoulder prosthesis at more than 58 months mean without loosening. J Shoulder Elb Surg. 2013;22(9):e1–e6.

[27] Teissier P, Teissier J, Kouyoumdjian P, Asencio G. The TESS reverse shoulder arthroplasty without a stem in the treatment of cuff-deficient shoulder conditions: clinical and radiographic results. J Shoulder Elb Surg. 2015;24(1):45–51.

[28] Engelhardt v LV, Manzke M, Filler TJ, Jerosch J. Short-term results of the reverse Total Evolutive Shoulder System (TESS) in cuff tear arthropathy and revision arthroplasty cases. Arch Orthop Trauma Surg. 2015;135(7):897–904.

[29] Kadum B, Hassany H, Wadsten M, Sayed-Noor A, Sjödén G. Geometrical analysis of stemless shoulder arthroplasty: a radiological study of seventy TESS total shoulder prostheses. Int Orthop (SICOT). 2016;40(4):751–758.

[30] Kadum B, Mukka S, Englund E, Sayed-Noor A, Sjödén G. Clinical and radiological outcome of the Total Evolutive Shoulder System (TESS®) reverse shoulder arthroplasty: a prospective comparative non-randomised study. Int Orthop (SICOT). 2014;38(5):1001–1006.

[31] Moroder P, Ernstbrunner L, Zweiger C, Schatz M, Seitlinger G, Skursky R, et al. Short to mid-term results of stemless reverse shoulder arthroplasty in a selected patient population compared to a matched control group with stem. Int Orthop (SICOT). 2016;40(10):2115–2120.

第四章　解剖型肩关节置换术在关节盂骨缺损 (Walch B2、B3 和 C 型) 中的应用

Jay D.Keener

译者：李成镇

审校：王洪，周兵华，扶世杰，杨睿

一、简介

解剖型全肩关节置换术 (TSA) 已被证明是一种可靠的治疗手段，能够减轻肩关节疼痛，改善肩关节功能并提高生活质量。关节盂双凹骨性缺损畸形重建对肩关节外科医生来说是一个重大的挑战，因为这种畸形临床预后较差并有较高的并发症发生率。重建方式的选择主要取决于关节盂畸形的严重程度和术前肱骨头半脱位的程度等因素。然而，在为这些患者选择最佳治疗方案时，必须考虑其他因素，如患者的年龄、肩关节活动水平和肩袖肌肉健康状况。

最近的研究更好地描述了关节盂畸形肩关节的形态学变化，包括关节盂骨质适应性的改变。CT 的作用已被广泛研究，更好地显示了关节盂的畸形。此外，CT 重建图像的软件程序可以生成关节盂骨性结构的 3D 重建，必要时，可实时使用患者个体化的工具模拟手术过程。本章将回顾相关的关节盂的病理解剖问题，诊断影像选择和解剖型全肩关节置换治疗双凹关节盂骨性缺损畸形。

二、病因和发病率

Walch 等最初根据关节盂的磨损程度和肱骨头脱位与否对关节盂做了分类。盂肱关节炎伴肱骨头向后半脱位，此型关节盂被定义为 B 型，并可根据关节盂骨侵蚀程度，进一步细分为 B1 和 B2 两种亚型（图 4.1）。在他报道的 113 例患者的病例中，32% 具有盂肱关节炎的关节盂被分为 B 型。B1 型（17% 发生率）的畸形定义为：肱骨头向后半脱位以及后方关节间隙变窄。B2 型（15% 发生率）畸形主要特征为：关节盂后方骨侵蚀产生一个斜坡并产生关节盂双凹骨性缺损。C 型关节盂最初分类标准为：用 Friedman 测量方法测得超过 25° 的后倾畸形，该后倾并非为骨侵蚀导致。C 型关节盂被认为存在先天发育不良。根据研究人员的观察：B 型关节盂伴有后倾角增加（平均值 18° ），但是后倾畸形并不能导致关节盂的双凹畸形。同一研究队列病例的 CT 分析结果提示盂肱关节半脱位导致了关节盂侵蚀性改变。研究人员推断：盂肱关节后脱位与关节盂的后倾无关。

肩关节原发性骨关节炎中出现关节盂后方骨侵蚀的发生率为 30%~40%。原发性盂肱关节骨性关节炎中、关节盂后方侵蚀的病因还不明确。多名研究者认为关节盂后倾与盂肱关节半脱位，以及继发的关节盂骨性结构磨损没有相关性。这些结果说明关节盂的后倾并没有导致盂肱关节的半脱位，而是盂肱关节半脱位及其关节盂的磨损导致了关节盂的后倾。Ricchetti 等利用关节盂穹隆模型显示，骨关节炎的肩关节发病前关节盂前后倾与正常对照组相

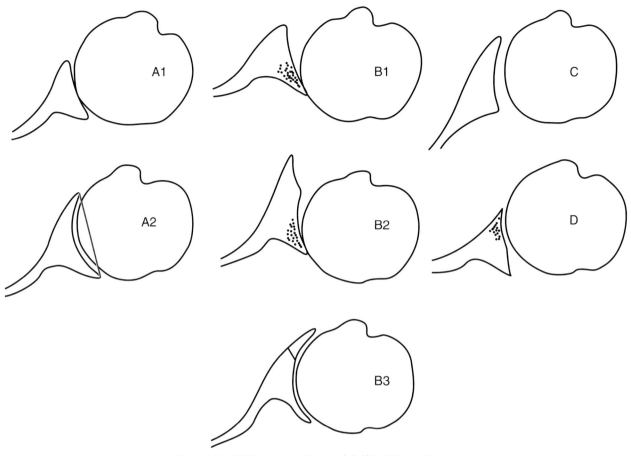

图 4.1 对伴盂肱关节关节炎的关节盂形态学的改良 Walch 分型。改良的关节盂形态学 Walch 分型示意图。B 型关节盂的主要分型特征为：盂肱关节向后半脱位和不同程度的关节盂后方侵蚀

似。然而，对于 B2 型关节盂，异常发病前关节盂前后倾的概念仍有争议。Knowles 等发现原始关节盂关节面区域的后倾角更大（平均 14°），相较于正常对照组关节盂后倾角度（平均 5°），表明这些肩关节可能具有向向后半脱位的内在倾向。Walch 描述了持续的肱骨头向后半脱位是盂肱关节炎伴关节盂后方磨损的病理前兆。这个病理机制不同于获得性盂肱关节后方不稳或关节盂发育异常，前者具有明显的时间依赖。所以现在的理论为持续的肱骨头向后半脱位加速了关节盂后方的磨损是不同的静力性和动力性软组织因素导致的，然而这些因素仍没有被完全阐明。

三、评估

临床评估肩关节主动和被动活动范围（ROM）和肩袖的力量。标准 X 线片一般足以确定盂肱关节关节炎的严重程度和对关节盂的形态进行正确分类。肩关节标准的 X 线系列检查包括：前后位、正前后位、肩胛"Y"形位和腋轴位。腋轴位片对肱骨头向后半脱位和关节盂磨损异常形态的识别具有重要意义，但对关节盂前后倾和外倾角的量化还不够精确。

对于继发于骨关节炎，严重磨损的关节盂，建议行 CT 检查。CT 检查可以获得关节盂畸形和肱骨头半脱位的细节信息，也可以评估肌肉的脂肪化和肩袖肌肉萎缩情况。建议采用高质量精细薄层扫描

（层厚 1mm 或更小），以实现骨骼的 3D 成像。如果可能，尽量包括整个肩胛骨。由于 CT 的扫描方向是根据身体长轴定位的，所以相对于盂肱关节，扫描角度是偏离盂肱关节线的。多项研究表明，与 2D 图像相比，3D CT 在测量关节盂前后倾和外倾方面更加精确。一项研究表明，与经过校正 CT 角度获得的 2D 图像相比，未经扫描定位校正的 2D 图像获得的关节盂后倾角偏大 2°~5°，并且关节盂外倾也偏大，平均值为 21°。使用扫描角度校正后的 2D 图像，用 Friedman 方法在轴位图像评估关节盂前后倾，可使用中间关节盂线（原始关节盂前缘与新关节盂后缘的连线），或使用新形成的关节盂表面作为参考（图 4.2）。肱骨头半脱位百分比经常以肩胛平面为参考，即在肱骨头最大直径的轴位像

上，将 Friedman 肩胛线延伸经过肱骨头。

最近，自动测量软件包在关节盂畸形测量中获得越来越多的应用。这些测量软件将生成一个肩胛骨和肱骨头的 3D 模型。计算机将根据肱骨头骨性结构与肩胛骨的相对关系来计算关节盂前、后倾角度和肱骨头半脱位的百分比（图 4.3）。大多数这些软件也可以通过将假体放在骨性结构上来模拟手术。这些软件能够基于关节盂前后倾校正和磨锉的变量，精确计算移植物的大小和位置。如果需要，可以只做患者个体化的手术导板在术中使用，这样可以再现术前电脑上的手术模拟。CT 检查在盂肱关节骨性关节炎的使用增加了我们对复杂骨性畸形的理解。一项研究指出：3D CT 图像相比 2D 图像，明显增加了术中移植物使用的精确性。患者个体化

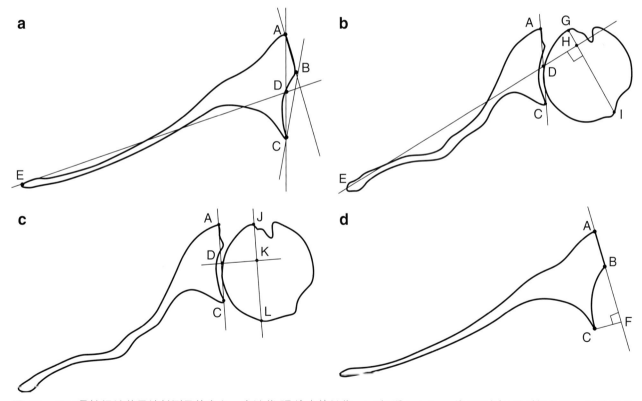

图 4.2　双凹骨缺损关节盂放射测量的定义。肩关节 CT 检查的轴位。(a) 根据 Friedman 线 (ED) 测量的后倾角度：AB 连线代表的 "旧关节盂" 关节线，BC 连线代表 "新关节盂" 的关节线，AC 连线是 "中间关节盂" 关节线；(b) 盂肱关节半脱位参考的是肩胛体部或 Friedman 线 (ED)：在肱骨头最大直径线上，肱骨头后方到 Friedman 线的距离与肱骨头前方到 Friedman 线的距离的比值 (HI/GI) 被用来评估后脱位程度，(c) 根据关节盂的轴线（垂直平分线）DK 来评价盂肱关节的半脱位程度，DK 为一条经过 "中间关节盂" 关节线 (AC) 中点的垂线（半脱位 / 关节盂）：在肱骨头最大直径上，肱骨头后方到 DK 线的距离占到肱骨头直径的比值 (KL/JL)；(d) 关节盂骨侵蚀的深度：CF 深度与关节盂骨侵蚀的后方边界到 "旧关节盂" 参考线 (AF) 之间的垂直距离相一致

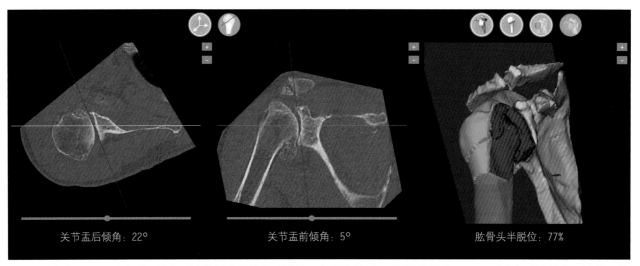

| 关节盂后倾角：22° | 关节盂前倾角：5° | 肱骨头半脱位：77% |

图 4.3　右肩 3D CT 重建后，软件对关节盂参数的自动计算。专利软件对 B2 型关节盂的 3D CT 重建自动计算出了关节盂前后倾、外倾以及肱骨头半脱位程度。肱骨头的绿色部分是定义的肩胛轴后方的肱骨头；肱骨头的蓝色部分为肩胛轴前方的肱骨头

导板的使用已经显示可以增加植入关节盂假体理想位置的精确性。随机临床实验结果显示，与关节盂标准外科操作相比，在不同的关节盂骨性缺损病例中采用患者个体化导板增加了关节盂假体植入位置的精确性。

四、B2 型 /B3 型关节盂特征

有几个特征定义了与双凹（B2 型）关节盂关节炎相关的畸形。因为早先的盂肱关节向后半脱位导致了关节盂不对称的软骨磨损。随着病程的延长，骨性侵蚀变成了特征性的双凹骨性缺损，即包括前方关节盂（旧关节盂）和后方关节盂（新关节盂）关节面（图 4.4）。获得性关节盂畸形后倾角度变异很大，均值为 16°~23°。关节盂磨损的特点是出现在后下方向，而不是正后方。Knowles 等指出，在与上下轴平均成 28° 夹角的右肩，关节盂骨性侵蚀线指向 8 点钟方向，且在不同严重程度的畸形中非常一致。在一个 55 例肩关节的回顾性研究中，"新关节盂"占比的变异很大，平均为关节盂受损前表面积的 44%。关节盂双凹骨缺损畸形及其导致的后方关节盂的侵蚀，由于畸形严重程度的不同也相应

变化；然而，关节盂的后下方总是骨性侵蚀最大的地方（图 4.4）。骨缺损的深度在系列临床和影像研究中提示平均为 4~5mm。骨密度，肱骨头和关节盂关节面的适应性改变比较常见。"新关节盂"的曲率半径（平均 37mm）较之"旧关节盂"曲率半径（平均 34mm）显得更为平坦，但是这两种情况的曲率半径都显著大于肱骨头的半径（均值 32mm）。Knowles 等发现，与"旧关节盂"相比，"新关节盂"有显著的更高的骨密度和更少的软骨下骨质疏松。这与对称性侵蚀盂肱关节炎中所见的均一性骨密度改变，具有显著性的不同。

B2 型 /B3 型关节盂畸形肩关节所伴随的肱骨头半脱位的严重程度不一，以各种方式被描述。肱骨头半脱位严重程度的变化既是畸形严重程度的反映，又是报道的测量方法误差的结果。肱骨头半脱位的程度判定依赖于肱骨头的位置是以肩胛平面（肱骨 – 肩胛骨）作为参考还是垂直于关节盂的中心（肱骨 – 关节盂）作为参考（图 4.2）。而且，关节盂肩胛骨解剖形态的变异（相对于肩胛体，关节盂穹顶的空间方向以及形态）会影响关节盂前后倾和肱骨头半脱位的测量。Sabesan 等报道在盂肱关节骨性关节炎患者中，以肩胛平面作为参考肱骨

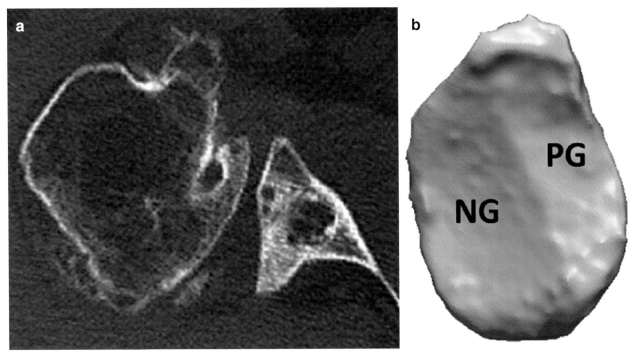

图 4.4　双凹关节盂畸形中磨损模式的方向。(a) 右肩 2D CT 检查提示不对称磨损的 B2 型关节盂；(b) 3D CT 重建的矢状位观显示后下方骨侵蚀的一个 B2 型关节盂。新关节盂 (NG) 和旧关节盂（PG）被指出

头半脱位的测量值明显不同于以关节盂作为测量参考的值。在这个系列测量结果中，发现关节盂的后倾畸形与利用肩胛骨中线作为参考测量的肱骨头半脱位值（肱骨头与肩胛骨的关系）具有高度相关性。当利用关节盂肩胛骨作为参考时，关节盂的空间位置和肱骨头半脱位的相关性具有较大变异。B3 型关节盂，进展性的关节盂骨侵蚀导致肱骨头虽然对于关节盂处于同心状态，但是相对于肩胛平面，肱骨头仍然是向向后半脱位的状态。

最近 B3 型关节盂已经被描述（图 4.1）。B3 型关节盂的特征为关节盂后方进展性磨损至单凹。Bercik 等认为此型关节盂至少有 15° 的后倾，或者当关节盂后方出现严重磨损时，出现 70% 的肱骨头向后半脱位。Chan 等在 B3 型关节盂的 CT 检查分析后发现：关节盂平均后倾角为 24°，平均向上外倾 8°，相对于肩胛平面肱骨头半脱位肱骨头后方脱出的比例超过其直径 80%。研究人员注意到盂肱关节线平均内移 14mm，这进一步表明 B3 型关节盂是 B2 型关节盂进一步侵蚀所致。随着关节盂的进展性侵蚀，"旧关节盂"消失，"新关节盂"增大。有趣的是，肱骨头和 B3 型关节盂的适配性变得更好了。肱骨头与关节盂的再次共圆心虽然可能会对医生产生误导，但是这种同心是针对关节盂平面而言的，而不是针对肩胛平面。Iannotti 等应用一个凹形关节盂模型进一步描述了 B3 型关节盂，认为其发病前关节盂的前后倾在正常范围，同时阐述与 B2 型关节盂相比，B3 型关节盂关节线内侧的磨损增加。

肱骨头在盂肱关节炎时出现适应性改变是非常常见的。可经常在影像学图片看到沿着肱骨解剖颈大小不一的骨赘形成。随着肱骨头扁平化，其软骨下骨密度变得致密。肱骨头扁平化也导致了肱骨头直径增加但是厚度没有明显的变化。Knowles 等证实在盂肱关节骨性关节炎肱骨头曲率半径增加（均值 59mm），而正常肱骨头曲率半径均值为 49mm。与关节盂不同，所有 Walch 关节盂分型对应的肱骨

头适应性改变都是相似的。

五、治疗方案

1. 手术目标定义

在不同病患中，关节盂的类型和畸形程度存在巨大的变异，对于关节盂系列关节盂畸形的深度理解才能解决伴关节盂畸形的解剖型盂肱关节置换的挑战。外科手术的目标植入解剖型的假体并能保证假体植入后稳定，置换关节有较好的远期幸存率。因为在这些肩关节中，软组织和骨性结构都发生了适应性的改变，所以除了需要进行软组织平衡，还需将异常的关节盂前后倾调整至一个可接受的角度。一般来讲，植入关节盂假体需要达到的目标包括：纠正病理性的关节盂前后倾（角度在正常中立位的10°范围内）；关节盂假体至少覆盖之前80%的关节面；避免关节盂假体穿透关节盂内侧的穹隆。对于关节盂前后倾的纠正是基于以下的理论：避免关节盂假体过多的偏心负重，力线不佳会导致骨水泥固定失效。因为有限的临床数据暗示过多的关节盂假体后倾将增加影像学下的假体松动的发展。

在肱骨一侧，肱骨截骨的前后倾角度要么实现截骨后达到肱骨之前的解剖角度或者轻度的前倾（20°~30°）。但是应该注意到，系列试验中肱骨头前倾截骨并没有增加关节盂后方磨损后植入的关节盂假体的稳定性。要达到上述目标，依赖于关节盂畸形的程度、肱骨头半脱位的程度、患者自身因素（年龄、活动水平、肩关节活动度），以及外科医生因素。

2. 关节盂前后倾的部分纠正（关节盂凸出部分磨锉）

B2型关节盂存在后倾角度过大的畸形，这些畸形的部分矫正可通过关节盂凸出部分的磨锉来完成。这个手术操作的目的是：使关节盂假体的前后

倾处于可接受的范围。关节盂凸出部分的磨锉的有利之处在于：操作简单，可避免使用增强型关节盂组件或骨移植。然而，如果关节盂颈部骨质有限或关节与畸形较为严重，关节盂凸出部分磨锉技术的应用会受限。关节盂凸出部分磨锉技术矫正关节盂后倾畸形的不利后果也是显著的。关节盂凸出部分过多的磨锉将使盂肱关节线内移，并影响软组织的紧张度，肩袖的功能以及盂肱关节的稳定性。当前，仍然不清楚关节盂前后倾畸形纠正后，对肩部已经发生适应性改变的软组织有什么效应。另外，当关节盂出现骨侵蚀后，为了获得软组织平衡，关节盂假体植入理想的位置仍然缺少临床数据支持。对于严重关节盂畸形，磨锉关节盂皮质骨的量存在较大变异，同时打磨后将暴露强度较低的骨小梁结构。关节盂磨锉后可能也会需要更小型号的关节盂假体来匹配打磨后的关节盂面，同时也会存在使关节盂假体楔形钉贯穿关节盂颈部穿隆的风险。当然这种贯穿关节盂颈部的风险也取决于关节盂假体的形状和形态学设计（外周钉和楔形钉）。

利用CT检查进行术前计划可以更加精确地通过关节盂凸出部分磨锉技术部分矫正关节盂畸形。外科医生的挑战是在术中精确地施行这个手术方案。Iannotti等发现即使关节盂畸形在可矫形的范围内，一个有经验的医生也会发现偶尔技术上不可能实现。必要时，患者个体化的导板工具可以根据骨性标志来定位和引导关节盂的准备。根据关节盂的外观和位置，可以预测通过磨锉关节盂可以获得多大程度的关节盂前后倾的矫正。通常关节盂前上部位磨锉1mm，可以使关节盂前倾2°。Chen发现每增加5°的角度矫正，需要磨锉的深度增加1.4mm。磨锉的限度仍然存在争论，取决于关节盂的大小，关节盂残余的骨量和术者打磨关节盂皮质骨的意愿。尸体研究显示：磨锉关节盂恢复到关节盂前后倾中立位时，最大幅度矫正可以达到10°~15°，同时不出现过多的骨量丢失和假体贯穿关节盂颈部穿隆。因此，如果可以接受某种程度的残余后倾畸

形，大于 25° 的获得性后倾畸形代表了可以单独用关节盂凸出部分磨锉技术进行矫正的畸形的上限。为了矫正关节盂畸形，经常需要打磨关节盂前方皮质骨，该操作将牺牲剩余骨质的质量。Chen 等发现矫正角度达到 10°~15°，与矫正角度 0°~5° 相比，前者明显降低了术后骨的质量（骨密度下降 15%~20%）。另外一个临床研究对 B2 型关节盂（平均后倾角 18°，范围为 8°~43°）进行了前后倾矫正磨锉，以获得 80% 关节盂面的支撑以及将关节盂前后倾控制在相对"旧关节盂"的 10° 以内。在这个病例系列中，47% 的关节盂假体不能安放到 100% 的关节盂关节面上，30% 的病例可能必须牺牲超过 50% 的软骨下骨才能获得足够的关节盂面支撑。Wang 等完成的一项生物力学研究比较了偏心磨锉后骨水泥固定全聚乙烯关节盂假体和使用楔形加强型关节盂假体的表现。制作了 12° 的关节盂后方的缺损。8° 的加强型关节盂假体和标准的关节盂假体在偏心磨锉后放置到中立位进行了比较。周期性的循环负荷后，标准关节盂假体微动和灾难性的固定失败更少。

图 4.5 展示了对 1 例严重 B2 型关节盂畸形（关节盂中部矫正的 2D CT 轴位图像中，以关节盂中线作为参考，关节盂后倾 29°）的 52 岁女性患者，运用徒手技术行关节盂凸出部分磨锉矫正的病例。通过去除关节盂前方的骨赘和（或）关节盂的前缘，暴露关节盂。用电凝装置在关节盂的几何中心做标记。从前方触及关节盂颈部穹隆和肩胛体的连接部，以决定最大关节盂穹顶深度的位置。使用直径 2mm 的钻头以期望的前后倾矫正角度（此患者 15° 或 6~7mm 关节盂凸出部分磨锉）探测关节盂穹顶的深度。使用钻头，以前述探测钻头所确定的相同起始点和矫正角度钻取中央骨道。然后磨锉整个关节盂关节面以获得 80%~90% 关节盂假体界面的支撑。关节面的磨锉既可以采用关节盂中心植入导向钉然后进行徒手操作技术，也可在患者个体化导板辅助下完成。在此病例，关节盂前方的皮质骨经过打磨

去除，以在预期矫正角度，获得合适的基座。该病例说明了可以单独采用矫正性凸出部分磨锉技术进行处理的关节盂畸形的上限。

解剖型肩关节假体置换的一个目标是获得一个很好的与关节盂共轴的肱骨头假体。在一些病例中，因为盂肱关节关节线内移，术中试模测试时可见肱骨头过度的向后半脱位。所以在这些肩关节中，在植入关节盂假体后，强调使用不同直径大小的肱骨头试模进行稳定性测试至关重要，避免出现术后不稳。加强关节稳定性的其他选择还有包括：选择更大或更厚的肱骨头假体，后方关节囊折叠缝合，或者旋转偏心的肱骨头假体使肱骨头处于前方偏心的位置。模拟关节盂后倾畸形的尸体上肩关节研究表明，前述偏心肱骨头假体技术能增加肱骨头后方移位的阻力并提高关节的负重（图 4.6）。使用这个技术，恢复肱骨头和大结节的正常解剖关系对于肩袖功能的最大化非常重要。一个有 33 例肩关节解剖型假体置换的临床研究显示，肱骨头假体前方偏心放置后（以关节盂的中心为参考）与术前相比获得了明显的共轴改善（均值术前 10.4% 半脱位，相对术后 0.9% 半脱位）。肱骨头偏心一个潜在的不利点是，由于肱骨头前方凸出，增加了肩胛下肌修复的张力。然而，仅有的一篇已发表的相关文献报道采用这个技术，没有发现术后肩胛下肌临床失效的病例。

3. 关节盂后部骨移植

解剖型全肩置换处理关节盂后方骨缺损的另一个选择是在关节盂后方植入结构性骨块。使用结构性骨块的指征一般为：关节盂严重后倾畸形（20°~30°），单独的磨锉去除凸出部分不能达到畸形矫正的目标，要么矫正不充分，要么达不到其术前计划。因为在这些案例，更多的外科医生选择使用反肩关节假体置换，所以关节盂后方植骨主要考虑在反肩关节不适合的情况，如太年轻或活动度要求更高的患者。关节盂后方骨移植的潜在受益是：

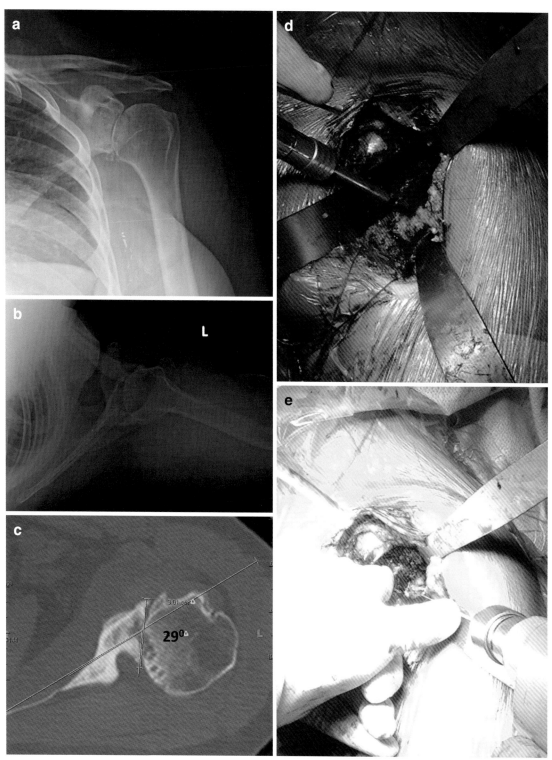

图 4.5 关节盂凸出部分磨锉技术矫正关节盂畸形手术步骤图示。（a）52 岁患者，左肩盂肱关节骨性关节炎的肩关节真正前后位 X 线片；（b）腋轴位 X 线提示关节盂后方磨损以及肱骨头半脱位；（c）2D CT 轴位图像显示参考定位平面为肩胛骨平面。患者关节盂分型为 B3 型。关节盂后倾角度为 29°；（d）手术侧肩部的术中图片。使用磨头打磨去除关节盂前方的骨赘，以更好地暴露关节盂；（e）使用直径 2mm 的钻头以期望的前后倾矫正角度探测关节盂穹顶的深度，这个角度可通过触摸关节盂前方和肩胛骨体部连接处确定；（f）以预期的前后倾矫正角度钻取关节盂假体中央楔形钉骨道；（g）一个关节盂锉用来磨锉关节盂凸起（前方）部分，至预期的前后倾。去除关节盂前方接近 5~6mm 骨量；（h）前方关节盂用上述同样的角度往内侧磨锉，直到有至少 80% 关节盂面的支撑；（i）关节盂植入面处理完毕，骨水泥固定关节盂假体；（j）术后 2 年，术侧肩关节真正的前后位 X 线片。在关节盂假体楔形钉周围未见进展性的透光线；（k）术侧肩的腋轴位图片。肱骨头和关节盂很好地共轴

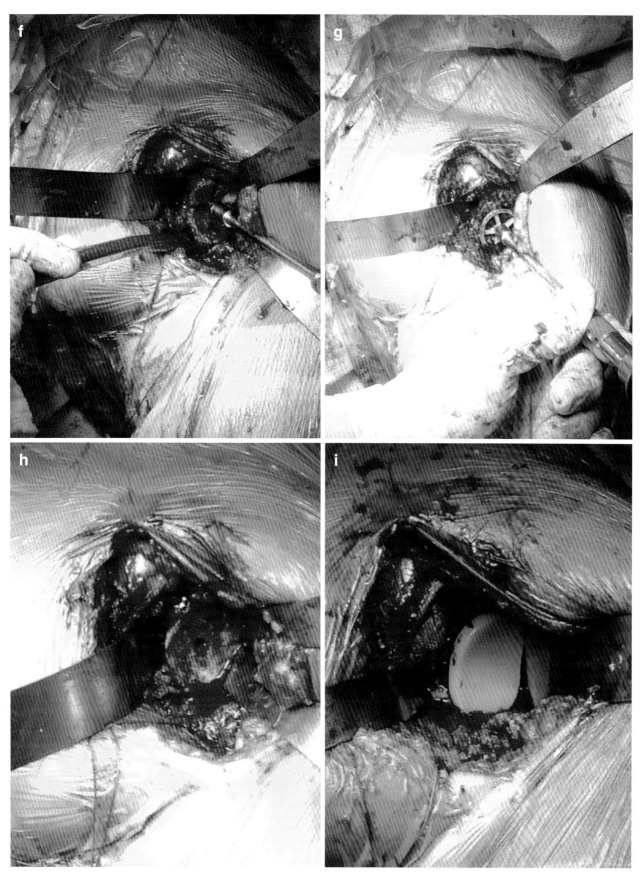

图 4.5 （续）

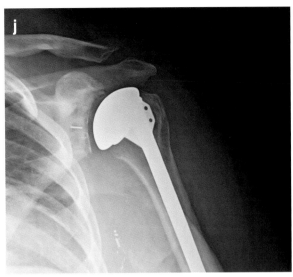
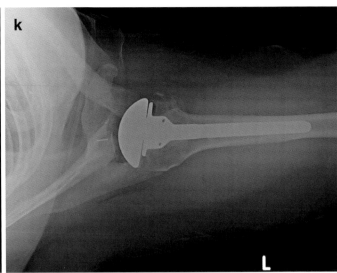

图 4.5 （续）

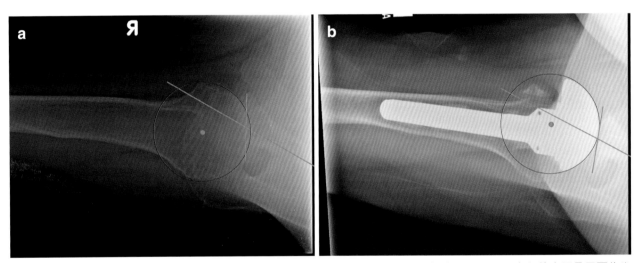

图 4.6　反向偏心设计肱骨头假体。(a) 右肩，B3 型关节盂，腋轴位图片。可以观察到以 Friedman 定义的肩胛骨平面作为参考，肱骨头出现明显的向后半脱位；(b) 对关节盂前方磨锉矫正了部分畸形，解剖型全肩关节置换使用反向（前方）偏心设计肱骨头假体后的腋轴位图片。可以观察到肱骨头假体相对于肩胛骨平面的偏距得到改善

恢复关节盂后倾角到可以接受的范围，而没有使盂肱关节关节线内移和过多的关节盂骨性磨锉。这样可以获得更好的肩关节稳定性和肩袖功能。关节盂后方植骨的限制在于：缺少骨移植物或移植骨块吸收的担心。另外，这样操作也需要术者具有较强的技巧。

从自体肱骨头获得的理想的移植骨组织。肱骨头的关节面和目前关节盂的曲率半径非常匹配。在对关节盂完成凸出部分磨锉后，可决定所需骨移植

物的大小和厚度（图 4.7）。可在"新关节盂"皮质骨部位使用钻头或克氏针钻一些小孔，以利于骨移植物的愈合。骨移植物利用细的螺钉固定（直径2.4mm 或 2.7mm），这些螺钉可将钉尾植入骨小梁中。多枚螺钉的使用可以增加对骨移植物挤压和固定作用。在安装关节盂假体之前可进行最后的磨锉。

图 4.7 阐述了对关节盂凸出部分磨锉矫正关节盂畸形，同时使用关节盂后方自体骨移植的技术。该病例为 51 岁男性患者，严重 B2 型关节盂畸形，

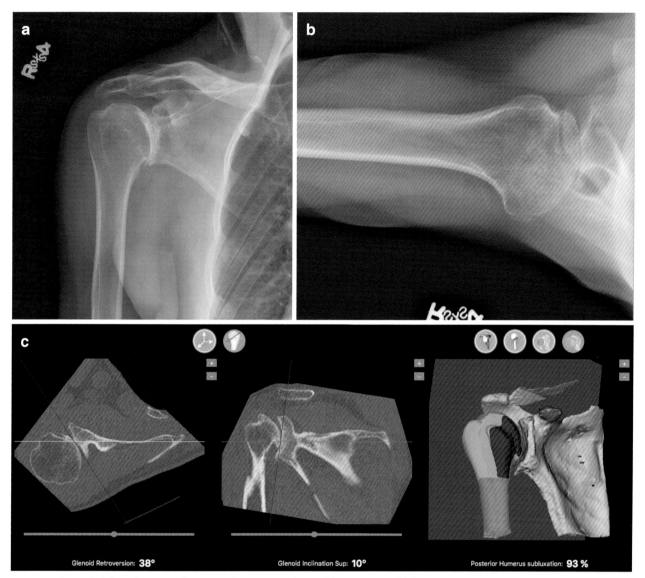

图 4.7　对 B2 型关节盂施行了关节盂后方植骨。(a)57 岁，男性，右肩进展性的盂肱关节骨性关节炎患者，真正的前后位 X 线片；(b) 患者右肩为 B2 型关节盂，出现严重的双凹骨性缺损畸形和肱骨头后侧半脱位的腋轴位片；(c)CT 三维重建显示，关节盂后倾 38°；(d) 术中图片。根据缺损大小按主流的方式从自体肱骨头获得移植物骨块后植入缺损处；(e) 移植骨块通过埋头螺钉固定。为了关节盂假体更好地植入，对后方植入骨块可进行最后的磨锉；；(f) 术后真正的前后位 X 线片显示了移植骨块固定良好；(g) 术后腋轴位图像显示了关节盂假体与关节盂骨面接触良好，与肱骨头的位置关系获得明显改善

后倾 38°，肱骨头后侧半脱位超过 93%。最初通过徒手对关节盂的凸出部分磨锉纠正了 15°~20° 的畸形。在磨锉后，关节盂后方 1/3 处于悬空没有支撑状态。为了避免关节线内移，以及再次磨锉丢失太多骨量，关节盂后方放置了骨移植物。骨移植物来源于目前的主流做法——取自于患者自体肱骨头。一般而言，肱骨头前方的曲率半径与后方 "新关节盂" 匹配。切下移植物并用克氏针将其放置并维持于合适位置。然后再使用 3 枚直径 2.4mm 的小头螺钉固定。螺钉头埋于骨面内，后方的骨面可以关节盂中心或已经打磨的前方骨面作为参考再次轻柔地打磨。术后影像显示移植物骨块位置较好，与肱骨头共轴。在此病例，肱骨头假体稍微前置或置于反向偏心位置以对抗肱骨头向后半脱位的可能。

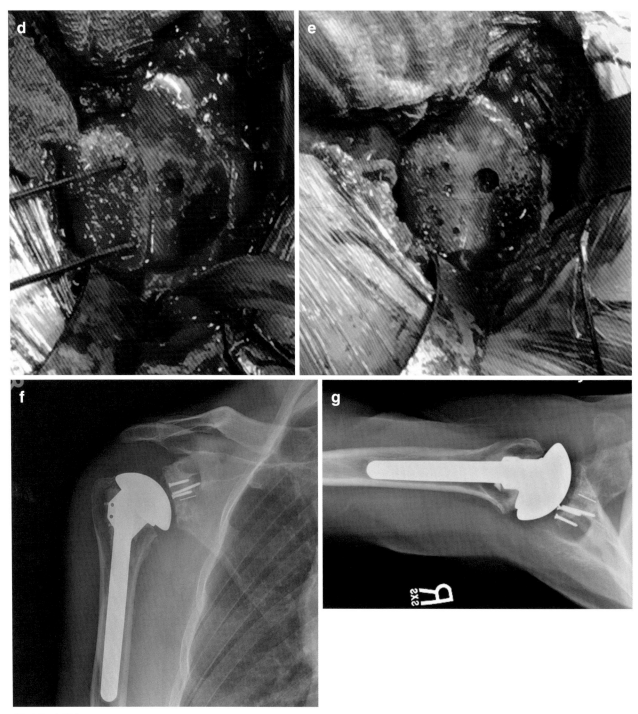

图 4.7 （续）

4. 增强型关节盂假体

　　就像关节盂骨移植一样，增强型关节盂假体的指征为：严重的关节盂畸形不能通过凸出部分磨锉来达到理想的前后倾畸形矫正。如果凸出部分磨锉技术不作为首选，增强型关节盂假体也可运用于关节盂轻度畸形。增强型关节盂假体的优势在于：只需要较少的打磨，不用过多的关节线内移就可以矫正关节盂畸形。这将最大限度地增加盂肱关节稳定性、肩袖功能和获得最大的关节面。

近些年来，增强型聚乙烯关节盂假体正变得更加普及，早期临床疗效也更好。然而，因为可获得的临床数据仍然偏少，与常规标准关节盂假体相比，其远期使用率结果仍然未知。另外，在使用增强型关节盂假体时，需要根据增强的关节盂假体的部件的大小以及最终所需的关节盂前后倾，去除不同的关节盂骨量来使得增强型关节盂假体获得最好的固定位置。基础实验室研究数据显示了几个不同增强型关节盂假体设计的优势。计算机模型显示：治疗B2型关节盂畸形，与完全楔形或后方阶梯增强型关节盂假体相比，使用关节盂后方楔形增强型关节盂假体去除骨量更少，并且术后关节盂骨密度更高（图4.8）。另外一项研究比较了计算机导航辅助磨锉矫正关节盂畸形，放置标准、完全楔形以及关节盂后方阶梯增强型关节盂假体3种不同假体去除的骨量。在此系列B2型关节盂中，关节盂平均后倾角为21°，"新关节盂"平均为关节盂面积的65%。研究人员观察到完全楔形增强型关节盂假体可以线性截骨并且截骨量最小。采用标准方式的关节盂假体截骨量最多，且关节盂骨小梁对假体的承重面最大。Sabesan等通过计算机模拟比较了关节盂假体和增强型关节盂假体在29例患者获得性关节盂后方骨缺损（均值为后倾21°，范围为4.5°~43.0°）的应用，这些病例的关节盂前后倾畸形被矫正到中立位置。他们发现：与标准关节盂假体相比（均值8.3mm），增强型关节盂假体（均值3.8mm）可以获得更大程度的畸形矫正、更少的骨性凸出部分打磨，以及更少的关节线内移。

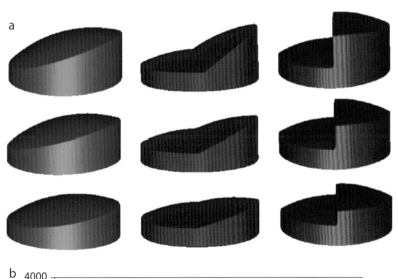

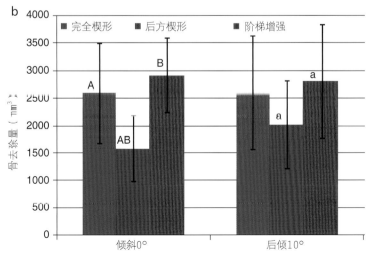

图4.8 不同关节盂假体设计骨去除量的定量测量。(a) 3种不同的关节盂假体设计。绿色代表完全楔形设计；蓝色代表后方部分楔形设计；红色代表阶梯组件增强设计。每种设计都可以矫正不同严重程度的关节盂畸形。(b) 将关节盂前后倾畸形矫正到0°，相比其他两种设计，后方楔形增强型关节盂假体需要去除的骨量最少

另外，与标准关节盂假体相比，有限元分析结果提示：增强型关节盂假体因为更少的截骨量，从而减少了术后关节盂剩余骨性部分的承受应力。另一项研究加强型关节盂假体以不同的后倾角度植入，认为关节盂假体后倾角度越大，关节盂骨性部分承受应力越大。另外相比标准型关节盂假体，增强型关节盂假体具有最小的应力。而且，当关节盂假体植入在中立位时，骨水泥的寿命最长。后方阶梯状加强型关节盂假体与楔形加强型关节盂假体以及标准关节盂假体相比，生物力学效果更优，通过后方的挤压负重减少了关节盂假体的前方松动。

五、结果

多项研究调查了解剖型关节置换术在 B2 型关节盂或后方骨性缺损关节盂患者中应用的临床效果。一般会认为这些 B2 型关节盂或后方骨性缺损关节盂患者会比没有进展性的关节盂骨性磨损或向心性磨损患者的临床效果更糟糕，会有更高的并发症率。Iannotti 和 Norris 在他们经典的研究中注意到，用解剖型全肩关节置换治疗后侧半脱位患肩，具有更低的 ASES 评分、明显的疼痛，以及外旋角度减少。最近，使用标准关节盂假体楔形钉的长期随访发现：严重的关节盂骨侵蚀（A2 型、B2 型和 C 型）与关节盂假体较高松动率有关。

1. 关节盂后倾角度部分矫正

对关节盂的凸出部分磨锉矫正关节盂畸形取得了很好的短期随访效果，但是这个技术仅适用于轻到中度的关节盂畸形。正如上文提到的，关节盂置换目标是：纠正关节盂前后倾畸形到中立位的 10° 范围内，以便减少偏心负重，和对关节盂假体骨水泥的应力。Gerber 等报道了 23 例肱骨头静态向后半脱位的患者（平均年龄 60 岁）。B1 型关节盂 9 例，B2 型关节盂 5 例，C 型关节盂 9 例。术前关节盂平均后倾 18°（范围为 8°~40°），根据关节

盂中心线定位的肱骨头向后半脱位为 71%（范围为 65°~81%）。仅使用关节盂凸出部分磨锉技术矫正关节盂畸形到中立位 10° 范围内。在平均 42 个月的随访中，23 例患者中的 21 例，肱骨头获得了复位。CT 图像显示 23 例患者中 20 例患者矫正的后倾角度为 0°~15° 之间（均值为 9°）。术前关节盂前后倾畸形角度越大，术后肩关节功能评分越差；然而，术后的关节盂前后倾与临床效果无关。在此病例系列中，没有并发症报道。Habermeyer 也报道了肱骨头向后半脱位可以全肩关节置换和关节盂的偏心磨锉来矫正。他定义的肱骨头半脱位在腋轴位片上肱骨头的中心超过关节盂中心线 5mm 以上。在他的系列病例中，49 例患者中的 22 例被定义为 Walch B 型关节盂，经历了 2 年的随访后，肱骨头后向脱位通过关节盂偏心性磨锉得到了纠正。与其他研究相似，与术前关节盂是向心性磨损的患者相比，术前肱骨头半脱位的患者术后肩关节功能（Constant 评分）更低。

最近的一项研究比较了解剖型肩关节置换关节盂假体后倾角放置小于 15° 和大于 15° 的结果。术者使用关节盂保护技术（即关节盂磨锉）只是为了获得向心性的关节面，而不是为了矫正关节盂后倾至预期的角度。术中稳定性通过肱骨头前方偏心以及软组织措施来获得加强。作者在短期的随访中（平均 2.5 年）发现相似的临床效果（SST 评分），相似的关节盂松动率，肱骨头没有再脱位。与上述结果相反，Ho 等报道了 66 例解剖型全肩关节置换的一系列病例，术中施行了以矫正性关节盂磨锉，并植入混合性骨长入聚乙烯关节盂假体。术前影像学可以根据关节盂后倾角度将关节盂分类（<15°，15°~25° 和 >25°）。经过平均为 3.8 年的随访，研究人员观察到令人满意的临床结果。影像学显示的关节盂透光线与随访时间长短，术前关节盂的后倾角度，残存的关节盂组件的后倾角度相关。控制随访时间后，仅有术后关节盂的后倾角 >15°，与关节盂楔形钉进展性的透光线相关并增加其风险，该

透光线在整个队列中发生率为 30%。Orvets 等最近研究报道了 59 例 Walch 分型 B2 型关节盂畸形通过偏心关节盂磨锉技术以及骨水泥固定楔形钉型关节盂假体治疗的结果。术前关节盂的后倾角度均值是 18°（范围为 –1°~36°），肱骨头向后半脱位均值为 67%。平均随访了 50 个月，ASES、VAS 疼痛评分和 SST 评分分别是 84.0 分、1.4 分和 9.1 分。没有因术后不稳或关节盂松动而翻修的病例。影像学结果显示：38 例患者术后 31 个月的随访时间内未出现关节盂透光线，13 例出现 I 度透光线；1 例出现 II 度透光线；5 例出现 III 度透光线。没有关节盂出现影像学上完全意义的松动。术前关节盂后倾角 ≤20° 与 >20° 相比，影像学透光性的进展没有差异。

Walch 等的一个系列研究描述了对双凹畸形盂肱关节骨性关节炎的关节盂施行偏心性磨锉的局限性以及容易出现的失误。92 例接受解剖型全肩置换的患者术后接受了平均 77 个月的随访（范围为 14~180 个月），关节盂畸形与术后并发症具有明显的相关性。在他的病例中，尝试使用非对称磨锉关节盂到中立位 10° 范围以内。7 例在关节盂后方施行了骨移植。16% 的手术肩施行了翻修手术，21% 的关节盂假体发生影像学松动。关节盂假体不稳与"新关节盂"后倾角度（33°∶25°）以及根据肩胛平面定义的肱骨头脱位相关（>80%）。X 线透视下的关节盂松动与术后随访时间长度以及更高的中间关节盂后倾角度相关。总体来讲，并发症与术前更大的关节盂后倾角度相关。研究人员认为关节盂后倾角度 >27°，并发症有显著性不同。关节盂后倾角度 >27° 这个亚组占全部并发症比例的 73%；当关节盂畸形超过 27° 这个阈值，并发症的风险达到 44%。

2. 关节盂后方骨移植

一直以来，在严重关节盂后方骨缺损病例推崇使用骨移植；然而，因为关节盂后方骨移植技术报道的成功率变异较大，使该项手术技术并没有真正广泛推广。短期随访结果良好，但是就关节盂假体的长期使用率而言，该技术的应用仍值得商榷。Neer 报道了需要使用大的结构性植骨在肩关节置换中的严重关节盂骨性缺损病例的比例为 4% 左右。经过平均 4.4 年的随访，19 例置换肩中的 17 例临床治疗效果评价为很好或好，没有关节盂假体被临床诊断为松动。Mayo 医院报道 29 例解剖型全肩关节置换使用了自体骨移植，中期随访结果（平均 5.3 年）满意。除 3 例外的其他病例关节盂假体要么采用骨水泥与关节盂假体金属背部固定（n=15），要么采用生物性关节盂背面的金属骨长入固定（n=8）。根据 Neer 的评价原则在 28 例患者中的 23 例被评价为满意和好。3 例出现影像学诊断的松动，然而，另外 15 例，影像学上有不完全的（n=11）或完全的（n=4）松动显影。Neer 所在的医院进行的另外一项研究报道 25 例肩置换关节盂使用了自体肱骨头骨移植的患者经过了平均 7.6 年的随访。一半的关节盂假体为金属后衬，其余为聚乙烯材质。25 例患者中的 23 例临床效果满意。10 例关节盂骨移植有松动的风险，包括 6 例假体下沉，6 例骨移植吸收或骨不连。

Sabesan 等报道了 12 例全肩关节置换并行关节盂骨移植治疗严重关节盂后方缺损的病例（关节盂平均后倾 44°）。经过 53 个月的随访，12 例患者中 10 例，根据 Penn 评分体系评价为好或很好。10 例患者骨移植与关节盂很好地长入，2 例有部分骨吸收，翻修 2 例（1 例骨移植物固定失效，1 例出现感染）。最近，Nicholson 报道了 28 例解剖型全肩置换并使用自体肱骨头骨移植治疗严重关节盂后方骨侵蚀取得了很好的临床疗效。关节盂的后倾和肱骨头的半脱位仅在 X 线下做了分析。术前关节盂平均后倾 28°，术后后倾角度纠正到 4°，所有的病例肱骨头术后都实现了与关节盂的共轴。平均 ASES 评分从术前 39 分到术后 4 年的随访时 90 分。所有的骨移植物都与关节盂很好地长入，3 例肩中出现至少 1 枚螺钉的断裂。没有发现影像学进展性的松动，2 例出现关节盂楔形钉周围的透亮影。

3. 增强型关节盂假体

近年来，增强型关节盂假体因为可以在矫正关节盂畸形时避免过多的关节与骨性磨锉和关节线内移而受到越来越多的欢迎。增强型关节盂假体最初的设计有较多的影像学可显示的并发症以及较低的假体长期使用率。最近的关于增强型关节盂假体的报道，随访期较短，但是早期临床和影像学结果良好。21 例盂肱关节炎患者伴有关节盂后方骨缺损经历了阶梯增强型关节盂假体治疗。平均术前关节盂后倾角为 20.8°（范围为 12°~37°），平均关节盂后方骨缺损 4.7mm。经过最少 2 年的随访后，发现没有并发症和翻修病例，临床疗效满意。平均纠正关节盂后倾角度 9°（范围为 0°~32°）。X 线片显示肱骨头半脱位得到了很好的纠正。24% 的患者有低等级的影像松动显影，但是没有进展性。另一项研究报道了相同的阶梯设计后方加强型关节盂假体在 22 例肩关节置换中的应用，并经历了平均 36 个月的随访。平均术前关节盂后倾角度为 23.5°（范围为 16°~37°）。术后肩关节活动度和临床评分获得明显的改善。从影像学角度，Lazarus 关节盂松动评分在 12 例全肩置换被评价为 0.5 分，这说明楔形钉获得很好的骨连结，只有 1 例在楔形钉周围出现了进展性的松动显影。该研究中，2 例出现了术后不稳。Wright 等比较了标准聚乙烯关节盂假体（n=24）和与年龄、性别相匹配的楔形增强型关节盂假体（n=24）在盂肱关节炎伴关节盂后方骨缺损中应用的结果。随访 2 年后，两组肩关节功能评分都获得了改善，没有统计学差异。60% 的增强型关节盂假体出现了影像学透光线，平均影像学松动评分为 1.1 分，然而非增强型关节盂假体只有 33% 出现了影像学透光线，平均影像学松动评分为 0.44 分。1 例增强型关节盂假体被认为出现了影像学的松动。在增强型关节盂组没有出现肱骨头向后半脱位。

六、研究人员首选的治疗方法

在管理盂肱关节炎伴关节盂后方骨性缺损病例中，手术治疗及假体选择，需要考虑的重要因素包括：关节盂的分型，关节盂后倾的严重程度（以及相应的骨缺损），肱骨头后脱位的严重程度，患者的年龄，以及患者术前肩关节的活动水平。所有的关节盂后部骨侵蚀患者都接受了术前 CT 检查，以量化骨缺损以便制订手术方案。研究人员相信大多数 B2 型关节盂，伴有"中间关节盂"后倾 20° 或更小角度，可以通过对关节盂凸起部分磨锉就能矫正关节盂的后倾角度到中立位的 10° 范围内。在这些病例，术中是否需要后方关节囊折叠缝合或反向偏心肱骨头需要从患者个体化角度考虑。当然也可以根据术者的喜好，采用后方加强型关节盂假体。少数情况下，更加严重的关节盂畸形也可以通过只用关节盂凸出部分磨锉来矫正，但是这个技术不适合太年轻的患者（<55 岁）。在更加严重的 B2/B3 型关节盂伴有 20°~30° 的后倾畸形，或者在 B3 型关节盂出现明显的关节线内移，这些情况需要使用其他的技术。如果患者年龄超过 65 岁或肩关节活动水平少于前屈上举 90°，研究人员会选择反肩置换。如果患者低于 60~65 岁，术前前屈上举活动度超过 90°，研究人员偏爱采用关节盂后方自体骨移植联合有限的关节盂凸出部分打磨（避免关节线过多内移和骨量丢失）。这些肩也可以采用更大的后方加强型关节盂假体。

七、结论

解剖型全肩关节置换是治疗盂肱关节炎伴关节盂后部磨损的有效治疗手段。成功的治疗策略依赖于骨畸形的精确评估和量化。近来，CT 检查的进展可以提供骨畸形以及肱骨头脱位精确的评估，也可以实时模拟外科手术操作。外科手术的一般目标是矫正关节盂病理性的后倾到中立位的 10° 范围内，获得至少 80% 关节盂面积作为假体植入面；在轴位上恢复肱骨头的共轴。严重关节盂畸形的矫正可能需要患者个体化的工具。解剖型全肩关节置换的选择应该基于关节盂后倾的严重程度，骨丢失量，关节盂凸起部分磨锉矫正畸形的角度；关节盂后方骨移植的植入；以及使用后方加强型关节盂假体。每一种治疗策略都有各自的优点和缺点。因为关节盂凸出部分磨锉只能纠正一定程度的畸形，外科医生应该熟悉更多的手术技巧以便治疗更为严重的关节盂畸形。这些技术的应用是否成功，远期使用率如何需要进一步的研究。

参考文献

[1] Walch G, Badet R, Boulahia A, Khoury A. Morphologic study of the glenoid in primary glenohumeral osteoarthritis. J Arthroplast. 1999;14(6):756–760.

[2] Badet R, Walch G, Boulahia A. Computed tomography in primary glenohumeral osteoarthritis without humeral head elevation. Rev Rhum Engl Ed. 1998;65(3):187–194.

[3] Churchill RS, Spencer EE Jr, Fehringer EV. Quantification of B2 glenoid morphology in total shoulder arthroplasty. J Shoulder Elbow Surg/ American Shoulder and Elbow Surgeons [et al]. 2015;24(8):1212–1217.

[4] Hoenecke HR Jr, Tibor LM, D'Lima DD. Glenoid morphology rather than version predicts humeral subluxation: a different perspective on the glenoid in total shoulder arthroplasty. J Shoulder Elbow Surg/ American Shoulder and Elbow Surgeons [et al]. 2012;21(9):1136–1141.

[5] Gerber C, Costouros JG, Sukthankar A, Fucentese SF. Static posterior humeral head subluxation and total shoulder arthroplasty. J Shoulder Elbow Surg/ American Shoulder and Elbow Surgeons [et al]. 2009;18(4):505–510.

[6] Ricchetti ET, Hendel MD, Collins DN, Iannotti JP. Is premorbid glenoid anatomy altered in patients with glenohumeral osteoarthritis? Clin Orthop Relat Res. 2013;471(9):2932–2939.

[7] Iannotti JP, Jun BJ, Patterson TE, Ricchetti ET. Quantitative measurement of osseous pathology in advanced glenohumeral osteoarthritis. J Bone Joint Surg Am. 2017;99(17):1460–1468.

[8] Knowles NK, Ferreira LM, Athwal GS. Premorbid retroversion is significantly greater in type B2 glenoids. J Shoulder Elbow Surg/American Shoulder and Elbow Surgeons [et al]. 2016;25(7):1064–1068.

[9] Walch G, Ascani C, Boulahia A, Nove-Josserand L, Edwards TB. Static posterior subluxation of the humeral head: an unrecognized entity responsible for glenohumeral osteoarthritis in the young adult. J Shoulder Elbow Surg/American Shoulder and Elbow Surgeons [et al]. 2002;11(4):309–314.

[10] Domos P, Checchia CS, Walch G. Walch B0 glenoid: pre-osteoarthritic posterior subluxation of the humeral head. J Shoulder Elbow Surg/American Shoulder and Elbow Surgeons [et al]. 2018;27(1):181–188.

[11] Bryce CD, Davison AC, Lewis GS, Wang L, Flemming DJ, Armstrong AD. Two-dimensional glenoid version measurements vary with coronal and sagittal scapular rotation. J Bone Joint Surg Am. 2010;92(3):692–699.

[12] Chalmers PN, Salazar D, Chamberlain A, Keener JD. Radiographic characterization of the B2 glenoid: the effect of computed tomographic axis orientation. J Shoulder Elbow Surg/American Shoulder and Elbow Surgeons [et al]. 2017;26(2):258–264.

[13] Budge MD, Lewis GS, Schaefer E, Coquia S, Flemming DJ, Armstrong AD. Comparison of standard two-dimensional and three-dimensional corrected glenoid version measurements. J Shoulder Elbow Surg/American Shoulder and Elbow Surgeons [et al]. 2011;20(4):577–583.

[14] Hoenecke HR Jr, Hermida JC, Flores-Hernandez C, D'Lima DD. Accuracy of CT-based measurements of glenoid version for total shoulder arthroplasty. J Shoulder Elbow Surg/American Shoulder and Elbow Surgeons [et al]. 2010;19(2):166–171.

[15] Iannotti JP, Weiner S, Rodriguez E, Subhas N, Patterson TE, Jun BJ, et al. Three-dimensional imaging and templating improve glenoid implant positioning. J Bone Joint Surg Am. 2015;97(8):651–658.

[16] Walch G, Vezeridis PS, Boileau P, Deransart P, Chaoui J. Three-dimensional planning and use of patient-specific guides improve glenoid component position: an in vitro study. J Shoulder Elbow Surg/ American Shoulder and Elbow Surgeons [et al]. 2015;24(2):302–309.

[17] Throckmorton TW, Gulotta LV, Bonnarens FO, Wright SA, Hartzell JL, Rozzi WB, et al. Patient-specific targeting

guides compared with traditional instrumentation for glenoid component placement in shoulder arthroplasty: a multi-surgeon study in 70 arthritic cadaver specimens. J Shoulder Elbow Surg/ American Shoulder and Elbow Surgeons [et al]. 2015;24(6):965–971.

[18] Iannotti J, Baker J, Rodriguez E, Brems J, Ricchetti E, Mesiha M, et al. Three-dimensional preoperative planning software and a novel information transfer technology improve glenoid component positioning. J Bone Joint Surg Am. 2014;96(9):e71.

[19] Hendel MD, Bryan JA, Barsoum WK, Rodriguez EJ, Brems JJ, Evans PJ, et al. Comparison of patient-specific instruments with standard surgical instruments in determining glenoid component position: a randomized prospective clinical trial. J Bone Joint Surg Am. 2012;94(23):2167–2175.

[20] Kircher J, Wiedemann M, Magosch P, Lichtenberg S, Habermeyer P. Improved accuracy of glenoid positioning in total shoulder arthroplasty with intraoperative navigation: a prospective-randomized clinical study. J Shoulder Elbow Surg/American Shoulder and Elbow Surgeons [et al]. 2009;18(4): 515–520.

[21] Knowles NK, Keener JD, Ferreira LM, Athwal GS. Quantification of the position, orientation, and surface area of bone loss in type B2 glenoids. J Shoulder Elbow Surg/American Shoulder and Elbow Surgeons [et al]. 2015;24(4):503–510.

[22] Beuckelaers E, Jacxsens M, Van Tongel A, De Wilde LF. Three-dimensional computed tomography scan evaluation of the pattern of erosion in type B glenoids. J Shoulder Elbow Surg/American Shoulder and Elbow Surgeons [et al]. 2014;23(1): 109–116.

[23] Sabesan V, Callanan M, Sharma V, Iannotti JP. Correction of acquired glenoid bone loss in osteoarthritis with a standard versus an augmented glenoid component. J Shoulder Elbow Surg/ American Shoulder and Elbow Surgeons [et al]. 2014;23(7):964–973.

[24] Knowles NK, Athwal GS, Keener JD, Ferreira LM. Regional bone density variations in osteoarthritic glenoids: a comparison of symmetric to asymmetric (type B2) erosion patterns. J Shoulder Elbow Surg/American Shoulder and Elbow Surgeons [et al]. 2015;24(3):425–432.

[25] Sabesan VJ, Callanan M, Youderian A, Iannotti JP. 3D CT assessment of the relationship between humeral head alignment and glenoid retroversion in glenohumeral osteoarthritis. J Bone Joint Surg Am. 2014;96(8):e64.

[26] Chan K, Knowles NK, Chaoui J, Gauci MO, Ferreira LM, Walch G, et al. Characterization of the Walch B3 glenoid in primary osteoarthritis. J Shoulder Elbow Surg/American Shoulder and Elbow Surgeons [et al]. 2017;26(5):909–914.

[27] Bercik MJ, Kruse K 2nd, Yalizis M, Gauci MO, Chaoui J, Walch G. A modification to the Walch classification of the glenoid in primary glenohumeral osteoarthritis using three-dimensional imaging. J Shoulder Elbow Surg/American Shoulder and Elbow Surgeons [et al]. 2016;25(10):1601–1606.

[28] Knowles NK, Carroll MJ, Keener JD, Ferreira LM, Athwal GS. A comparison of normal and osteoarthritic humeral head size and morphology. J Shoulder Elbow Surg/American Shoulder and Elbow Surgeons [et al]. 2016;25(3):502–509.

[29] Iannotti JP, Spencer EE, Winter U, Deffenbaugh D, Williams G. Prosthetic positioning in total shoulder arthroplasty. J Shoulder Elbow Surg/American Shoulder and Elbow Surgeons [et al]. 2005;14(1 Suppl S):111S–121S.

[30] Shapiro TA, McGarry MH, Gupta R, Lee YS, Lee TQ. Biomechanical effects of glenoid retroversion in total shoulder arthroplasty. J Shoulder Elbow Surg/ American Shoulder and Elbow Surgeons [et al]. 2007;16(3 Suppl):S90–S95.

[31] Farron A, Terrier A, Buchler P. Risks of loosening of a prosthetic glenoid implanted in retroversion. J Shoulder Elbow Surg/American Shoulder and Elbow Surgeons [et al]. 2006;15(4):521–526.

[32] Nyffeler RW, Sheikh R, Atkinson TS, Jacob HA, Favre P, Gerber C. Effects of glenoid component version on humeral head displacement and joint reaction forces: an experimental study. J Shoulder Elbow Surg/American Shoulder and Elbow Surgeons [et al]. 2006;15(5):625–629.

[33] Terrier A, Buchler P, Farron A. Influence of glenohumeral conformity on glenoid stresses after total shoulder arthroplasty. J Shoulder Elbow Surg/ American Shoulder and Elbow Surgeons [et al]. 2006;15(4):515–250.

[34] Mansat P, Briot J, Mansat M, Swider P. Evaluation of the glenoid implant survival using a biomechanical finite element analysis: influence of the implant design, bone properties, and loading location. J Shoulder Elbow Surg/ American Shoulder and Elbow Surgeons [et al]. 2007;16(3 Suppl):S79–S83.

[35] Hopkins AR, Hansen UN, Amis AA, Emery R. The effects

of glenoid component alignment variations on cement mantle stresses in total shoulder arthroplasty. J Shoulder Elbow Surg/American Shoulder and Elbow Surgeons [et al]. 2004;13(6):668–675.

[36] Yongpravat C, Kim HM, Gardner TR, Bigliani LU, Levine WN, Ahmad CS. Glenoid implant orientation and cement failure in total shoulder arthroplasty: a finite element analysis. J Shoulder Elbow Surg/American Shoulder and Elbow Surgeons [et al]. 2013;22(7):940–947.

[37] Ho JC, Sabesan VJ, Iannotti JP. Glenoid component retroversion is associated with osteolysis. J Bone Joint Surg Am. 2013;95(12):e82.

[38] Walch G, Moraga C, Young A, Castellanos-Rosas J. Results of anatomic nonconstrained prosthesis in primary osteoarthritis with biconcave glenoid. J Shoulder Elbow Surg/American Shoulder and Elbow Surgeons [et al]. 2012;21(11):1526–1533.

[39] Spencer EE Jr, Valdevit A, Kambic H, Brems JJ, Iannotti JP. The effect of humeral component anteversion on shoulder stability with glenoid component retroversion. J Bone Joint Surg Am. 2005;87(4):808–814.

[40] Yongpravat C, Lester JD, Saifi C, Trubelja A, Greiwe RM, Bigliani LU, et al. Glenoid morphology after reaming in computer-simulated total shoulder arthroplasty. J Shoulder Elbow Surg/American Shoulder and Elbow Surgeons [et al]. 2013;22(1):122–128.

[41] Chen X, Reddy AS, Kontaxis A, Choi DS, Wright T, Dines DM, et al. Version correction via eccentric reaming compromises remaining bone quality in B2 glenoids: a computational study. Clin Orthop Relat Res. 2017;475(12):3090–3099.

[42] Clavert P, Millett PJ, Warner JJ. Glenoid resurfacing: what are the limits to asymmetric reaming for posterior erosion? J Shoulder Elbow Surg/American Shoulder and Elbow Surgeons [et al]. 2007;16(6):843–848.

[43] Gillespie R, Lyons R, Lazarus M. Eccentric reaming in total shoulder arthroplasty: a cadaveric study. Orthopedics. 2009;32(1):21.

[44] Iannotti JP, Greeson C, Downing D, Sabesan V, Bryan JA. Effect of glenoid deformity on glenoid component placement in primary shoulder arthroplasty. J Shoulder Elbow Surg/American Shoulder and Elbow Surgeons [et al]. 2012;21(1):48–55.

[45] Nowak DD, Bahu MJ, Gardner TR, Dyrszka MD, Levine WN, Bigliani LU, et al. Simulation of surgical glenoid resurfacing using three-dimensional computed tomography of the arthritic glenohumeral joint: the amount of glenoid retroversion that can be corrected. J Shoulder Elbow Surg/American Shoulder and Elbow Surgeons [et al]. 2009;18(5):680–688.

[46] Wang T, Abrams GD, Behn AW, Lindsey D, Giori N, Cheung EV. Posterior glenoid wear in total shoulder arthroplasty: eccentric anterior reaming is superior to posterior augment. Clin Orthop Relat Res. 2015;473(12):3928–3936.

[47] Kim HM, Chacon AC, Andrews SH, Roush EP, Cho E, Conaway WK, et al. Biomechanical benefits of anterior offsetting of humeral head component in posteriorly unstable total shoulder arthroplasty: a cadaveric study. J Orthop Res. 2016;34(4):666–674.

[48] Hsu JE, Gee AO, Lucas RM, Somerson JS, Warme WJ, Matsen FA 3rd. Management of intraoperative posterior decentering in shoulder arthroplasty using anteriorly eccentric humeral head components. J Shoulder Elbow Surg/American Shoulder and Elbow Surgeons [et al]. 2016;25(12):1980–198.

[49] Knowles NK, Ferreira LM, Athwal GS. Augmented glenoid component designs for type B2 erosions: a computational comparison by volume of bone removal and quality of remaining bone. J Shoulder Elbow Surg/American Shoulder and Elbow Surgeons [et al]. 2015;24(8):1218–1226.

[50] Kersten AD, Flores-Hernandez C, Hoenecke HR, D'Lima DD. Posterior augmented glenoid designs preserve more bone in biconcave glenoids. J Shoulder Elbow Surg/American Shoulder and Elbow Surgeons [et al]. 2015;24(7):1135–1141.

[51] Allred JJ, Flores-Hernandez C, Hoenecke HR Jr, D'Lima DD. Posterior augmented glenoid implants require less bone removal and generate lower stresses: a finite element analysis. J Shoulder Elbow Surg/ American Shoulder and Elbow Surgeons [et al]. 2016;25(5):823–830.

[52] Hermida JC, Flores-Hernandez C, Hoenecke HR, D'Lima DD. Augmented wedge-shaped glenoid component for the correction of glenoid retrover- sion: a finite element analysis. J Shoulder Elbow Surg/American Shoulder and Elbow Surgeons [et al]. 2014;23(3):347–354.

[53] Iannotti JP, Lappin KE, Klotz CL, Reber EW, Swope SW. Liftoff resistance of augmented glenoid components during cyclic fatigue loading in the posterior-superior direction. J Shoulder Elbow Surg/ American Shoulder and Elbow

Surgeons [et al]. 2013;22(11):1530–1536.

[54] Iannotti JP, Norris TR. Influence of preoperative factors on outcome of shoulder arthroplasty for glenohumeral osteoarthritis. J Bone Joint Surg Am. 2003;85-A(2):251–258.

[55] McLendon PB, Schoch BS, Sperling JW, Sanchez-Sotelo J, Schleck CD, Cofield RH. Survival of the pegged glenoid component in shoulder arthroplasty: part II. J Shoulder Elbow Surg/American Shoulder and Elbow Surgeons [et al]. 2017;26(8): 1469–1476.

[56] Habermeyer P, Magosch P, Lichtenberg S. Recentering the humeral head for glenoid deficiency in total shoulder arthroplasty. Clin Orthop Relat Res. 2007;457:124–132.

[57] Service BC, Hsu JE, Somerson JS, Russ SM, Matsen FA 3rd. Does postoperative glenoid retroversion affect the 2-year clinical and radiographic outcomes for total shoulder arthroplasty? Clin Orthop Relat Res. 2017;475(11):2726–2739.

[58] Orvets ND, Chamberlain AM, Patterson BM, Chalmers PN, Gosselin M, Salazar D, et al. Total shoulder arthroplasty in patients with a B2 glenoid addressed with corrective reaming. J Shoulder Elbow Surg/American Shoulder and Elbow Surgeons [et al]. 2018;27(6S):S58–S64.

[59] Neer CS 2nd, Morrison DS. Glenoid bone-grafting in total shoulder arthroplasty. J Bone Joint Surg Am. 1988;70(8):1154–1162.

[60] Steinmann SP, Cofield RH. Bone grafting for glenoid deficiency in total shoulder replacement. J Shoulder Elbow Surg/American Shoulder and Elbow Surgeons [et al]. 2000;9(5):361–367.

[61] Klika BJ, Wooten CW, Sperling JW, Steinmann SP, Schleck CD, Harmsen WS, et al. Structural bone grafting for glenoid deficiency in primary total shoulder arthroplasty. J Shoulder Elbow Surg/ American Shoulder and Elbow Surgeons [et al]. 2014;23(7):1066–1072.

[62] Sabesan V, Callanan M, Ho J, Iannotti JP. Clinical and radiographic outcomes of total shoulder arthroplasty with bone graft for osteoarthritis with severe glenoid bone loss. J Bone Joint Surg Am. 2013;95(14):1290–1296.

[63] Nicholson GP, Cvetanovich GL, Rao AJ, O'Donnell P. Posterior glenoid bone grafting in total shoulder arthroplasty for osteoarthritis with severe posterior glenoid wear. J Shoulder Elbow Surg/American Shoulder and Elbow Surgeons [et al]. 2017;26(10):1844–1853.

[64] Rice RS, Sperling JW, Miletti J, Schleck C, Cofield RH. Augmented glenoid component for bone deficiency in shoulder arthroplasty. Clin Orthop Relat Res. 2008;466(3):579–583.

[65] Cil A, Sperling JW, Cofield RH. Nonstandard glenoid components for bone deficiencies in shoulder arthroplasty. J Shoulder Elbow Surg/American Shoulder and Elbow Surgeons [et al]. 2014;23(7):e149–e157.

[66] Stephens SP, Spencer EE, Wirth MA. Radiographic results of augmented all-polyethylene glenoids in the presence of posterior glenoid bone loss during total shoulder arthroplasty. J Shoulder Elbow Surg/ American Shoulder and Elbow Surgeons [et al]. 2017;26(5):798–803.

[67] Favorito PJ, Freed RJ, Passanise AM, Brown MJ. Total shoulder arthroplasty for glenohumeral arthritis associated with posterior glenoid bone loss: results of an all-polyethylene, posteriorly augmented glenoid component. J Shoulder Elbow Surg/American Shoulder and Elbow Surgeons [et al]. 2016;25(10):1681–1689.

[68] Wright TW, Grey SG, Roche CP, Wright L, Flurin PH, Zuckerman JD. Preliminary results of a posterior augmented glenoid compared to an all polyethylene standard glenoid in anatomic total shoulder arthroplasty. Bull Hosp Jt Dis (2013). 2015;73(Suppl 1):S79–S85.

第五章　反肩置换术治疗严重肩关节盂磨损 (B2、B3、C、E2、E3)

Francesco Ascione，Howard D. Routman

译者：金涛

审校：王洪，周兵华，刘飞，杨睿

一、简介

严重的关节盂侵蚀或缺损是肩关节置换术的重大挑战，这在关节炎患者中经常遇到，这就需要外科医生进行反肩置换术（RSA），而不是全肩关节成形术（TSA）。许多因素可能造成严重的关节盂骨丢失，包括肩关节骨关节炎、类风湿性关节炎、肩袖损伤关节病、骨折、慢性不稳、先天性畸形、肿瘤和关节翻修。

获得性关节盂骨缺损可能需要改变手术技巧以植入假体基座，最终在反肩置换术（RSA）中得以成功重建关节盂。通过改变标准的处理手术技巧来处理获得性关节盂骨缺损。目前 RSA 中用于解决关节盂骨质缺损的方法包括：通过磨锉完全或部分矫正畸形，使用同种异体移植物或自体移植物，使用增强关节盂假体组件，或上述方法的组合。术前精准的 3D CT 重建非常重要，因为在术中所见到的严重关节盂畸形，经常难以在视觉上准确评估。此外，术前影像使外科医生可以非常详细地观察畸形细节，并且可以允许外科医生利用软件在计算机上模拟手术，了解当前骨量，运用 3D 打印技术制造术中用的导向器，甚至制订术中导向系统辅助下的手术方案。

Neer 等描述了严重的肩袖撕裂合并盂肱关节炎，即典型的肩袖损伤关节病。巨大肩袖损伤导致

的肌肉力量失衡，进一步加速了肩袖损伤和关节炎，合并关节盂上部和后部侵蚀，这是最常见的骨丢失模式。

在肩关节骨关节炎中，是另一种病变因素导致的可预期的关节盂侵蚀模式。通常认为这种病变过程是因为对肩袖的保护，内旋肌群强于外旋肌群周围肌肉的挤压，将导致可预测的关节盂骨丢失方式。随着骨关节炎的进展，它可导致进行性后方关节盂骨质丢失，关节盂后方侵蚀导致盂的后倾，正常关节盂凹形解剖结构的丧失以及导致肱骨头向后半脱位。

因为最新的检测手段可以更好地评估关节盂，对需要行 RSA 的患者关节盂形态改变的发生率和严重程度的理解正逐渐加强。肩袖损伤患者经常会出现关节盂磨损，这是 RSA 的主要指征。近 39 % 的患者存在获得性关节盂骨缺损。尽管在关节盂上的任何位置都可能发生骨缺损，但在所有接受 RSA 的患者中，磨损最常发生在关节盂后部（18 %）、上部（9 %），全关节盂球形磨损 6 % 和 4 % 的前部磨损。

二、盂肱关节骨关节炎及肩袖损伤关节病的关节盂分型

肩关节骨关节炎常常导致关节盂骨质丢失，是

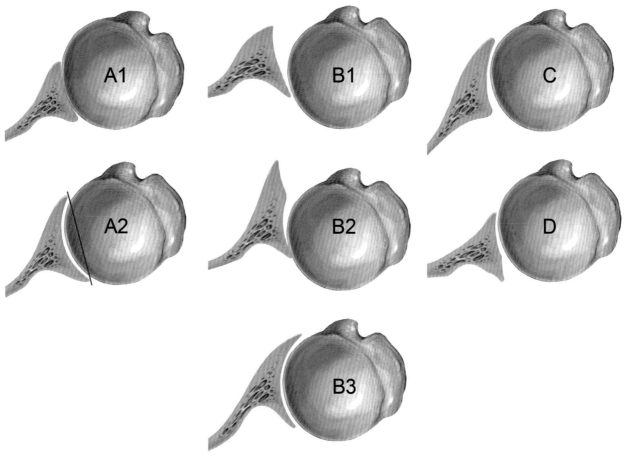

图 5.1 新的 Walch 分型

全肩关节置换最常见的适应证（图 5.1）。Walch 等将这样的关节盂缺损分类如下：A1 型，轻微的同心性侵蚀；A2 型，同心性侵蚀以中心为主（肱骨头位于中心，作用力均匀分布在关节盂表面）；B1 型，向后半脱位（无骨侵蚀，受力不均）；B2 型，后方侵蚀伴有半脱位（关节盂过度后倾，后方形成杯状结构，关节盂呈双凹面）；C 型，后倾（角度超过25°，源于发育不良，肱骨头居中或轻微向后半脱位）。最近，Bercik 等修订了原来的分型。他们增加了 B3 型和 D 型关节盂，以及对 A2 型关节盂更精确的定义，提高了观察者间和观察者内该分型的可靠性。B3 型关节盂被定义成盂为单凹面，关节盂后部磨损且有至少 15°的后倾或肱骨头向后半脱位至少70%，或两者均存在。他们将 D 型关节盂定

义为具有任何角度关节盂前倾，或肱骨头半脱位小于40%，将 A2 型关节盂定义为"杯状"关节盂，从原始关节盂的前缘到后缘画出的切线可横切肱骨头。A2 型关节盂这种更为精确的定义，更好地将其与 A1 型关节盂区分开来。

Favard 等制订了一个肩袖损伤所致关节病关节盂磨损的分类方案。共 5 个分型，包括：E0，肱骨头向上移动而没有关节盂磨损；E1，同心性关节盂磨损；E2，上部磨损；E3，上下部关节盂侵蚀；E4，主要为关节盂下极侵蚀（图 5.2）。

Lévigne 和 Franceschi 提出了类风湿性关节炎引起的关节磨损的分类标准，这是一种不太常见的反肩置换术的指征。分类如下：一期，完整或轻微变形的软骨下骨；二期，磨损到达喙突根部；三期，

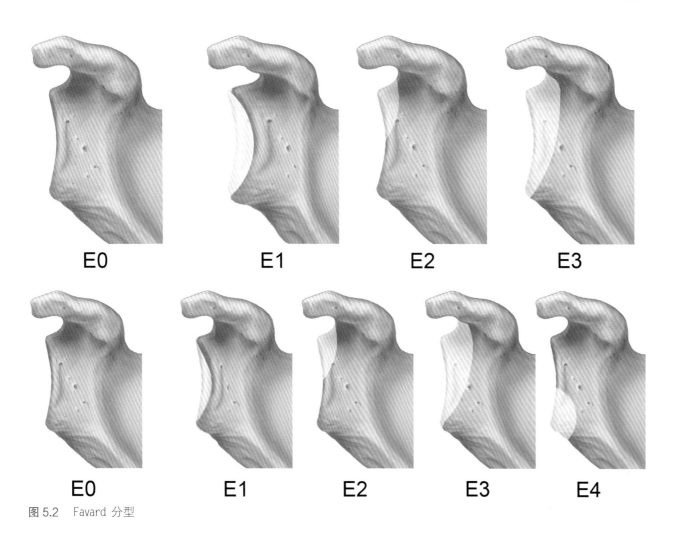

图 5.2　Favard 分型

磨损超出了喙突基底部。

　　Visotsky 等提出了对于肩袖损伤关节病，以及相关关节盂磨损程度和骨侵蚀方向的生物力学分类，称为 Seebauer 分型。基于生物力学，关节置换的临床效果，从旋转中心向上移动的程度以及旋转中心的不稳定性，形成 4 个不同类型。

三、盂肱关节骨关节炎伴关节盂缺损

　　肩关节骨关节炎患者中经常出现的关节盂前后倾改变，通常与肱骨头相对于关节盂的异常半脱位有关。肩关节置换术需要考虑到这一点，特别是在存在向后半脱位的骨关节炎，否则关节盂假体植入可能早期失效。据报道，向后半脱位（指数 >65%）

可导致全肩关节置换术后早期关节盂松动。

　　哪怕手术时关节盂的前后倾已经矫正，术前存在的静态向后半脱位也会复发，发生这种改变的可能性与关节盂后倾的程度成正比。无论是由于盂后方骨质丢失，还是发育不良造成的关节盂后倾增加，都可能发生此类情况。B2 亚型（双凹面形）关节盂的特征在于正常的前方关节盂（"旧关节盂"）即天然的关节盂窝，以及不同骨量丢失形成的后方凹面。肱骨头向后平移与新的后方凹面（"新关节盂"）形成关节对合。该凹面的前后尺寸和深度变异很大（"中间关节盂"）。在典型的 B2 关节盂中，存在 50% 的前部天然关节盂窝。某些肩关节盂残留的前方关节盂少于 10%，这使得这些 B2 亚型的手术治疗非常具有挑战性。当只有极小的前方关节盂保留时，双凹腔不太明显，关节盂表现为更为均一的后倾。肱骨头似乎也位置相对居中。在某些情况下，这种形态类似于 C 型关节盂。B2 型关节盂病损形态存在巨大的变异，故对 B2 型关节盂的任何一种外科手术方法和治疗效果的比较很难进行。

关节盂弧面模型可用于区分具有这些特征的 B2 型关节盂和先天性后倾的 C 型关节盂。研究人员已经证明关节盂的凹形特征和 3D 结构在个体间具有很好的一致性和保守性，可用于评估病理性和非病理性的关节盂原始前后倾角度和外倾角。获得性骨丢失的病理性关节盂，例如 B2 型关节盂，关节盂后倾测量值在正常范围，而具有发育性或先天性后倾的病理性关节盂，例如 C 型关节盂，关节盂前后倾角度测量显示增大的后倾。确定关节盂病变之前的形状具有重要的手术指导意义。在关节置换术中应纠正 B2 型关节盂的病理性巨大后倾。在病理性 C 型关节盂中可能不是这种情况，巨大后倾会是其典型的正常病前解剖。

B3 型关节盂可以通过两种机制形成。B2 型关节盂可以转变成 B3 型关节盂，因为不断侵蚀完全破坏了"旧关节盂"。另外，持续的向后半脱位会造成后方关节盂先侵蚀，最终导致巨大后倾而没有中间的双凹面时期。前方骨赘增生也加重了 B3 型关节盂后倾外观。后倾角 ≥ 15° 被定义为 B3 型关节盂，因为研究人员已经证明，在这种程度的后倾的关节盂进行偏心性磨锉，不能在不穿透关节盂侧壁的情况下正确植入解剖型关节盂假体。

四、重度关节盂侵蚀的诊断及评估

对于正常的关节盂，前后位和腋轴位 X 线片已足够，无论有无 CT 检查均可以评估关节盂。Frankle 等报道 X 线片、2D CT 技术和 3D CT 技术在区分正常和异常的关节盂形态时没有显著差异。在制订 RSA 手术计划时，使用 X 线片和 CT 有助于进一步评估关节盂前后倾和向后半脱位。对于

异常关节盂，2D 技术不足以进一步区分异常关节盂畸形的亚型。3D 模型对于明确骨侵蚀部位和指导手术决策更为准确。如果异常变得明显，应考虑进行 3D CT 重建模型，以进一步明确侵蚀的位置和严重程度，并帮助指导将基座的中央固定到骨量足够的位置，获得初始稳定。研究人员报道，与将肩胛骨视为独立部分来分析的 3D CT 重建相比，2D CT 上测得的关节盂前后倾角的可靠性较差。3D CT 重建可提供在肩胛骨平面的校正后的轴位 2D 图像，而无须考虑患者肩胛骨的位置朝向，因此可以更准确地评估关节盂前后倾角和半脱位情况。在未来，3D CT 重建可能会成为诊疗标准，其受益不仅是学术上的，而且可以提高临床疗效。肩胛盂弧面的模型是可以用来确定病变前肩胛盂解剖形态的 3D 虚拟工具。这已被证明可以准确推测病前肩胛盂前后倾、外倾角和关节线位置。它还可以帮助外科医生确定 B2 型关节盂骨缺损的程度和位置。外科医生可以利用此模型获得假体放置的正确方向和位置，以最好地恢复关节盂的自然前后倾和外倾。也可以帮助外科医生选择最佳的假体，以恢复关节盂原本的解剖，同时避免中央柱穿破骨皮质。

五、严重肩胛盂缺损时 TSA 与 RSA 的运用

非限制性肩关节初次置换时，无论手术技术好坏，肩胛盂的骨侵蚀，对手术效果均有不良影响。相关研究人员报道，相较于没有肩胛盂缺损的病例，手术失败率增加 10 倍。此外，肩胛盂中度及中度缺损病例，使用结构性植骨存在技术困难，并发症高。Iannotti 和 Norris 发现相较于其他患者而言，肱骨头向后半脱位和肩胛盂后方缺损的患者在实施了 TSA 或者半肩置换后，美国肩肘外科医生评分（ASES）较低，而且疼痛增加，外旋下降。

肩胛盂假体松动是解剖型肩关节置换以及翻修

手术的最常见原因。研究显示，继发于肩胛盂后方磨损、后倾、肱骨头向后半脱位的偏心负荷与肩胛盂假体松动相关。根据 Ho 等的研究，肩胛盂后倾角度＞15°，可能会增加全肩置换肩胛盂假体柱周围进行性骨溶解。将肩胛盂假体置于 15° 后倾，会明显减少盂肱关节接触面积，增加接触压力，减小后下方力量，导致肩胛盂假体偏心负荷，及可能导致磨损和松动。

某些患者合并有获得性的中心和后方骨缺损。这些畸形无法适用任何 Walsh 分型，是标准肩关节置换术最具挑战的病例。Walsh 等（JSES）报道了 94 例有"双凹形"肩胛盂患者实施了解剖型全肩置换术，主观及客观上都取得了良好的结果。但是 6 年后的随访，较高的并发症让人难以接受：松动（20.6%）；后方不稳（5.5%）；翻修（16.3%）。当术前肩胛盂后倾＞27°，解剖型全肩关节置换的松动或不稳发生率高达 44%，这表明对于使用解剖型全肩关节置换和标准肩胛盂假体患者而言，术前肩胛盂的倾斜角度是肩胛盂假体松动和肱骨头复发性后向不稳的最好预测指标。相似的情况还有，当术前肱骨头向后半脱位＞80% 时，术后脱位的发生率达 60%。另一项研究中，Walsh 等（JBJSA）研究了对于退行性骨关节炎初次全肩关节置换中，使用"龙骨型"肩胛盂假体时松动的方式。表明术前有肱骨头静态半脱位的患者，术后肩胛盂假体后倾和松动概率增加。

因为使用解剖型肩关节置换来处理伴有肩胛盂后上方骨缺损的骨关节炎病例中，后方植骨失败率很高，同时难以持续地矫正肱骨头后向的不稳定。反肩置换（RSA）现在已经作为一种初次置换的选择来处理以上病例。反肩置换一个最大优势是，它可以通过肩胛盂假体基座的螺钉和延长的中柱、螺钉或 Cage 来固定大块的结构性植骨，将移植物和本体骨质融合为一体。理论上，不论是自体还是异体移植物，这些处理都可以获得良好愈合。相较于解剖型的全肩关节置换术，反肩置换提供了肩胛盂

移植物的有利愈合环境。由基座的长中柱以及螺钉共同提供了盂和移植物之间的即刻固定及加压作用，以及在外展达 30° 之后的压配应力，都有利于移植物的愈合。

反肩置换是半限制设计假体，可用于伴有静态向后半脱位的盂肱关节骨性关节炎患者。与解剖型全肩置换相比，反肩置换固有的几个设计特点增加了肩关节的限制，可以获得稳定以及适合的软组织张力，RSA 因而得以采用。此外，相较于 TSA 在盂侧使用骨水泥固定的聚乙烯假体，RSA 关节盂的基座使用螺钉的坚强固定，对盂假体稳定性而言更具优势。最后，在连接处，关节盂的球体和肱骨侧的聚乙烯杯有更大接触面积，反向的铰链结构可以抵消由三角肌带来的不稳定应力。

六、RSA 用于肩胛盂骨缺损

对于一些医生来说，反肩置换可以用于处理肩胛盂严重骨缺损的患者，可以做或不做骨移植，也可以不考虑术前肩袖的情况。Mizuno 等在 B2 型肩胛盂的骨性关节炎且肩袖完整的患者使用 RSA，获得良好疗效。报道中的 27 例患者术前的平均后倾为 32°，肱骨头平均向后半脱位率为 87%。17 例患者未使用肩胛盂骨移植，10 例采用骨移植修补肩胛盂后方缺损。当使用非对称磨锉无法将后倾矫正至＜10° 成角或者基座支撑＜80%，才使用骨移植。平均随访 54 个月，患者功能得到改善，且未再发生后向不稳。他们同时观察到肩胛盂原来的后倾或者向后半脱位与术后的临床疗效无关。对于年老、少动、骨缺损的患者，RSA 临床疗效很好，但对于年轻、多动、骨缺损患者的处理要困难得多。

Klein 等对比了有肩胛盂骨缺损和没有骨缺损的 RSA 疗效。56 例有肩胛盂骨缺损的患者，22 例行骨移植（21 例自体肱骨头，1 例异体股骨头）。经过 2 年随访，未发现骨缺损组和正常肩胛盂组之间有差异。如果肩胛盂获得性骨缺损修复，其临床

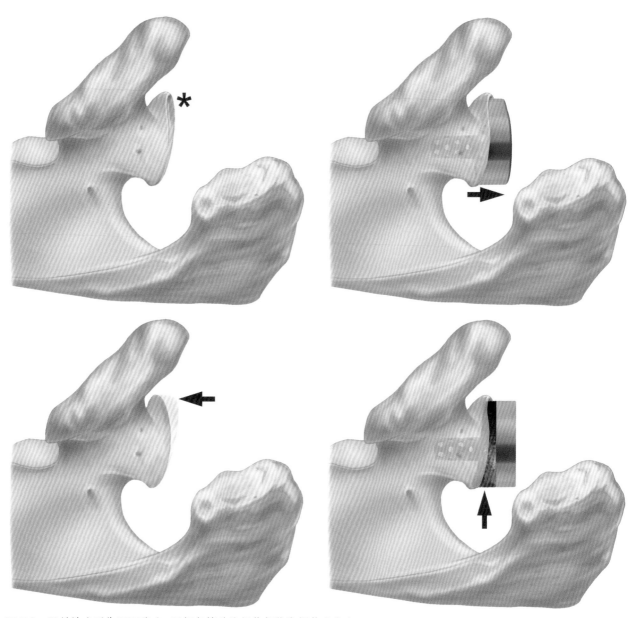

图 5.3　覆盖效应丢失及不稳（＊及红色箭头为损伤部位和损伤方向）

疗效能与正常形态的肩胛盂相媲美。报道称，不论骨缺损的程度和位置如何，术后影像学都未见到移植物失效的证据。尽管骨缺损颇具挑战性，临床疗效在统计学和临床表现上都与正常肩胛盂组没有差异。

　　RSA 运用于肩胛盂骨缺损的挑战在于获得可预期和可持续的肩胛盂假体固定，以及恢复关节解剖位置来获得最佳软组织张力。在处理获得性盂骨缺损时，基座的初始固定是外科医生能否成功植入肩

胛盂假体的最关键步骤。即使存在关节盂骨缺损，关节盂假体应尽量靠近中心线以及置于最大可利用的骨质中，并使用尽可能长的螺钉在假体周围最大限度地固定盂假体。对于后部、整体性和前部的关节盂侵蚀，植入基座的中心线较短，导致缺乏足够骨量固定。如果肩胛盂假体固定存在问题，应考虑备选其他固定方向。沿肩胛冈的替代肩胛骨中心线，是肩胛盂假体固定轴线的另一个选择，其定义为：沿肩胛冈至关节盂中心的连线，而不是肩胛盂

原本表面的垂直线。要达到的目标是，相对于使用替代肩胛骨中心线测量时自然应当前倾的肩胛盂，植入基座的前后倾控制在 10° 以内。在冠状面上，基座应置于冈上窝的中立位置或者轻度下倾（使中央固定与冈上窝线平行）。它与正常的肩胛盂操作不同，需要以相对于肩胛盂面前倾一个角度植入假体。Frankle 等报道脱位率无升高，且有足够的骨量固定中央的假体。对周围螺钉的放置也进行了类似的观察。如果不像 Frankle 等文章中那样使用盂侧假体 "外移"，就应谨慎使用该定位法，因为在使用 Grammont 假体时，如果采用上述备用中心线来定位、固定基座的话，可能会导致撞击和不稳定。

如果关节盂严重侵蚀的骨缺损没有得到纠正，植入 RSA 也可能发生不良后果。基座过于 "内移" 会引发下内和前后的撞击，导致肩胛盂撞击，进而导致盂骨质缺损和聚乙烯磨损，"内移" 还会限制内、外旋，导致三角肌裹挟作用减弱，引起关节不稳（图 5.3）。如果未矫正肩胛盂上部骨缺损（即 Favard 分型 E2 和 E3）可导致基座上方倾斜、失效，肩胛骨撞击增加、不稳定、肩胛骨下方切迹以及内侧聚乙烯内衬磨损。生物力学上认为，上方倾斜增加了不稳定剪切力，降低了由三角肌收缩在 RSA 关节盂假体之间产生的稳定性压配应力，可能导致早期松动。骨关节炎合并严重后倾和双凹面（Walch B2 型肩胛盂）或过度发育不良引发的关节盂后倾（C 型关节盂），不纠正后方骨缺损可导致基座后倾，会减少外旋，肩胛骨后方切迹及后内侧聚乙烯内衬磨损。

七、肩关节盂缺损治疗的术式选择及结果

许多研究人员提出了 RSA 处理肩胛盂骨缺损的策略。然而，很少有研究人员对术后结果进行了随访。目前主要使用的技巧是保留关节盂软骨下骨和尽量减少盂的磨锉，这样做可能效果更好并获得长期固定。初次肩关节置换术中应用的处理关节盂的方法也适用 RSA，包括偏心磨锉、植骨以及基座增强垫块联合进行。

肱骨头或髂嵴骨移植可用于重建肩胛盂后方、上方、前方缺损。固定基座的螺钉也可固定移植物。最近，超长固定基座可以穿过骨移植物固定于肩胛骨上，起到辅助固定作用。该技术的优点包括保持适当的关节外移和保留关节盂骨量。缺点包括技术上的困难、固定失败和可能导致组件松动的移植物吸收。

Norris 等报道了一种使用反肩假体和大块自体皮质髂骨移植技术，治疗肩胛盂骨缺损的方法。研究人员直接在髂嵴上制备基座，在骨附着的情况下将基座从髂嵴上取下。研究人员也报道了使用肱骨头移植处理肩袖完整、严重肩胛盂后方骨缺损的骨关节炎患者。这项技术包括 "塑形" 肱骨头以匹配 "新关节盂" 的后倾，来纠正盂后倾和骨缺损。最终，Mizuno 等报道：RSA 治疗 B2、B3、C 型关节盂与 TSA 治疗 A1、A2、B1 型关节盂盂肱关节炎患者相比，疗效相似，RSA 治疗 B2 型关节盂没有明显不稳定或半脱位，这进一步支持了半限制反肩置换可以预防用解剖型肩关节假体处理 B2、B3、C 型关节盂经常发生的失效。

Neyton 等回顾了 9 例使用 Grammont 型 RSA 假体处理严重肩胛盂骨缺损，并进行了骨移植的病例。随访至少 2 年后，影像学显示无松动，疼痛缓解良好，术后功能评分较低（平均 Constant 评分 =53 分），6 例患者有肩胛盂下方切迹影像学表现。

Boileau 等描述了一种使用自体肱骨头移植的技术，与 Norris 等采用髂嵴骨移植实现骨性旋转中心外移的 RSA（BZO-RSA）相似。他们使用 7 ～ 10mm 的移植物，并在基座上加强中央固定以实现假体在肩胛骨的中央固定，螺钉通过基座也实现了固定。术后 28 个月，融合率达到 98%，没有松动或翻修，患者的关节盂切迹发生率为 19%（42 例），提示应将基座植入到较低的位置上。

Boileau 等报道了用可调角度 BZO-RSA 技术处

理肩胛盂骨缺损的结果。该技术不仅可以"外移"还可以矫正因严重关节盂骨缺损引起的前后倾和外倾。自体肱骨头移植可以是对称的（BZO-RSA）或偏心的（角度调整 BZO-RSA），这取决于是否存在关节盂骨缺损以及缺损的大小和方向。使用特制器械从肱骨头取出梯形移植骨片，与肩胛盂骨缺损相适配。该技术的潜在优势包括可重建多平面畸形（以纠正基座前后倾和外倾），恢复关节盂骨量，并外移旋转中心。3 例患者（5%）于术后 6 个月发生关节盂松动，用髂骨移植修进行了翻修。1 例是由技术失误引起的固定失败：持续地向上倾斜。94%（54 例中 51 例）患者的 X 线片和 CT 图像显示松质骨移植物与原关节盂表面愈合。随访结束时，13 例（25%）患者出现 1~3 度关节盂切迹，无患者出现 4 度肩胛颈下方切迹。在多平面对肩胛盂进行测量，肩胛盂的前后倾和外倾都得到明显矫正。在肩胛盂垂直和水平方向均存在骨缺损的患者中，可调角度 BZO-RSA 技术可同时纠正后方和上方骨缺损，这是松质骨移植的主要优点之一。可调角度 BZO-RSA 技术与髂骨移植相比，供骨区并发症低，与同种异体骨相比没有疾病传播的风险，与同种异体骨或基座强化垫块相比没有额外的成本；但是当肱骨头坏死或缺失，或者前期已行关节置换术，该技术就不能使用。此外，肱骨头自体移植固定基座对肱骨头骨质量要求高，在需要 RSA 患者中，肱骨头骨可能有不同程度骨质疏松。

Jones 等最近报道了在 RSA 时进行同种异体骨移植。在包括翻修病例的一系列研究中，他们证明自体移植的 RSA 中，移植的成功率高于异体移植（86% 的自体移植完全或部分融合，66% 的异体移植完全或部分融合）。在样本中，51.7% 的患者移植物完全融合，29.3% 的患者部分融合，19.5% 的患者未愈合。在影像学上，随着时间推移螺钉周围的透明度或基座位置改变即为基座松动，这一比例为 13.6%。植入物的稳定性所需的融合程度无法确定，使用 X 线片评估移植物是否残留很困难。一些未融合的移植物也能提供稳定，也解释了为什么尽管一些移植物吸收明显增加，但很少有患者有临床症状，以至于需要进行翻修手术。

Melis 等的研究了 37 个解剖型 TSA 术后需要翻修行 RSA 的案例；其中 29 例自体髂棘或松质骨移植，3 例采用同种异体骨移植。在平均 47 个月的随访中，76% 的移植物被融合。术后并发症发生率为 30%，再次翻修率为 22%。其中 3 名患者发生复发性关节盂松动，考虑与在基座中使用短钉有关，该短钉没有穿过移植物延伸至原位骨中。2 例患者采用长中心固定基座再植。研究人员在研究过程中没有区分异体移植和自体移植的临床转归。

Bateman 和 Donald 报道了在 5 例患者中采用混合移植技术，即自体松质骨填充同种异体股骨颈。他们在所有病例中都使用了延长的中央固定，并且在术后至少 12 个月的随访中没有发现松动或植入失败。所有的移植体都在 6 个月内植入。骨移植仍然是一种常用的技术，以解决严重的肩胛盂骨缺损与 RSA。骨移植的适应证和最佳技术仍有待确定。

尽管做出了这些努力，原发性或翻修 TSA 时大量肩胛盂骨缺损与较差的预后相关。使用骨移植通常与高比率的放射透光线、关节盂假体失效、移植物失效和不稳定性有关。

与骨移植相比，增强型基座被认为灵活性较差，因为它所能达到的校正程度取决于植入物的几何形状。一些增强型基座可以在多个平面上矫正畸形，而最新的成品增强型基座设计可以实现更困难的矫正。此外，可定制个体化增强型基座，用于纠正与严重骨缺损相关的复杂多平面畸形，但制造这种植入物的过程更为复杂、更昂贵，而且它不能恢复肩胛盂的骨量。

RSA 的增强关节盂基座已经商业化可用，生物力学研究表明，相对于更复杂的移植技术植入相对容易，不需要植骨及愈合就能成功，因此受到青睐，而且其设计还在不断发展。目前关于 RSA 增强型组件的临床资料有限，虽然在中度至重度关节盂缺损的情况下，相对非对称磨锉、骨移植或骨移植联合非对称磨锉等技术来说，这一种可行的替代方法。增强型组件通常使用相对畸形平面偏心的磨锉技术，以保留皮质骨并使内置物与骨接触面积更大，可能可以提高关节盂长期固定效果。使用增强型基座无须移植物也避免了移植物吸收或移植物不愈合而基座松动的风险。后方增强型基座还可以保留前方骨质，矫正关节前后倾，恢复原有的关节线。

Roche 等比较了标准型和上方增强型关节盂基座的固定效果。建立上方关节盂骨缺损模型，分别使用偏心磨锉植入标准盂骨基座或偏心磨锉植入上方增强型关节盂基座。各组间基座位移无明显差异。

八、研究人员对于 B2、B3、C、E2、E3 型关节盂严重缺损的手术适应证和技术的选择

研究人员目前治疗关节盂缺损很大程度上依靠对所有怀疑有畸形的病例进行充分的术前 3D CT 图像。E0 和 E1 型缺损的治疗按标准关节盂准备，最小磨锉，不使用骨移植。E2 和 E3 型关节盂的治疗采用最小化磨锉，或采用向上偏 10° 磨锉，或采用后上方增强，即矫正后方 8°、上方 10° 的畸形。手术目的是尽可能保留患者的原有骨质并最小化磨锉。关节线内移达到喙突水平的 E3 型关节盂，采用自体骨移植重建，以患者肱骨头关节面作为理想的移植体。虽然恢复关节盂前后倾中立位是最终目标，但对医生来说，10°~15° 残余关节盂假体后倾或前倾并不是灾难性、不可接受的，只要术中外科医生通过触诊可以证实肱骨活动范围内与肩胛盂或喙突无撞击。应避免上方倾斜，但如果唯一的选择是磨除良好的皮质骨，则可接受多达 15° 的下方倾斜。B2 型关节盂分为浅 B2 型关节盂和深（内移的）B2 型关节盂。我们首选方法是轻微地偏心磨锉，将畸形矫正到一定程度，并使用商业化生产的

增强型假体，目标假体与优质骨接触 60% 方可接受，并将畸形矫正到相对中立位的 10°~15°（理想情况下是 10°）以内。这通常在保存了"旧关节盂"骨质的浅 B2 型患者得以实现，需要使用术前规划软件和术中导航，最终前后倾及接触面积均可术前可靠计划并在术中证实。这是最常见的畸形类型和重建技术。如果 B2 型缺损太深且这种磨锉会导致严重骨破坏，便需要考虑是否有足够背侧接触面积（根据术前计划），考虑肱骨头自体移植是否可行。因为异体股骨头在研究中心可以可靠的获得，因此，如果没有可使用的自体肱骨头，研究人员将选择异体骨肱骨头作为同种异体骨的选择。首先用磨锉创建一个光滑的表面并使用克氏针偏离轴线初始固定。然后轻轻地研磨移植物或关节盂，使骨与假体形成良好的接触。移植物的初步固定多是通过内植物中心固定延长到原肩胛骨上来实现的，同时使用多枚螺钉将假体压迫到原肩胛骨上并保持结构的稳定性。幸运的是，C 型肩胛盂非常罕见，但需要非常小心地处理，因为可能会有非常少量而且质量很差的骨质。在这些病例中，术前计划是至关重要的，通常需要结合骨移植和增强型或定制的关节盂假体。

翻修关节置换术合并空洞性缺损可以通过植入同种异体松质骨于穹隆内，并使用更长的中央和外周固定以压迫移植物来处理。非包容性缺损的年轻患者采用自体髂骨植骨，老年患者采用同种异体股骨头植骨治疗，通过中央固定总是可将以植物固定于原关节盂，通常在基板上会使用超过正常数量的螺钉。

完整显露肩胛盂，视野清晰并可以触诊肩胛盂颈部以评估"零度轴"。最近，运用术中导航使术中操作更为简单，不需要使用克氏针，直接为术中钻头和磨锉器的定位提供了反馈，可实现精确的重建。对于几乎每一个病例，术前计划对了解缺损模式至关重要，而使用软件模拟最终重建形态能极大提高术者信心。如果术前使用软件制订了良好的计划，

则术中很少遇到困难。

九、康复

Boileau 等报道增强型假体 RSA 和标准 RSA 的康复方案差异很小。患者术后 1~2 天出院。术后 4~6 周，吊带悬吊，选择性使用外展枕。立即开始康复训练，包括每天 5 次 5min 无吊带的摆臂、肘部、手腕和手部运动。出于卫生考虑，患者也可以取下吊带。鼓励立即用患肢进行日常生活活动，如吃饭、喝水、拿报纸或书、打字和穿衣。然而，不允许主动上举。4~6 周后，停止使用吊带，开始由物理治疗师指导进行正式的康复治疗，物理治疗包括渐进性的活动范围和力量练习，并在允许的情况下进行渐进的主动活动。建议在游泳池里进行水疗。术后 12 周内禁止搬重物，以确保移植骨获得牢固的骨性愈合。所有类型的活动，包括园艺或休闲运动，可在术后 3~6 个月恢复。

相反，Romano 等对这类"高级别护理"的患者采用了更为谨慎的康复方案，这些患者接受了偏心磨锉、骨移植或增强型基座治疗，临床和影像学结果满意。RSA 术后需要固定多久以及是否需要系统的康复治疗仍然存在争议，一些外科医生简化术后治疗，而另一些继续规范的术后康复方案。目前移植和非移植病例的康复方案是相同的，3 周的吊带固定。期间患者避免肩部外展，理想情况下手臂位于可以很容易地看到肘部的位置（避免后伸）。鼓励患者局部麻醉后，每天进行 5 次轻微摆臂练习，一次 5min，以及简单的活动手和肘关节 ROM（肘关节屈曲、伸展、旋前、旋后和握拳）。术后 3 周内，鼓励患者坐着活动，如吃饭、拿一本书，或刷牙时摘掉吊带。3 周后取下吊带，鼓励患者自由活动手臂，但在前 2 个月避免举重物（任何比一杯咖啡更重的东西）。2 个月后，逐渐增加活动，但 5 个月内禁止高尔夫和网球中高强度活动部分（高尔夫沙坑击球和网球的头顶击球）。术后 1 周职业物理治疗师将确保患者正确摆臂练习，1 周后对大多数患者不再进行监督。

十、结论

严重的肩关节盂骨缺损包括的病理情况很广泛，是肩关节外科医生在进行关节置换时经常遇到的问题，有许多技术可处理这种情况。不同程度的骨质缺损会导致不同类型的畸形。术前周密的计划对确定最佳手术入路至关重要。在复杂或极端骨质缺损的情况下，RSA 是一种可靠的解决方案，尤其对老年患者和活动少的患者更优，而且在相似患者中 TSA 不可靠的结果也支持 RSA 的运用。熟悉各种治疗方案将使外科医生在遇到这些缺损类型时为患者做出最佳决策。无论采用何种技术来治疗骨缺损，在技术上仍然要求很高。

参考文献

[1] Allred JJ, Flores-Hernandez C, Hoenecke HR Jr, D'Lima DD. Posterior augmented glenoid implants require less bone removal and generate lower stresses: a finite element analysis. J Shoulder Elb Surg. 2016;25:823–830. https://doi.org/10.1016/j. jse.2015.10.003.

[2] Ascione F, Bugelli G, Domos P, Neyton L, Godeneche A, Bercik MJ, Walch G. Reverse shoulder arthroplasty with a new convertible short stem: preliminary 2- to 4-year follow-up results. J Shoulder Elb Arthropl. 2017; https://doi.org/10.1177/2471549217746272.

[3] Bateman E, Donald S. Reconstruction of massive uncontained glenoid defects using a combined autograft-allograft construct with reverse shoulder arthroplasty: preliminary results. J Shoulder Elb Surg. 2012;21:925–934. https://doi.org/10.1016/j.jse.2011.07.009.

[4] Bercik MJ, Kruse K 2nd, Yalizis M, Gauci MO, Chaoui J, Walch G. A modification to the Walch classification of the glenoid in primary glenohumeral osteoarthritis using three-dimensional imaging. J Shoulder Elb Surg. 2016;25:1601–1606. https://doi.org/10.1016/j. jse.2016.03.010.

[5] Boileau P, Avidor C, Krishnan SG, Walch G, Kempf JF,

Molé D. Cemented polyethylene versus uncemented metal-backed glenoid components in total shoulder arthroplasty: a prospective, double-blind, randomized study. J Shoulder Elb Surg. 2002;11:351–359. https://doi.org/10.1067/mse.2002.125807.

[6] Boileau P, Moineau G, Roussanne Y, O'Shea K. Bony increased-offset reversed shoulder arthroplasty: minimizing scapular impingement while maximizing glenoid fixation. Clin Orthop Relat Res. 2011;469:2558–2567. https://doi.org/10.1007/ s11999-011-1775-4.

[7] Boileau P, Morin-Salvo N, Gauci MO, Seeto BL, Chalmers PN, Holzer N, et al. Angled BZO-RSA (bony-increased offset-reverse shoulder arthroplasty): a solution for the management of glenoid bone loss and erosion. J Shoulder Elb Surg. 2017;26(12):2133– 2142. https://doi.org/10.1016/j.jse.2017.05.024.

[8] Boone DW. Complications of iliac crest graft and bone grafting alternatives in foot and ankle surgery. Foot Ankle Clin. 2003;8:1–14. https://doi.org/10.1016/ S1083-7515(02)00128-6.

[9] Budge MD, Lewis GS, Schaefer E, Coquia S, Flemming DJ, Armstrong AD. Comparison of standard two-dimensional and three-dimensional corrected glenoid version measurements. J Shoulder Elb Surg. 2011;20:577–583. https://doi.org/10.1016/j. jse.2010.11.003.

[10] Cheung EV, Sperling JW, Cofield RH. Reimplantation of a glenoid component following component removal and allogenic bone-grafting. J Bone Joint Surg Am. 2007;89:1777–1783. https://doi.org/10.2106/ JBJS.F.00711.

[11] Clavert P, Millett PJ, Warner JJ. Glenoid resurfacing: what are the limits to asymmetric reaming for posterior erosion? J Shoulder Elb Surg. 2007;16:843–848. https://doi.org/10.1016/j.jse.2007.03.015.

[12] Cofield RH, Edgerton BC. Total shoulder arthroplasty: complications and revision surgery. Instr Course Lect. 1990;39:449–462.

[13] Denard PJ, Walch G. Current concepts in the surgical management of primary glenohumeral arthritis with a biconcave glenoid. J Shoulder Elb Surg. 2013;22:1589–1598. https://doi.org/10.1016/j. jse.2013.06.017.

[14] Deshmukh AV, Koris M, Zurakowski D, Thornhill TS. Total shoulder arthroplasty: long-term survivorship, functional outcome, and quality of life. J Shoulder Elb Surg. 2005;14:471–479. https://doi. org/10.1016/j.jse.2005.02.009.

[15] Favard L, Lautmann S, Sirveaux F, Oudet D, Kerjean Y, Huguet D. Hemiarthroplasty versus reverse arthroplasty in the treatment of osteoarthritis with massive rotator cuff tear. In: Walch G, Boileau P, Molé D, editors. 2000 shoulder prostheses: two to ten year follow- up. Montpellier: Sauramps Médical; 2001. p. 261–268.

[16] Fox TJ, Cil A, Sperling JW, Sanchez-Sotelo J, Schleck CD, Cofield RH. Survival of the glenoid component in shoulder arthroplasty. J Shoulder Elb Surg. 2009;18:859–863. https://doi.org/10.1016/j. jse.2008.11.020.

[17] Frankle MA, Teramoto A, Luo ZP, Levy JC, Pupello D. Glenoid morphology in reverse shoulder arthroplasty: classification and surgical implications. J Shoulder Elb Surg. 2009;18:874–885. https://doi. org/10.1016/j.jse.2009.02.013.

[18] Franta AK, Lenters TR, Mounce D, Neradilek B, Matsen FA 3rd. The complex characteristics of 282 unsatisfactory shoulder arthroplasties. J Shoulder Elb Surg. 2007;16:555–562. https://doi.org/10.1016/j. jse.2006.11.004.

[19] Ganapathi A, McCarron JA, Chen X, Iannotti JP. Predicting normal glenoid version from the pathologic scapula: a comparison of 4 methods in 2- and 3-dimensional models. J Shoulder Elb Surg. 2011;20:234–244. https://doi.org/10.1016/j. jse.2010.05.024.

[20] Gerber C, Costouros JG, Sukthankar A, Fucentese SF. Static posterior humeral head subluxation and total shoulder arthroplasty. J Shoulder Elb Surg. 2009;18:505–510. https://doi.org/10.1016/j.jse.2009. 03.003.

[21] Gillespie R, Lyons R, Lazarus M. Eccentric reaming in total shoulder arthroplasty: a cadaveric study. Orthopedics. 2009;31:21. https://doi. org/10.3928/01477447-20090101-07.

[22] Gilot GJ. Addressing glenoid erosion in reverse total shoulder arthroplasty. Bull Hosp Jt Dis (2013). 2013;71(Suppl 2):S51–S53.

[23] Gutiérrez S, Greiwe RM, Frankle MA, Siegal S, Lee WE 3rd. Biomechanical comparison of component position and hardware failure in the reverse shoulder prosthesis. J Shoulder Elb Surg. 2007;16(3 Suppl):S9 S12. https://doi org/10.1016/j. jse.2005.11.008.

[24] Gutiérrez S, Walker M, Willis M, Pupello DR, Frankle MA. Effects of tilt and glenosphere eccentricity on baseplate/bone interface forces in a computational model, validated by a mechanical model, of reverse shoulder arthroplasty. J Shoulder Elb Surg. 2011;20:732–739. https://doi.

org/10.1016/j.jse. 2010.10.035.

[25] Habermeyer P, Magosch P, Lichtenberg S. Recentering the humeral head for glenoid deficiency in total shoulder arthroplasty. Clin Orthop Relat Res. 2007;457:124–132. https://doi.org/10.1097/ BLO.0b013e31802ff03c.

[26] Harmsen S, Casagrande D, Norris T. "Shaped" humeral head autograft reverse shoulder arthroplasty: treatment for primary glenohumeral osteoarthritis with significant posterior glenoid bone loss (B2, B3, and C type). Orthopade. 2017;46(12):1045–1054. https://doi.org/10.1007/s00132-017-3497-0.

[27] Hettrich CM, Permeswaran VN, Goetz JE, Anderson DD. Mechanical tradeoffs associated with glenosphere lateralization in reverse shoulder arthroplasty. J Shoulder Elb Surg. 2015;24:1774–1781. https://doi. org/10.1016/j.jse.2015.06.011.

[28] Hill JM, Norris TR. Long-term results of total shoulder arthroplasty following bone-grafting of the glenoid. J Bone Joint Surg Am. 2001;83:877–883. https:// doi.org/10.2106/00004623-200106000-00009.

[29] Ho JC, Sabesan VJ, Iannotti JP. Glenoid component retroversion is associated with osteolysis. J Bone Joint Surg Am. 2013;95:e82. https://doi.org/10.2106/ JBJS.L.00336.

[30] Hsu JE, Ricchetti ET, Huffman GR, Iannotti JP, Glaser DL. Addressing glenoid bone deficiency and asymmetric posterior erosion in shoulder arthroplasty. J Shoulder Elb Surg. 2013;22:1298–1308. https://doi. org/10.1016/j.jse.2013.04.014.

[31] Iannotti JP, Frangiamore SJ. Fate of large structural allograft for treatment of severe uncontained glenoid bone deficiency. J Shoulder Elb Surg. 2012;21:765– 771. https://doi.org/10.1016/j.jse.2011.08.069.

[32] Iannotti JP, Lappin KE, Klotz CL, Reber EW, Swope SW. Liftoff resistance of augmented glenoid components during cyclic fatigue loading in the posterior-superior direction. J Shoulder Elb Surg. 2013;22:1530–1536. https://doi. org/10.1016/j. jse.2013.01.018.

[33] Iannotti JP, Norris TR. Influence of preoperative factors on outcome of shoulder arthroplasty for glenohumeral arthritis. J Bone Joint Surg Am. 2003;85:251–258. https://doi. org/10.2106/00004623-200302000-00011.

[34] Iannotti JP, Weiner S, Rodriguez E, Subhas N, Patterson TE, Jun BJ, et al. Three-dimensional imaging and templating improve glenoid implant positioning. J Bone Joint Surg Am. 2015;97:651–658. https:// doi.org/10.2106/JBJS.N.00493.

[35] Jones RB, Wright TW, Roche CP. Bone grafting the glenoid versus use of augmented glenoid baseplates with reverse shoulder arthroplasty. Bull Hosp Jt Dis (2013). 2015;73(Suppl 1):S129–S135.

[36] Jones RB, Wright TW, Zuckerman JD. Reverse total shoulder arthroplasty with structural bone grafting of large glenoid defects. J Shoulder Elb Surg. 2016;25:1425–1432. https://doi.org/10.1016/j. jse.2016.01.016.

[37] Kelly JD 2nd, Zhao JX, Hobgood ER, Norris TR. Clinical results of revision shoulder arthroplasty using the reverse prosthesis. J Shoulder Elb Surg. 2012;21:1516–1525. https://doi.org/10.1016/j.jse.2011.11.021.

[38] Kirane YM, Lewis GS, Sharkey NA, Armstrong AD. Mechanical characteristics of a novel posterior-step prosthesis for biconcave glenoid defects. J Shoulder Elb Surg. 2012;21:105–115. https://doi. org/10.1016/j.jse.2010.12.008.

[39] Klein SM, Dunning P, Mulieri P, Pupello D, Downes K, Frankle MA. Effects of acquired glenoid bone defects on surgical technique and clinical outcomes in reverse shoulder arthroplasty. J Bone Joint Surg Am. 2010;92:1144–1154. https://doi.org/10.2106/ JBJS.I.00778.

[40] Kwon YW, Powell KA, Yum JK, Brems JJ, Iannotti JP. Use of three-dimensional computed tomography for the analysis of the glenoid anatomy. J Shoulder Elb Surg. 2005;14:85–90. https://doi.org/10.1016/j. jse.2004.04.011.

[41] Laver L, Garrigues GE. Avoiding superior tilt in reverse shoulder arthroplasty: a review of the literature and technical recommendations. J Shoulder Elb Surg. 2014;23:1582–1590. https://doi.org/10.1016/j. jse.2014.06.029.

[42] Lévigne C, Boileau P, Favard L, Garaud P, Molé D, Sirveaux F, et al. Scapular notching in reverse shoulder arthroplasty. J Shoulder Elb Surg. 2008;17:925– 935. https://doi.org/10.1016/j.jse.2008.02.010.

[43] Lévigne C, Franceschi JP. Rheumatoid arthritis of the shoulder: radiographic presentation and results of arthroplasty. In: Walch G, Boileau P, editors. Shoulder arthroplasty. Berlin: Springer-Verlag; 1999. p. 221–230.

[44] Levine WN, Djurasovic M, Glasson JM, Pollock RG, Flatow EL, Bigliani LU. Hemiarthroplasty for glenohumeral osteoarthritis: results correlated to degree of glenoid wear. J Shoulder Elb Surg. 1997;6: 449–454. https://doi. org/10.1016/S1058-2746(97) 70052-1.

[45] Li X, Knutson Z, Choi D, Lobatto D, Lipman J, Craig EV, et al. Effects of glenosphere positioning on impingement-free

internal and external rotation after reverse total shoulder arthroplasty. J Shoulder Elb Surg. 2013;22:807–813. https://doi.org/10.1016/j. jse.2012.07.013.

[46] Matsen FA 3rd, Clinton J, Lynch J, Bertelsen A, Richardson ML. Glenoid component failure in total shoulder arthroplasty. J Bone Joint Surg Am. 2008;90:885–896. https://doi.org/10.2106/ JBJS.G.01263.

[47] Matsen FA 3rd, Warme WJ, Jackins SE. Can the ream and run procedure improve glenohumeral relationships and function for shoulders with the arthritic triad? Clin Orthop Relat Res. 2015;473:2088–2096. https://doi.org/10.1007/s11999-014-4095-7.

[48] Melis B, Bonnevialle N, Neyton L, Lévigne C, Favard L, Walch G, et al. Glenoid loosening and failure in anatomical total shoulder arthroplasty: is revision with a reverse shoulder arthroplasty a reliable option? J Shoulder Elb Surg. 2012;21:342–349. https://doi. org/10.1016/j.jse.2011.05.021.

[49] Mizuno N, Denard PJ, Raiss P, Walch G. Reverse total shoulder arthroplasty for primary glenohumeral osteoarthritis in patients with a biconcave glenoid. J Bone Joint Surg Am. 2013;95:1297–1304. https://doi.org/10.2106/JBJS.L.00820.

[50] Neer CS 2nd, Craig EV, Fukuda H. Cuff-tear arthropathy. J Bone Joint Surg Am. 1983;65:1232–1244. https:// doi.org/10.2106/00004623-198365090-00003.

[51] Neyton L, Boileau P, Nové-Josserand L, Edwards TB, Walch G. Glenoid bone grafting with reverse design prosthesis. J Shoulder Elb Surg. 2007;16(3 Suppl):S71–S78. https://doi.org/10.1016/j.jse.2006.02.002.

[52] Norris TR, Kelly JD 2nd, Humphrey CS. Management of glenoid bone defects in revision shoulder arthroplasty: a new application of the reverse total shoulder prosthesis. Tech Shoulder Elb Surg. 2007;8:37–46. https://doi.org/10.1097/BTE.0b013e318030d3b7.

[53] Nowak DD, Bahu MJ, Gardner TR, Dyrszka MD, Levine WN, Bigliani LU, et al. Simulation of surgical glenoid resurfacing using three-dimensional computed tomography of the arthritic glenohumeral joint: the amount of glenoid retroversion that can be corrected. J Shoulder Elb Surg. 2009;18:680–688. https:// doi.org/10.1016/j.jse.2009.03.019.

[54] Phipatanakul WP, Norris TR. Treatment of glenoid loosening and bone loss due to osteolysis with glenoid bone grafting. J Shoulder Elb Surg. 2006;15:84–87. https://doi.

org/10.1016/j.jse.2005. 06.004.

[55] Rice RS, Sperling JW, Miletti J, Schleck C, Cofield RH. Augmented glenoid component for bone deficiency in shoulder arthroplasty. Clin Orthop Relat Res. 2008;466:579–583. https://doi.org/10.1007/ s11999-007-0104-4.

[56] Roche CP, Stroud NJ, Martin BL, Steiler CA, Flurin PH, Wright TW, et al. Achieving fixation in glenoids with superior wear using reverse shoulder arthroplasty. J Shoulder Elb Surg. 2013;22:1695–1701. https://doi.org/10.1016/j.jse.2013.03.008.

[57] Romano AM, Oliva F, Nastrucci G, Casillo P, Di Giunta A, Susanna M, et al. Reverse shoulder arthroplasty patient personalized rehabilitation protocol: preliminary results according to prognostic groups. Muscle Ligaments Tendons J. 2017;7:263–270. https:// doi.org/10.11138/ mltj/2017.7.2.263.

[58] Sabesan V, Callanan M, Sharma V, Iannotti JP. Correction of acquired glenoid bone loss in osteoarthritis with a standard versus an augmented glenoid component. J Shoulder Elb Surg. 2014;23:964–973. https://doi.org/10.1016/j.jse.2013.09.019.

[59] Sears BW, Johnston PS, Ramsey ML, Williams GR. Glenoid bone loss in primary total shoulder arthroplasty: evaluation and management. J Am Acad Orthop Surg. 2012;20(9):604–613. https://doi. org/10.5435/JAAOS-20-09-604.

[60] Scalise JJ, Bryan J, Polster J, Brems JJ, Iannotti JP. Quantitative analysis of glenoid bone loss in osteoarthritis using three-dimensional computed tomography scans. J Shoulder Elb Surg. 2008;17:328–335. https://doi.org/10.1016/j.jse.2007.07.013.

[61] Shapiro TA, McGarry MH, Gupta R, Lee YS, Lee TQ. Biomechanical effects of glenoid retroversion in total shoulder arthroplasty. J Shoulder Elb Surg. 2007;16(3 Suppl):S90–S95. https://doi.org/10.1016/j. jse.2006.07.010.

[62] Singh JA, Sperling JW, Cofield RH. Revision surgery following total shoulder arthroplasty: analysis of 2588 shoulders over three decades (1976 to 2008). J Bone Joint Surg Br. 2011;93:1513–1517. https://doi. org/10.1302/0301-620X.93B11.26938.

[63] Stephens SP, Paisley KC, Jeng J, Dutta AK, Wirth MA. Shoulder arthroplasty in the presence of posterior glenoid bone loss. J Bone Joint Surg Am. 2015;97(3):251–259. https://doi.org/10.2106/JBJS.N.00566.

[64] Valenti P, Sauzières P, Katz D, Kalouche I, Kilinc AS.

Do less medialized reverse shoulder prostheses increase motion and reduce notching? Clin Orthop Relat Res. 2011;469:2550–2557. https://doi.org/10.1007/ s11999-011-1844-8.

[65] Visotsky JL, Basamania C, Seebauer L, Rockwood CA, Jensen KL. Cuff tear arthropathy: pathogenesis, classification, and algorithm for treatment. J Bone Joint Surg Am. 2004;86(Suppl 2):35–40. https://doi. org/10.2106/00004623-200412002-00007.

[66] Walch G, Badet R, Boulahia A, Khoury A. Morphologic study of the glenoid in primary glenohumeral osteoarthritis. J Arthroplast. 1999;14:756–760. https://doi.org/10.1016/ S0883-5403(99)90232-2.

[67] Walch G, Moraga C, Young A, Castellanos-Rosas J. Results of anatomic nonconstrained prosthesis in primary osteoarthritis with biconcave glenoid. J Shoulder Elb Surg. 2012;21:1526–1533. https://doi. org/10.1016/ j.jse.2011.11.030.

[68] Walch G, Young AA, Boileau P, Loew M, Gazielly D, Molé D. Patterns of loosening of polyethylene keeled glenoid components after shoulder arthroplasty for primary osteoarthritis: results of a multicenter study with more than five years of follow-up. J Bone Joint Surg Am. 2012;94:145–150. https://doi.org/10.2106/ JBJS.J.00699.

[69] Wright TW, Roche CP, Wright L, Flurin PH, Crosby LA, Zuckerman JD. Reverse shoulder arthroplasty augments for glenoid wear: comparison of posterior augments to superior augments. Bull Hosp Jt Dis (2013). 2015;73(Suppl 1):124–128.

第六章　肩关节置换术治疗肩关节创伤后遗症

Christopher Chuinard

译者：王茂朋，李新志

审校：唐康来，周游，周兵华，刘飞

肩关节置换术治疗创伤后遗症

治疗肱骨近端骨折后遗症的方法包括理解患者术后的病理解剖学因素。由疼痛和功能丧失导致的生活方式受限，以及患者生活方式决定了治疗策略。肱骨近端骨折的发病率占全部骨折的5%~8%，其中超过80%的患者进行了保守治疗。然而，随着锁定钢板及反肩关节置换等新技术的应用，肱骨近端骨折的手术治疗率明显增加。此外，随着极限运动的增加，以及单板滑雪比滑雪更为流行，高能量骨折在年轻人群中越发多见，随着人口老龄化，脆性骨折的发生可能也会增多。这就导致肱骨近端骨折所致后遗症的患者也逐渐增多。

骨质疏松症、糖尿病、吸烟及其他伴随疾病影响肱骨近端骨折的愈合率，合并这些疾病的患者，治疗失败或伴有肱骨塌陷的缺血性坏死的风险很高。干骺端粉碎和外科颈移位＞30%是影响骨不连的因素之一，据报道骨不连率为1.1%~10.0%。

通过对肱骨近端骨折的病理解剖学的深入了解和基于临床结果的分析，能够很好地帮助医生为患者选择最合理的治疗方案。在评估畸形愈合时，受伤机制的影响可能比受伤导致的缺陷更大。畸形愈合只是简单的保守治疗的失败吗？患者是否在术后早期很好，而在伤后多年才出现症状？如果术后出现畸形愈合，那么内植物及其他因素是否会被认为

是致畸因素？肩胛动力学如何影响患者肩关节的功能？此外，神经血管损伤，患者依从性或其他宿主因素是否起作用？

医生必须仔细评估肱骨头和结节的状况。理想情况下，如果肱骨头已经塌陷，但肱骨结节的位置较好，则可以通过选择肩关节表面置换术来实现，且肩关节的表面置换不需要固定肱骨干（图6.1）。但是，如果必须进行结节截骨术或纠正其他畸形才能植入解剖型假体呢（图6.2a，b）？大小结节及肩袖的健康状况对于肩关节的功能至关重要；如果术前对肩袖的功能及大小结节的相对位置存在任何不确定性，治疗方式可能需要做相应的改变（图6.3a，b）。

肱骨近端骨折后骨不连同样需要注意（图6.4）。哪些因素会引起骨折不愈合呢？是宿主因素？是保守治疗失败吗？手术治疗合适吗？存在移植物的微动或内植物固定不牢吗？如果疼痛是主要问题，是否是内固定物突出？在畸形愈合或骨不连的情况下，是否进行了感染指标的检查以排除其他伴随的问题呢？

术后畸形愈合或内固定失败需行分期手术治疗。对于进行肩部手术的患者，术后存在感染的高风险，切口周围的非对称性红肿及同侧腋窝淋巴结的慢性肿大，为常见的亚临床感染的表现（图6.5）。传统的感染指标包括：血细胞沉降率，C-反应蛋

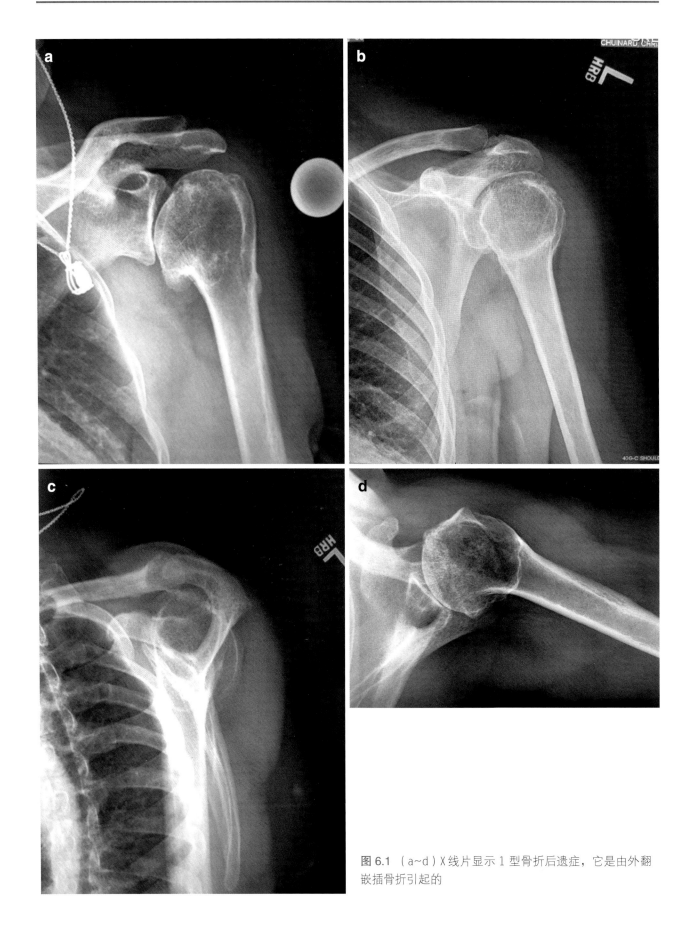

图 6.1 （a~d）X 线片显示 1 型骨折后遗症，它是由外翻嵌插骨折引起的

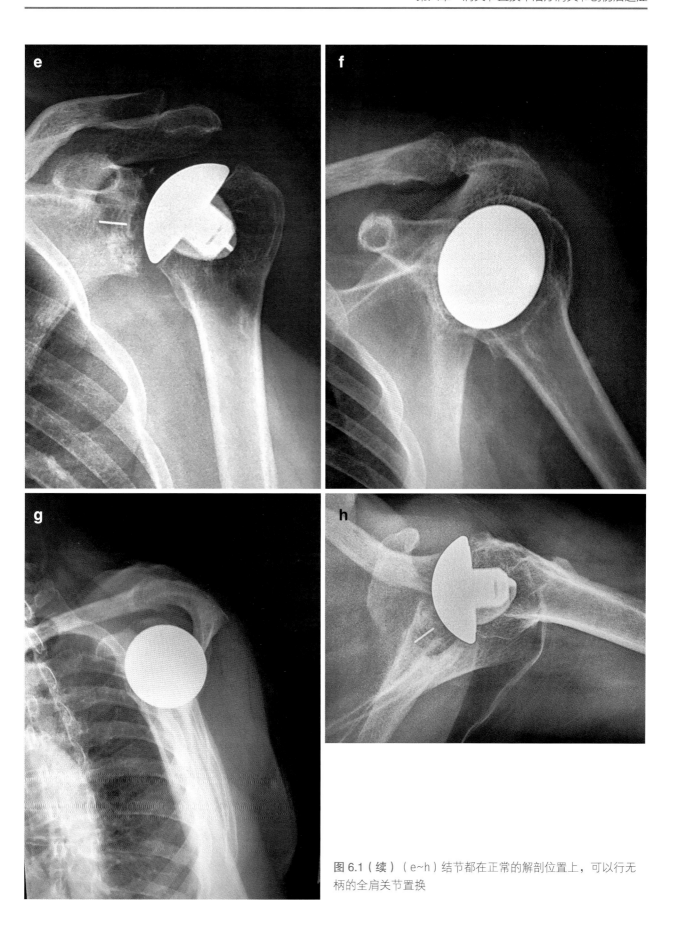

图 6.1（续）（e~h）结节都在正常的解剖位置上，可以行无柄的全肩关节置换

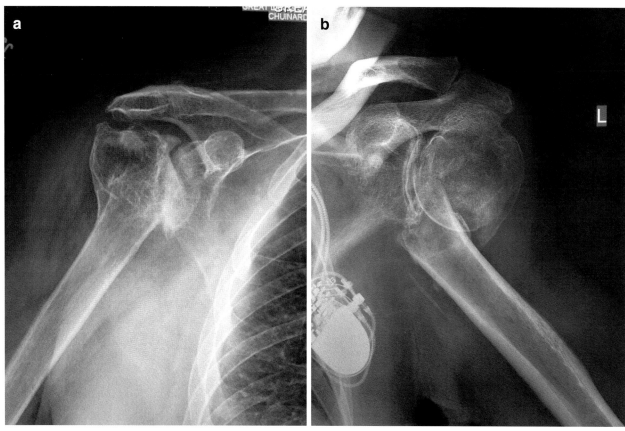

图 6.2 （a）展示了一种畸形愈合，即在没有结节截骨矫形的情况下，解剖重建是一个巨大的挑战；（b）展示了一种伴有异位骨化或旋转不良的畸形愈合，两者都被认为是 4 型后遗症，因为无论是解剖复位还是截骨矫形术都不会有很好的效果

白及白细胞极少升高，但疼痛为最常见的症状。痤疮丙酸杆菌（P.acnes）、金黄色葡萄球菌和链球菌属是颈部和肩部周围高密度的正常菌群。另外，这些兼性厌氧菌产生的生物膜黏附在外来物质（异物）上，阻碍了宿主的自我防御。因此，在进行任何翻修手术时或进行重大翻修的一期手术时，移除尽可能多的植入物和缝合线对于疑似感染的患者至关重要。缝线和锚钉需拆除，并取分泌物进行细菌培养及药敏试验。

一些患者在术后多年出现失代偿，所以主治医生需尽可能多地获得患者的外伤经过及治疗过程。尤其是在一些肌腱内侧的粉碎性骨折。仔细地检查神经血管以排除相关神经丛或腋神经/血管的损伤，特别是在联合肌腱内侧存在骨折碎片的分离或移位的情况下。因此 EMG 和血管相关检查是很必要的，

因为腋神经和臂丛神经损伤是很常见的，即使是低能量创伤，腋动脉也是很容易损伤的，且这种损伤很容易被忽视（图 6.6）。肱骨近端或大结节的旋转畸形可导致肩胛上神经卡压、肩关节的疼痛及力量弱。所以作为医生，需了解患者的主要诉求，是想缓解疼痛还是想改善功能，或者是既想缓解疼痛又想改善功能？对医生和患者来说，什么问题是可以解决的？

瘢痕的位置和手术入路的选择可能导致三角肌的撕裂或丧失血供；双侧肩关节不对称常提示存在神经损伤。酗酒、糖尿病、吸烟、肥胖或骨质疏松症等因素影响肱骨近端骨折的严重程度，并影响治疗效果。较少见的因素如金属过敏或感染，可能与前次手术治疗失败相关（图 6.7）。

对骨折后遗症进行分类，并应用这种分类指导

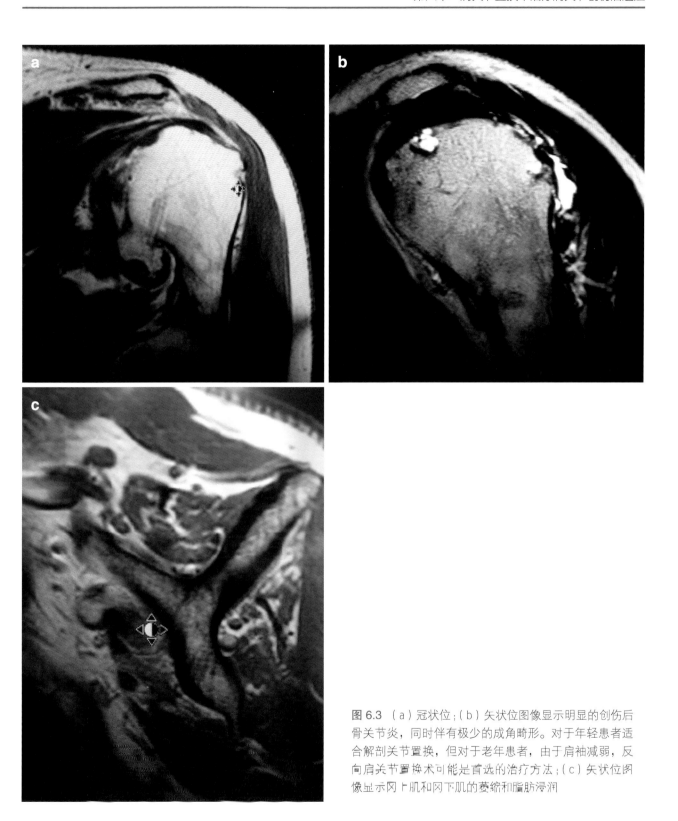

图 6.3 （a）冠状位;（b）矢状位图像显示明显的创伤后
骨关节炎, 同时伴有极少的成角畸形。对于年轻患者适
合解剖关节置换, 但对于老年患者, 由于肩袖减弱, 反
向肩关节置换术可能是首选的治疗方法;（c）矢状位图
像显示冈上肌和冈下肌的萎缩和脂肪浸润

治疗是非常有用的, 因为这些患者通常比骨关节炎
患者更年轻, 活动量更大；囊内损伤的后遗症将明
显多于囊外损伤, 此外, 随着预期寿命的延长和锁
定板的使用率的提高, 医生们将更关心内植物的并
发症。虽然没有分类能够完全替代临床判断, 但它
却可以为关键决策提供理论基础。然而, 少量病例

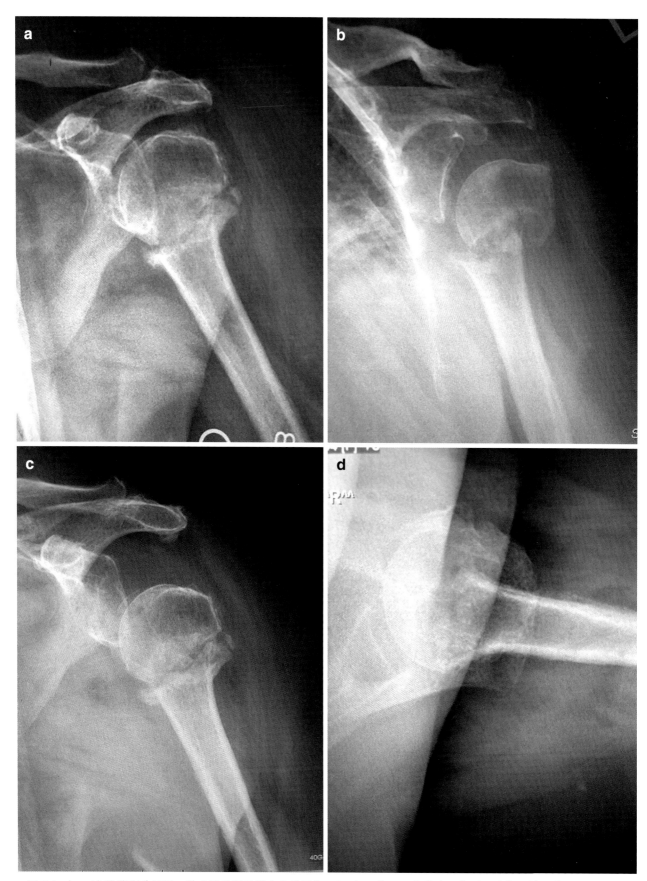

图 6.4 （a~d）这些图片显示一种 3 型骨折后遗症在前后位、Grashey 位、冈上肌出口位以及腋位上的图像

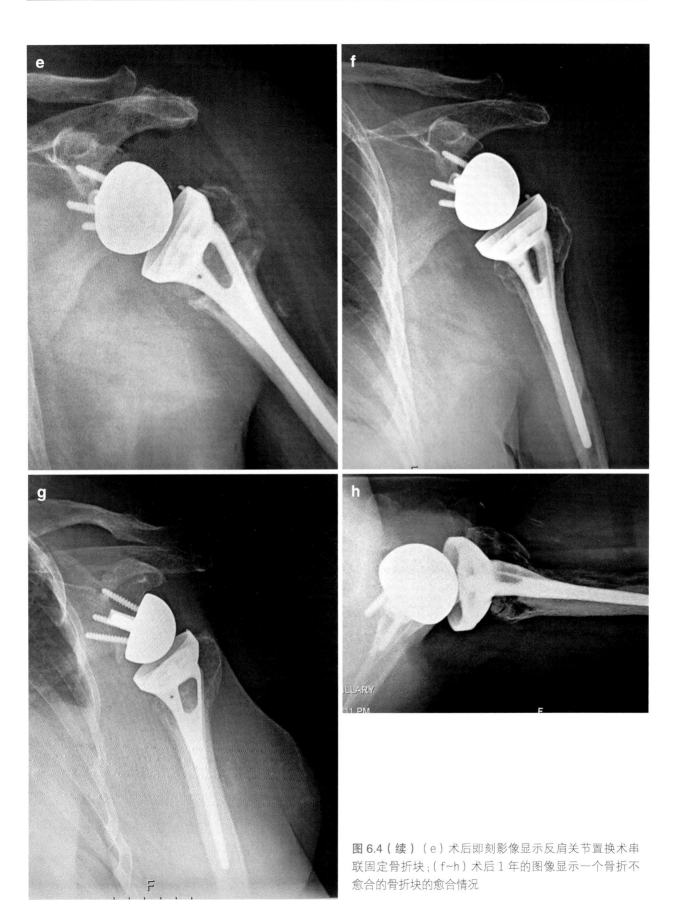

图 6.4（续）（e）术后即刻影像显示反肩关节置换术串联固定骨折块；（f~h）术后 1 年的图像显示一个骨折不愈合的骨折块的愈合情况

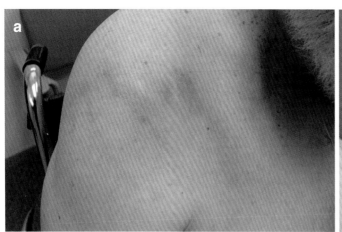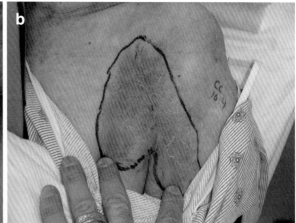

图 6.5 （a）细微的皮肤条纹，可能提示低毒性的痤疮丙酸杆菌感染；（b）皮肤颜色鲜红，与感染一致

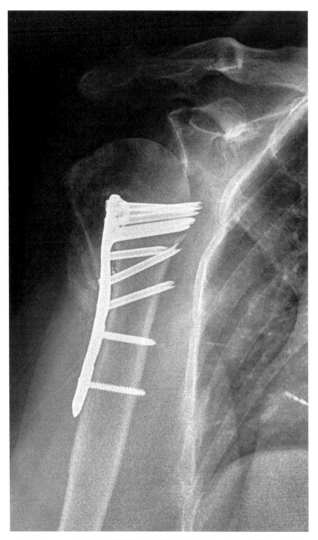

图 6.6 一个肱骨近端骨折的老年女性，同时伴有未被识别的臂丛神经损伤，这张 Grashey 位图像显示肩下垂、肱骨复位丢失，以及螺钉突出的内固定位置不良

定义不明确，又具有异质性病理学改变，使标准化治疗变得具有挑战性。因此，将损伤简单地描述为"不愈合"或"畸形愈合"是不准确的：患者的年龄的大小，将会产生什么样的并发症？进一步的影像学检查时，肩袖的状态如何？肱骨大结节是一个什么样的状况？因为肱骨大结节的功能性非常重要，它可能决定了治疗方案。

肱骨近端骨折后遗症解剖结构的复杂性和多样性，使得肩关节置换术疗效较难预估。此外，很少有研究表明非关节置换术治疗具有良好的临床疗效。理想的后遗症分类应该能够帮助外科医生通过简单的影像学资料选择合理的治疗方案，为外科医生和患者提供预判；并且这种分类是通过对大量后遗症治疗效果的系统性、回顾性研究而得出的，且这种分类应该通过 X 线片而不是依赖先进的成像技术（图 6.8）。

MRI 和 CT 能够帮助外科医生了解已变形的解剖结构及肩袖的完整性，同时还需要标准的 X 线片（Grashey 位、前后位、腋位、冈上肌出口位 X 线片），医生需要评估肱骨头、结节和肱骨干的外观及位置。如果患者曾经进行过手术治疗，还残留有何种内固定物，应该怎样将其移除或留下。钢板、螺钉还是关节置换假体？是否有内植物贯通于关节内？结节的位置能说明什么？解剖形态？挛缩导致不愈合？

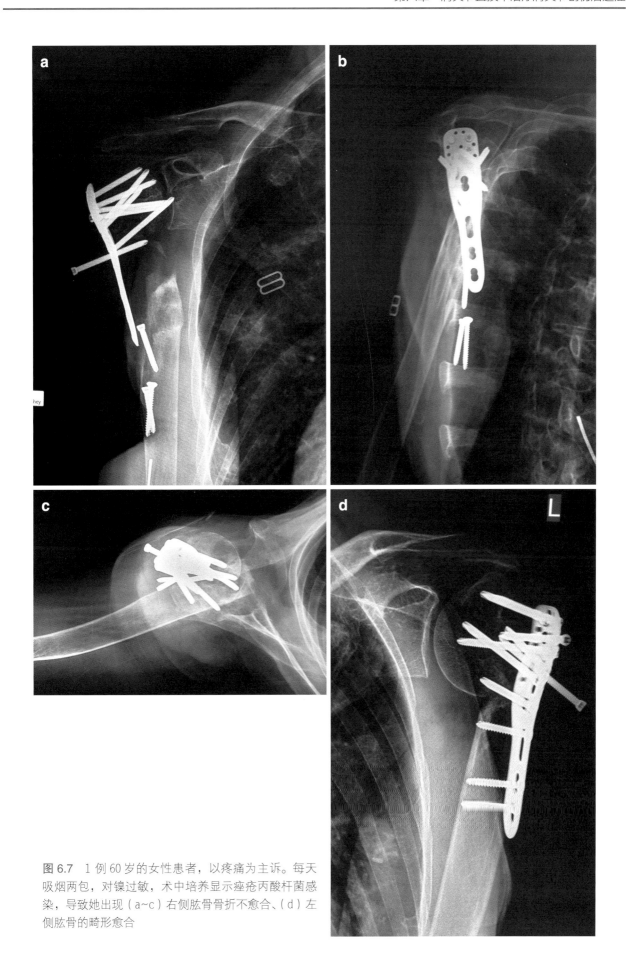

图 6.7　1 例 60 岁的女性患者，以疼痛为主诉。每天吸烟两包，对镍过敏，术中培养显示痤疮丙酸杆菌感染，导致她出现（a~c）右侧肱骨骨折不愈合、（d）左侧肱骨的畸形愈合

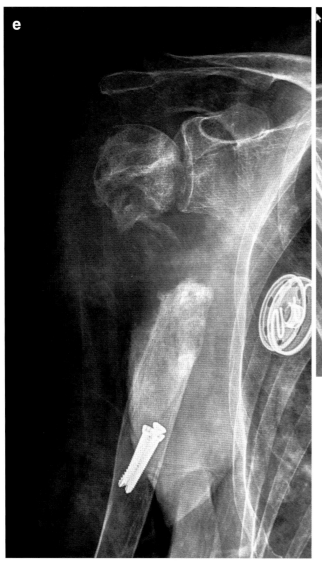

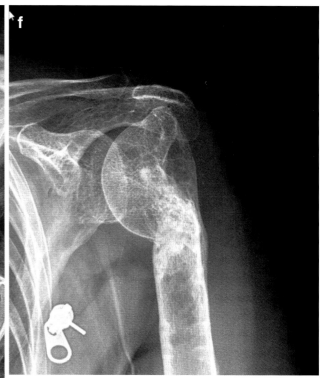

图 6.7（续）（e，f）患者接受关节镜下假体取出术，并口服抗生素 8 周后，疼痛明显缓解，未进一步治疗（至病例收集时已 3 年）

还是相对于肱骨干或关节盂的畸形愈合？结节向上移位既能通过机械性的阻挡，也能通过限制肩袖的机械性优势，去限制肩关节的外展；结节向后方移位可能阻挡外旋和减弱外旋肌力。这是一个漏诊的移位骨折导致的结果吗？当前的畸形是什么？是否存在外科颈的不愈合或严重的畸形愈合，又或者是外科颈骨折块的畸形愈合？肩胛上神经可能被畸形愈合物包裹，引起疼痛。存在肱骨头塌陷或缺血性坏死（AVN）吗？如果存在，那么关节面是否仍保持为球形结构？

下面从 5 种类型出发，对骨折后遗症的分类和治疗进行了探讨（图 6.8），与其他分类系统一样，

它仅代表指南，医生需针对每位患者进行个性化的治疗。1 型后遗症特征是在 X 线片上表现为肱骨头缺血性坏死或肱骨头塌陷表现，肱骨大结节必须在接近于正常解剖结构和位置处（高度和方位处）愈合。这一型由外翻性嵌插或合并有肱骨头塌陷的内翻性骨折导致（图 6.1a~d）。对于关节僵硬但关节炎为轻到中度的年轻患者，关节镜下关节囊松解术可能是一种选择，但肱骨头应该仍为球形，且关节盂不为双凹畸形。使用"无柄"或组配式、可调式假体的关节置换术对于有严重的骨关节炎或关节盂畸形的患者是很好的治疗方法，同时关节置换术在假体植入时不会进一步地损伤大结节（图 6.1）。

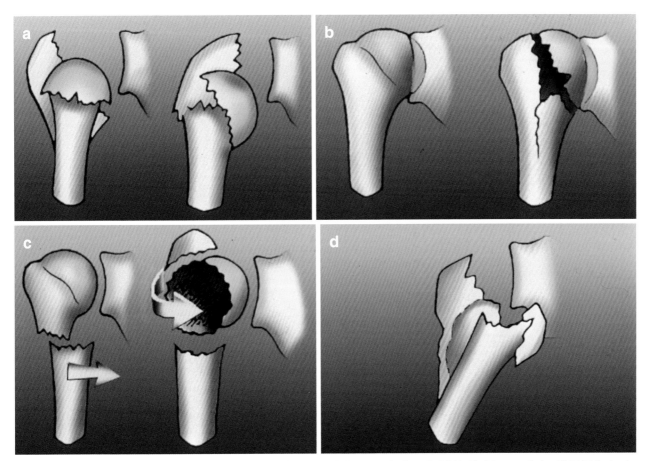

图 6.8　骨折后遗症的分型。（a）1 型骨折后遗症：外翻嵌插性或内翻骨折伴肱骨头侧塌陷或坏死；囊内 / 嵌插损伤；（b）2 型骨折后遗症：陈旧性脱位；囊内 / 嵌插损伤；（c）3 型骨折后遗症：大结节完整的 / 已愈合的肱骨外科颈的不愈合；囊外 / 非嵌插损伤；（d）4 型骨折后遗症：严重结节性畸形或不愈合，大量内固定失败，前次骨折假体失败；囊外 / 非嵌插损伤

Tauber 和 Resch 推荐对于结节后移大于 1cm 且没有严重危险因素，如吸烟、糖尿病等疾病的年轻患者，通过环扎固定可以成功地进行具有大表面积和骨膜袖套的矫正性斜截骨术，因为他们发现更好的结节复位可以带来更好的功能和疼痛缓解（图 6.9a~c）。特定的骨折柄可以增强结节固定并允许植骨，可以改善治疗效果。然而 Cofield 的研究系列表明结节截骨将会导致 20% 并发症的发生及肩关节更差的活动范围（图 6.9d）。

对于具有显著肱骨头缺血坏死的患者，因为只有少量的松质骨，所以短的干骺端填充植入物可能优于表面置换或无柄假体（图 6.10a~d）；而且，如果没有充分地刮除或减压，潜在的坏死骨可能成为慢性疼痛的来源（图 6.10e~h）。

如果大结节与肩峰处于正常的解剖关系，则放置假体使头部处于正常或解剖位置；短柄的骨水泥型假体的安放存在一定的灵活度，允许外科医生将植入物"漂浮"在正确的位置，在假体的植入过程中，必须减少对周围组织的损伤，尤其是对肩袖的损伤，因为肩袖的完整性将直接影响手术效果（最小脂肪浸润和肩峰 - 肱骨距离 >7mm）。

2 型后遗症是遗漏的陈旧性脱位导致的（图 6.8b）。对于大多数慢性后脱位的病例，使用标准假体可以获得良好至极好的疗效。然而，因为关节盂的改变，表面置换可能是不够的；因此，为了防止复发性假体脱位，可能需要软组织折叠缝合或改

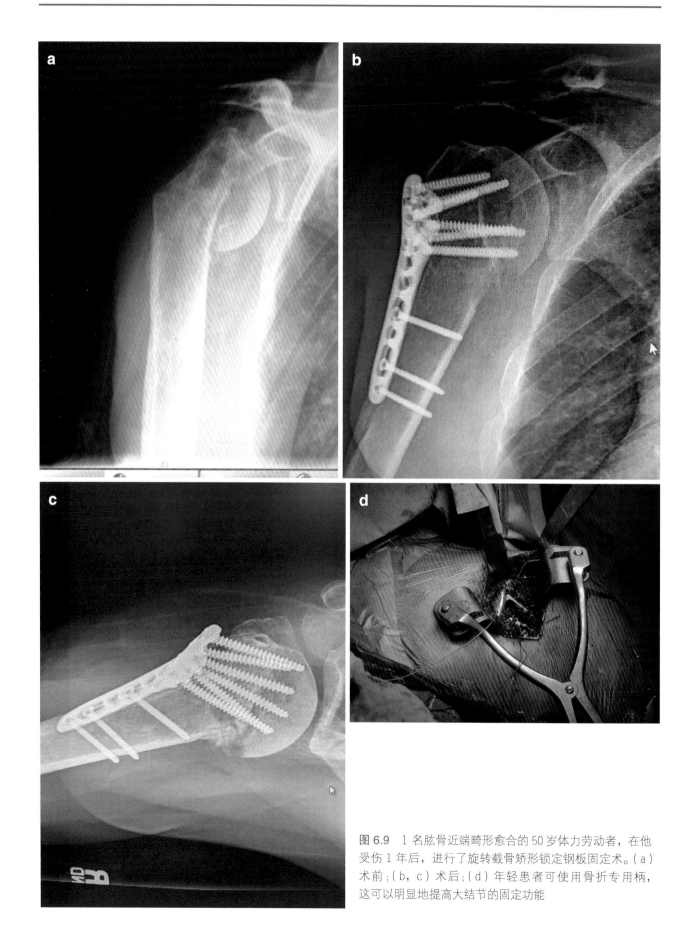

图 6.9　1 名肱骨近端畸形愈合的 50 岁体力劳动者，在他受伤 1 年后，进行了旋转截骨矫形锁定钢板固定术。(a) 术前；(b，c) 术后；(d) 年轻患者可使用骨折专用柄，这可以明显地提高大结节的固定功能

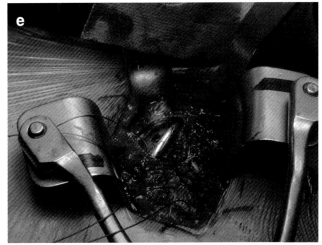

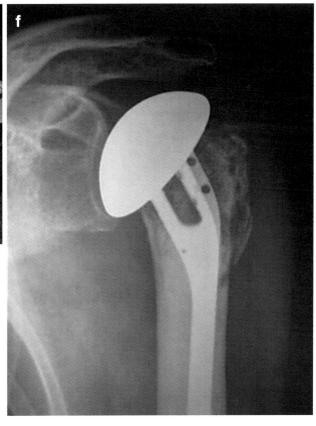

图6.9（续）（e）展示了结节截骨矫形、重建和植骨的术中照片；（f）术后1年随访，显示结节愈合

变柄的型号。如果需要非常大的内植物来解决扩展的冗余软组织包膜，同时如果患者是老年人，或者有关节盂骨丢失，那么可能采用关节盂骨移植的反向肩关节成形术（RSA）将获得更可靠的结果（图6.11）。另外，限制性反向肩关节置换术（RSA）是治疗陈旧性肩关节前脱位的首选方案。

3型后遗症，外科颈不愈合，多是由初次手术治疗失败导致（图6.4），对于X线显示的具有完整大结节的，近端骨折块已愈合的或者无明显关节疾病的患者，因为近端骨折块血运较好，故不需行关节置换术。应用肌骨瓣移植（图6.12a）或腓骨、尺骨等同种异体骨移植加钢板内固定（图6.12b）是治疗3型后遗症的有效治疗方案，应用锁定钢板或普通接骨板将肱骨头与肱骨干加压固定。假体的选择应该考虑是否存在肱骨头缺血性坏死或近端骨质结构过小；在这种情况下，对于年轻的患者，可采用低剖面的解剖型骨折柄将头串联起来，而对于老年

患者可以选择反肩关节置换术（图6.4）。隐匿性感染或不适宜的内固定物可能导致手术治疗失败；如果是这样的话，结合骨移植的翻修固定手术可能是合适的，但是外科医生应该假设有感染，直到证明没有感染为止。在这些翻修病例中，通常伴有近端骨缺损，需进行关节成形手术。

4型后遗症特点是严重的结节性畸形愈合或骨不连，大量内固定失败及假体骨折（图6.13）。当伴有结节异常导致的软组织挛缩或肩袖功能缺失时，必须行肩关节置换术。X线片上可以看到，结节在肱骨头的后方愈合或未愈合而被吸收，如安放假体则可能出现内固定松动，关节盂侵袭或内植物植入失败。解剖重建需要特殊内植物或者是作为分阶段治疗的一种方法，且解剖重建更适用于年轻患者。将先前大结节失效的半肩关节置换术转换为反肩关节置换术或切除术的并发症发生率最高。反肩关节置换术可能是唯一的选择，同时背阔肌和大圆肌转

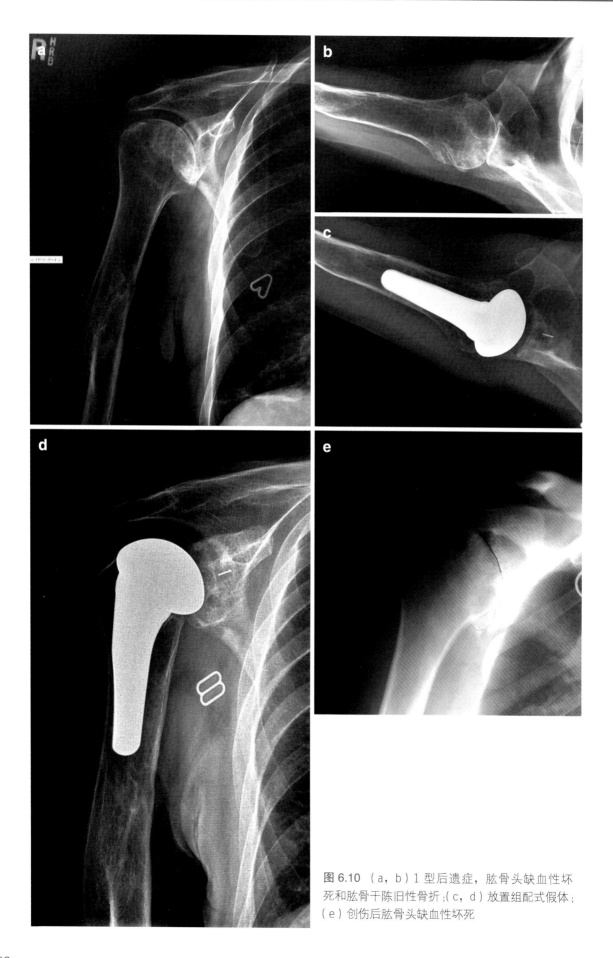

图 6.10 （a，b）1 型后遗症，肱骨头缺血性坏死和肱骨干陈旧性骨折；（c，d）放置组配式假体；（e）创伤后肱骨头缺血性坏死

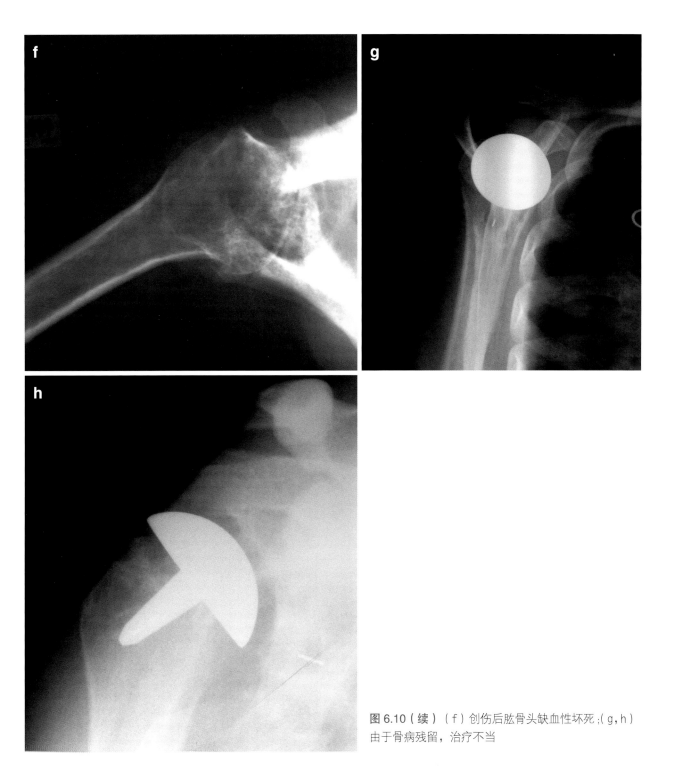

图 6.10（续）（f）创伤后肱骨头缺血性坏死；（g, h）由于骨病残留，治疗不当

位可能是恢复肩关节外旋所必需的。

将失败的半肩关节置换翻修成反肩关节置换需要相当谨慎，因为其关节不稳定的并发症的发生率高（图 6.14），在前臂伸展时，挛缩的瘢痕组织（尤其是后方和下方）会对脱位起到支点的作用（例如

在图 6.14c，d 中看到的异位骨化），这种手术需要广泛的软组织松解，并且可能需要使用限制性的内植物。另外，外科医生需获得对侧肢体的比例 X 线片，这样方便术中评估肱骨的长度。因瘢痕组织的包裹，术中可能损伤血管、神经；术中神经监测、

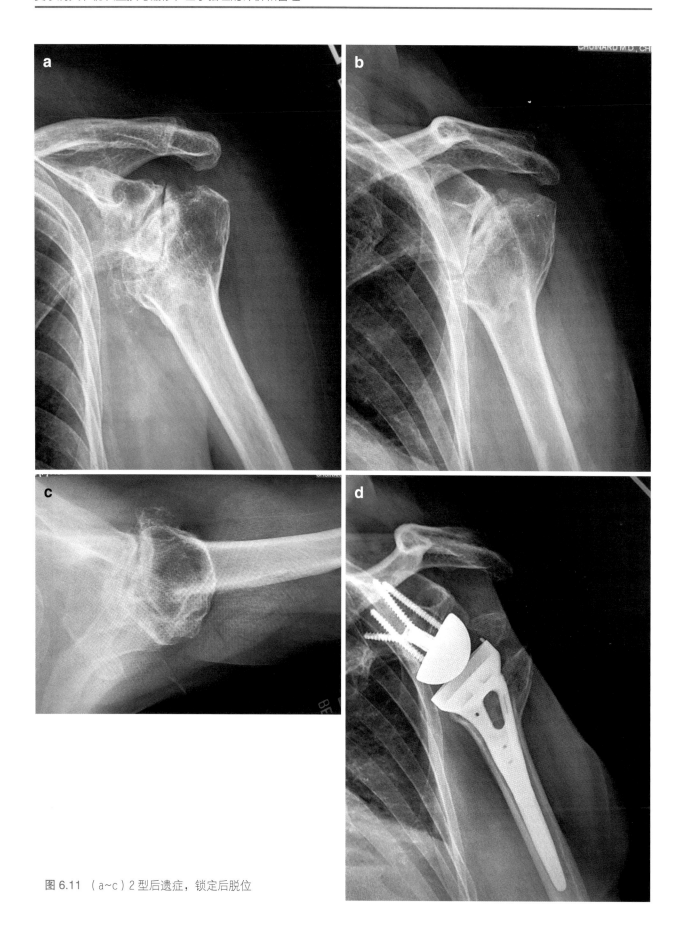

图 6.11 （a~c）2 型后遗症，锁定后脱位

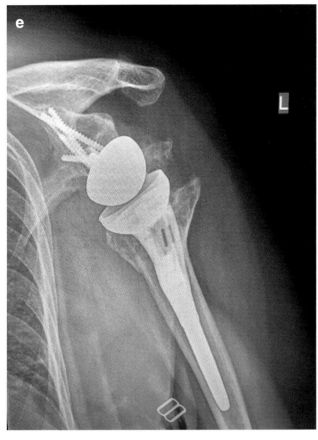

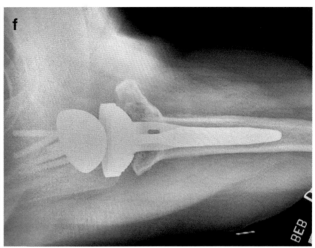

图 6.11（续）（d~f）1 例年龄较大的患者接受了半限制性关节置换术，并获得较好的疗效

喙突截骨术、术前血管造影，可能都是可以增加手术安全性的有效措施。虽然"可变形"假体可能可以保留肱骨柄，但如若初次手术中假体放置不适当，应避免这样做，外科医生应在翻修术前准备取出原肱骨柄。

治疗 4 型骨折后遗症的重点应该是疼痛缓解，因为功能改善可能是有限的，尤其是进行假体翻修的情况下，医生在讨论手术干预的现实目标的结果预期时，应强调这是其中一部分。如果可能，组配式或可调式假体可以让术者调整以适应患者的解剖形态，可能在最小手术创伤的情况下提供良好的手术效果（图 6.15），另外，分期手术能够明显地减少与隐匿性感染相关的并发症的发生。开放或关节镜下进行关节囊松解和活组织病检，取出缝线和内固定物，获取培养物指导经验性抗生素治疗，可能是降低肩关节置换术后慢性感染风险的首选方法。对

于一些患者来说，这种初期治疗可能可以提供足够的症状缓解，可以推迟进一步治疗的时间。

如果培养结果是阳性，虽然缝合材料或内固定假体已被移除，但敏感抗生素仍需继续使用。根据患者的症状，二期手术可能会无限期延迟。另外，如果培养阳性而且假体保留，尤其是半关节置换的病例，应该考虑在翻修手术前先行骨水泥间隔器植入。

最后，5 型骨折后遗症是孤立的 GT（大结节）骨不连或畸形愈合（图 6.16）。大结节后方移位限制了肩关节的外旋，大结节上方移位可通过机械因素或限制肩袖的机械性优势而限制外展（图 6.16c）。所以对于不同的患者必须采取个性化的治疗。年轻的患者适合选择截骨术或骨折复位内固定术；小的骨折可以选择关节镜下治疗；直接外侧切口可能让较大骨折的患者受益。外旋受限为主诉的病例，可

图 6.12 （a）自体骨钉移植技术治疗 3 型后遗症；(b) 患者应用腓骨为支撑，并应用同种异体腓骨结构性植骨治疗

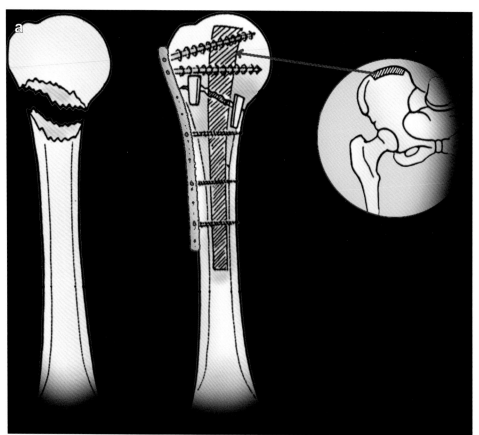

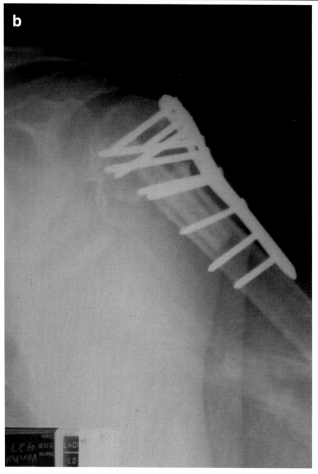

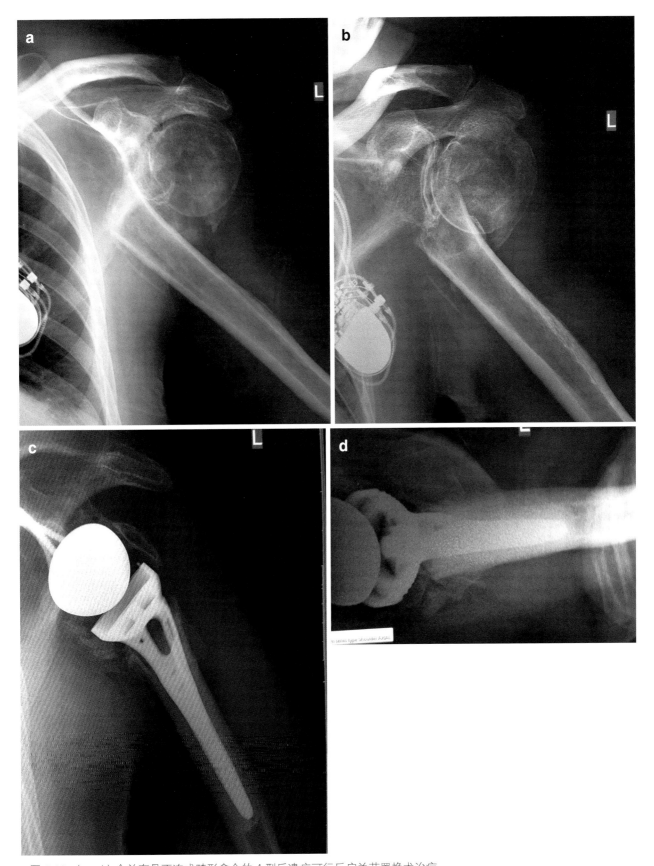

图 6.13　（a~d）合并有骨不连或畸形愈合的 4 型后遗症可行反肩关节置换术治疗

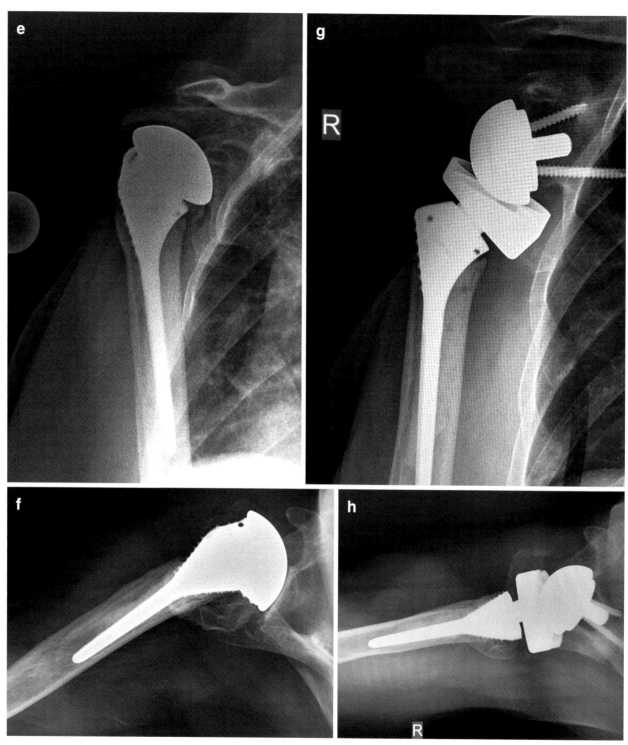

图 6.13（续）（e~h）反肩关节置换术处理 4 型后遗症

能是斜方肌或低位斜方肌转位这样的肌肉转位手术的指征。对于老年患者，不论是否伴有关节炎，反肩关节置换都是不错的选择（图 6.16d~h）。

随着肱骨近端骨折发生率的增加，肱骨近端骨折后遗症在不同年龄段的患病率也会逐渐增加。通过关注现实目标和症状的管理，通过以下方式指导治疗计划：（1）患者是否已行手术治疗；（2）患者是否已行内固定治疗；（3）肱骨近端解剖变形的程度；

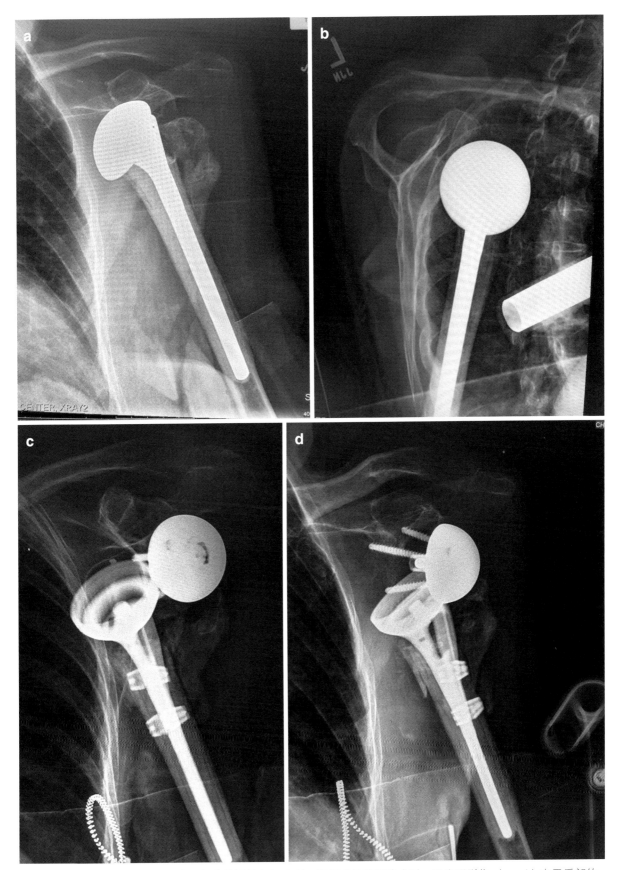

图 6.14 （a，b）一例肱骨近端 4 部分骨折的老年患者，行半肩关节置换术后，现出现脱位；（c，d）由于后部软组织未充分松解，所以翻修时会出现反向脱位的并发症

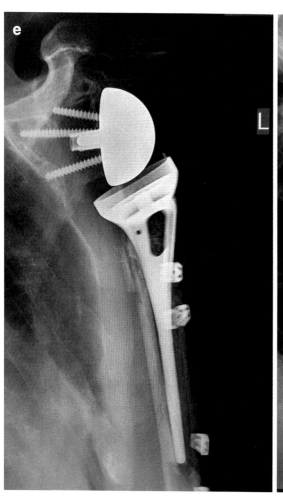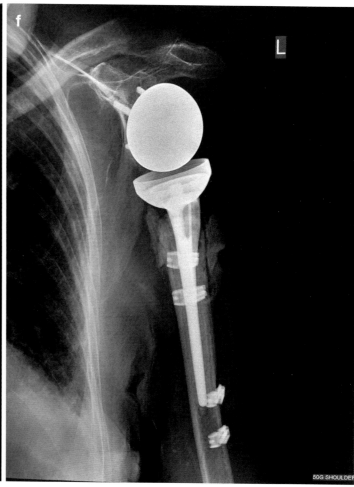

图 6.14（续）（e，f）再次翻修包括广泛的软组织切除和放置限制性内衬

（4）结节–骨干的连续性；（5）以及有必要进行更大的结节截骨术。只要患者有结节–骨干连续性和最小的近端畸形，那么无限制性全肩关节置换就能产生较好的预期效果（1、2型骨折后遗症）；对于陈旧性关节脱位的患者需行半限制性假体。外科医生需不断提高技术，改进假体来适应患者出现的畸形的解剖结构。通过最大化头部偏移以覆盖结节，如果假体可以直接穿过头部碎片，则可能仅仅需要做很小的，甚至不需要做肱骨头的截骨。假体柄需固定在外翻或偏外侧位。在扩髓之前，不要犹豫去使用C臂以及用刮匙探查肱骨髓腔。对于肩关节极度僵硬或肩袖缺损的老年患者，1型后遗症可从反肩关节置换中获益，但应告知患者，尽管疼痛缓解

满意，但与无骨折后遗症的关节置换患者相比，术后功能结果，尤其是外旋，仍差很多。

对于2型后遗症，如果肩关节脱位超过10个月，则全肩关节置换相对于关节切除术和内固定的治疗方式能够明显地缓解疼痛。对于后脱位的患者，需将肱骨柄固定于低至中度的后倾位，术后应用支具将患肢固定于中立或外旋位至少6周，以减少术后复发后方不稳定的风险。所以老年患者最佳的治疗方案是反肩关节置换术（RSA）以避免不稳定。

对于3型骨折后遗症（外科颈不愈合）的治疗，推荐使用结合自体髂骨移植物或结构性同种异体骨移植物的髓内钉内固定和接骨板内固定术，以提高生物学效果，因为在该分水岭部位发生的是移位、

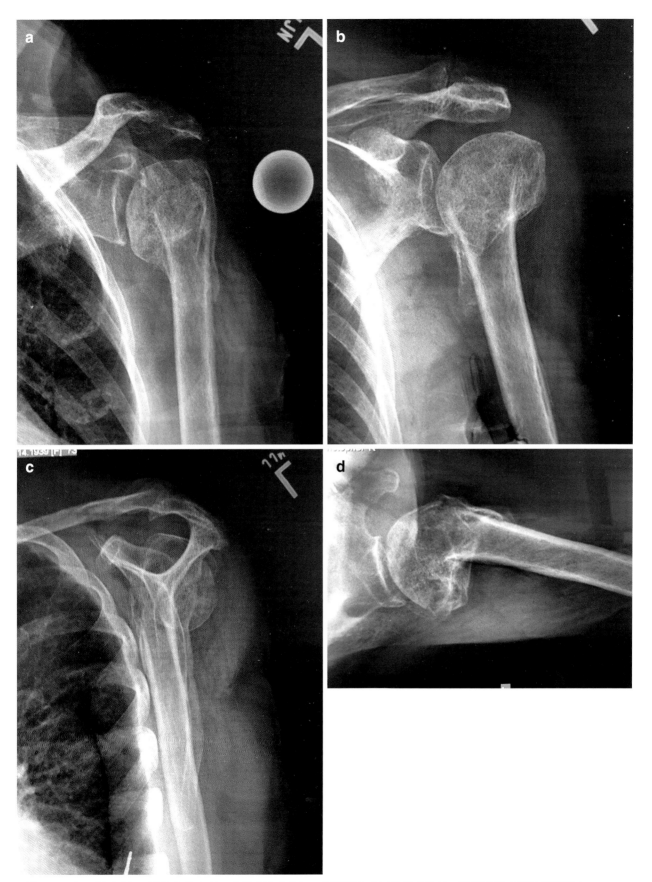

图 6.15　（a～d）1 例 75 岁的女性患者，非手术治疗 3 年，但是当疼痛开始影响她时，她出现了 4 型骨折后遗症

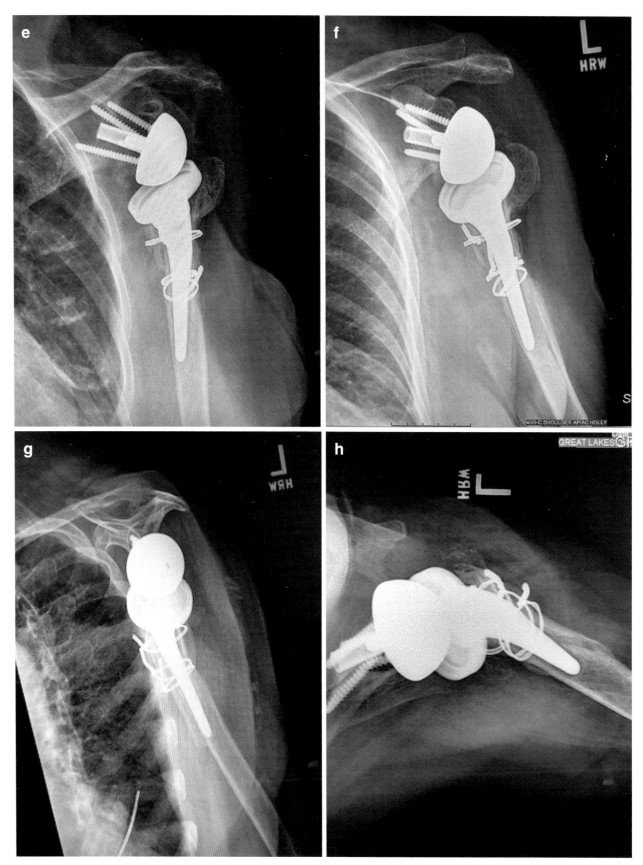

图 6.15（续）（e~h）现反肩关节置换术假体都是组配式假体，这种假体可植入近端骨缺损处，并多用于反肩关节重建术

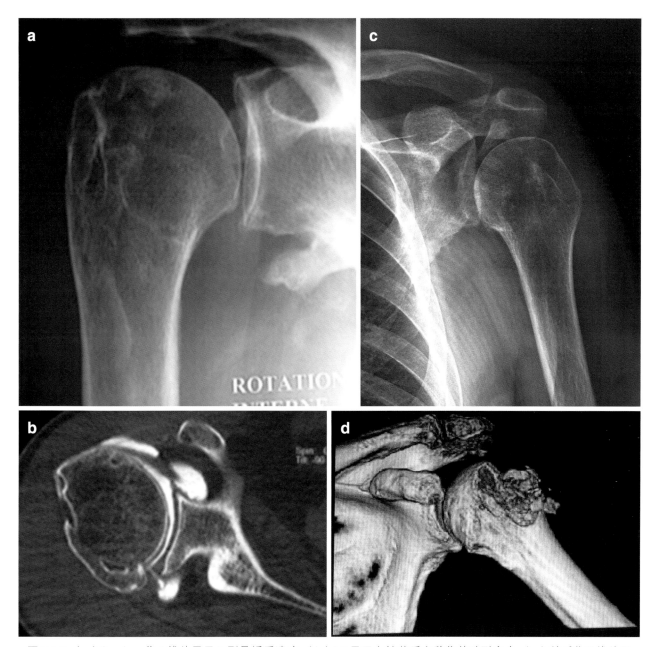

图 6.16　（a）Grashey 位 X 线片显示 5 型骨折后遗症；（b）CT 显示大结节后方移位的畸形愈合；（c）前后位 X 线片显示大结节不愈合，这造成了外旋肌附着点的丢失，从而机械性地影响肩关节的外旋功能；（d）CT 和 X 线片显示用反向肩关节置换术治疗大结节骨不连

非嵌插性、关节囊外的骨折。最近的数据表明，应用锁定钢板固定时，在骨折愈合和功能结果方面，为了达到良好的效果而进行骨移植可能不是必需的。如果有结节－骨干不连续（3 型后遗症）和（或）解剖结构严重畸形的（4 型后遗症），结合大结节截骨的解剖型或非限制性肩关节置换将出现不良的功能结果。3 型骨折后遗症是非限制性肩关节假体的

相对禁忌证。然而，如果有骨关节炎、近端缺血性坏死，或简单来说是内固定治疗治愈率低的老年移位骨折患者，可以使用可植骨的"低剖面"解剖型骨折假体或反肩关节假体置换术。在骨骺和骨干之间进行大量的植骨可能可以改善骨合成，虽然对于老年患者来说，反肩关节置换可能是必需的。对于结节骨折或结节解剖结构丧失的患者，则不适合选

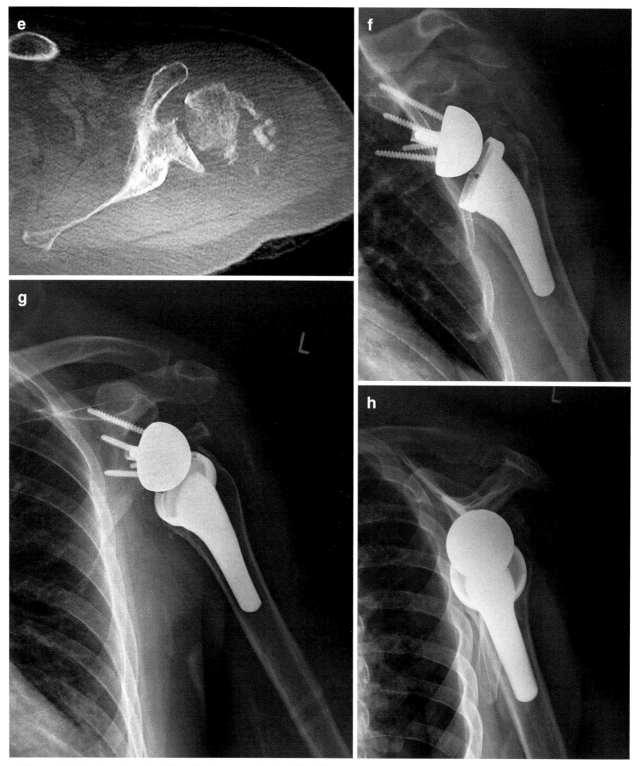

图 6.16（续）（e~h）CT 检查和 X 线片显示用反向肩关节置换术治疗大结节骨不连

择行反肩关节置换术，因其具有较高的脱位率。

在 4 型骨折后遗症（严重的大结节畸形愈合或不愈合，以及大手术后遗症）中，因为严重的解剖结构扭曲，与非限制性关节置换相比，反肩关节置换术可靠地恢复了前屈和外展，以及更好的疼痛缓解，但可能需分期完成。

利用反肩关节置换治疗 4 型骨折后遗症，与 3 型骨折后遗症相比，具有更低的并发症发病率（4 型 10%，3 型 40%）。如 Levy 和 Frankle 所述，在严重的肱骨近端骨丢失的情况下应考虑应用肱骨近端同种异体移植 – 反向肩关节复合假体；此外，Sanchez–Sotelo 报道了极好的假体使用率，以及较低的并发症发病率（15%）。对于三角肌和肩袖功能丧失或严重臂丛神经损伤的患者，肩关节融合术可能是唯一的选择。对于 5 型后遗症的患者的手术方式的选择，应先行 MRI 或 CT 检查来评估剩余骨量及肩袖的完整性等情况再行决定。对于年轻的患者可选择截骨矫形术或肩袖修复术，而反肩关节置换术对于老年患者可能是可预期的治疗方式。作为肱骨近端骨折患者需了解，不论选择何种治疗方案，这类骨折都具有较高的并发症的发生率，因此外科医生和患者都必须对治疗效果有合理的期望值。

参考文献

[1] Chuinard C, Boileau P, Walch G. Evaluation and prosthetic management of proximal humeral malunions. In: Iannotti JP, Williams GR, editors. Disorders of the shoulder: reconstruction. Philadelphia: Lippincott Williams and Wilkins; 2014.

[2] Jost B, Spross C, Grehn H, Gerber C. Locking plate fixation of fractures of the proximal humerus: analysis of complications, revision strategies and outcome. J Shoulder Elb Surg. 2013;22:542–549.

[3] Cadet ER, Yin B, Schulz B, Ahmad CS, Rosenwasser MP. Proximal humerus and humeral shaft nonunions. J Am Acad Orthop Surg. 2013;21:538–547.

[4] Kim SH, Szabo RM, Marder RA. Epidemiology of humerus fractures in the United States: nationwide emergency department sample, 2008. Arthritis Care Res. 2012;64:407 414.

[5] Bell JE, Leung BC, Spratt KF, Koval KJ, Weinstein JD, Goodman DC, Tosteson AN. Trends and variation in incidence, surgical treatment, and repeat surgery of proximal humeral fractures in the elderly. J Bone Joint Surg Am. 2011;93(2):121–131.

[6] Antuna SA, Sperling JW, Sanchez-Sotelo J, Cofield RH. Shoulder arthroplasty for proximal humeral nonunions. J Shoulder Elb Surg. 2002;11:114–121.

[7] Antuna SA, Sperling JW, Sanchez-Sotelo J, Cofield RH. Shoulder arthroplasty for proximal humeral malunions: Long-term results. J Shoulder Elb Surg. 2002;11:122–129.

[8] Antuna SA, Sperling JW. Prosthetic replacement for nonunions of proximal humeral fractures. In: Cofield R, Sperling J, editors. Revision and complex shoulder arthroplasty. Philadelphia: Lippincott, Williams and Wilkins; 2010. p. 259–265.

[9] Beredjiklian PK, Iannotti JP, Norris TR, Williams GR. Operative treatment of malunion a fracture of the proximal aspect of the humerus. J Bone Joint Surg. 1998;80A:1484–1497.

[10] Boileau P, Walch G. The three-dimensional geometry of the proximal humerus: implications for surgical technique and prosthetic design. J Bone Joint Surg. 1997;79B:857–865.

[11] Boileau P, Walch G, Trojani C, Sinnerton R, Romeo AA, Veneau B. Sequelae of fractures of the proximal humerus : surgical classification and limits of shoulder arthroplasty. In: Walch G, Boileau P, editors. Shoulder arthroplasty. Berlin: Springer-Verlag; 1999. p. 349–358.

[12] Boileau P, Trojani C, Walch G, Krishnan S, Romeo A, Sinnerton R. Shoulder arthroplasty for the treatment of the sequelae of fractures of the proximal humerus. J Shoulder Elb Surg. 2001;10:299–308.

[13] Boileau P, Chuinard C, LeHuec JC, Walch G, Trojani C. Proximal humerus fracture sequelae: Impact of a new radiographic classification on arthroplasty. Clin Ortho Rel Res. 2006;442:121–130.

[14] Chuinard C. Fracture sequelae revisited. In: Boileau P, editor. Shoulder concepts. Montpillier: Sauramps Medical; 2008. p. 179–191.

[15] Constant CR, Murley AHG. A clinical method of functional assessment of the shoulder. Clin Orthop Relat Res. 1987;214:160–164.

[16] Flatow EL, Neer CS II. Chronic anterior dislocation of the shoulder. J Shoulder Elb Surg. 1993,2(1): 2–10.

[17] Hawkins RJ, Neer CS II. Locked posterior dislocation of the shoulder. J Bone Joint Surg. 1987;69A: 9–18.

[18] Healy WL, Jupiter JB, Kristiansen TK, White RR. Nonunion of the proximal humerus. In: Post M, Morrey BF, Hawkins RJ, editors. Surgery of the shoulder. St. Louis: Mosby-Year Book; 1990. p. 59.

[19] Huten D, Duparc J. L'arthroplastie prothétique dans les

traumatismes complexes récents et anciens de l'épaule. Rev Chir Orthop. 1986;72:517–529.

[20] Iannotti JP, Sidor ML. Malunions of the proximal humerus. In: Warner JP, Iannotti JP, Gerber C, editors. Complex and revision problems in shoulder surgery. Philadelphia: Lippincott-Raven Publishers; 1997. p. 245–264.

[21] Keene JS, Huizenga RE, Engber WD, Rogers SC. Proximal humeral fractures: a correlation of residual deformity with long term function. Orthopedics. 1983;6:173.

[22] Kyle RF, Conner TN. Post-traumatic avascular necrosis of the humeral head in displaced proximal humeral fractures. J Trauma. 1981;21:788–791.

[23] Lollino N, Paladini P, Campi F, Merolla G, Rossi P, Porcellini G. Reverse shoulder prosthesis as revision surgery after fractures of the proximal humerus, treated initially by internal fixation or hemiarthroplasty. Musculoskelet Surg. 2009;93:S35–S39.

[24] Neer CS II. Nonunion of the surgical neck of the humerus. Orthop Trans. 1983;3:389.

[25] Norris TR, Turner JA, Bovill D. Nonunion of the upper humerus: an analysis of the etiology and treatment in 28 cases. In: Post M, Morrey BF, Hawkins RJ, editors. Surgery of the shoulder. St. Louis: Mosby-Year Book; 1990. p. 63.

[26] Pritchett JW. Prosthetic replacement for chronic unreduced dislocations of the shoulder. Clin Orthop Relat Res. 1987;216:89–93.

[27] Dines DM, Klarren RF, Altcheck DW, Moeckel B. Posttraumatic changes of the proximal humerus: Malunion, nonunion, and osteonecrosis. Treatment with modular hemiarthroplasty or total shoulder arthroplasty. J Shoulder Elb Surg. 1993;2(1):11–21.

[28] Mansat P, Guity M, Bellumore Y, Mansat M. Shoulder arthroplasty for late sequelae of proximal humeral fractures. J Shoulder Elb Surg. 2004;13:305–312.

[29] Martin T, Iannotti J. Reverse total shoulder arthroplasty for acute fractures and failed management after proximal humeral fractures. Orthop Clin N Am. 2008;39:451–457.

[30] Moineau G, Boileau P. Post-traumatic cephalic collapse and necrosis (Type-1 fracture sequelae): results of a nonconstrained anatomical prosthesis. In: Boileau P, editor. Shoulder concepts 2008. Montpillier: Sauramps Medical; 2008. p. 193–208.

[31] Neer CS II. Old trauma in glenohumeral arthroplasty. In: Shoulder reconstruction. 3rd ed. Philadelphia: Saunders; 1990. p. 222–234.

[32] Norris TR, Turner JA. Late prosthetic shoulder arthroplasty for displaced proximal humerus fractures. J Shoulder Elb Surg. 1995;4:271–280.

[33] Rowe CR, Zarins B. Chronic unreduced dislocations of the shoulder. J Bone Joint Surg. 1982;64A:494–505.

[34] Tauber M, Karpik S, Matis N, Schwartz M, Resch H. Shoulder arthroplasty for traumatic avascular necrosis. Predictors of outcome. Clin Orthop Relat Res. 2007;465:208–214.

[35] Tauber M, Resch H. Prosthetic arthroplasty for delayed complications of proximal humerus fractures. In: Cofield R, Sperling J, editors. Revision and complex shoulder arthroplasty. Philadelphia: Lippincott, Williams and Wilkins; 2010. p. 250–258.

[36] Walch G, Badet R, Nove-Josserand L, Levigne C. Nonunions of the surgical neck of the humerus: surgical treatment with an intramedullary bone peg, internal fixation and cancellous bone grafting. J Shoulder Elb Surg. 1996;5:161–168.

[37] Cofield RH. Shoulder replacement: prognosis related to diagnosis. In: Kôlbel R, Helbig B, Blauth W, editors. Shoulder replacement. Berlin: Springer; 1987. p. 157–161.

[38] Cofield R. Nonconstrained arthroplasty of the shoulder for severe malunions. In: Boileau P, editor. Shoulder concepts. Montpillier: Sauramps Medical; 2008. p. 259–263.

[39] Cheung E, Sperling J. Management of proximal humeral nonunions and malunions. Orthop Clin N Am. 2008;39:475–482.

[40] Duralde XA, Flatow EL, Pollock RG, Nicholson GP, Self EB, Bigliani LU. Operative treatment of nonunions of the surgical neck of the humerus. J Shoulder Elb Surg. 1996;5(3):169–180.

[41] Frich LH, Sjoberg JO, Sneppen O. Shoulder arthroplasty in complex acute and chronic proximal humerus fractures. Orthopaedics. 1991;14:949–954.

[42] Ritzman T, Iannotti J. Malunions, nonunions, and other complications of proximal humerus fractures. In: Iannotti J, Williams G, editors. Disorders of the shoulder, diagnosis and management. Philadelphia: Lippincott, Williams and Wilkins; 2007. p. 907–942.

[43] Razemon JP, Baux S. Les séquelles des fractures de l'extrémité supérieure de l'humérus. Rev Chir Orthop. 1969;55:479–490.

[44] Waiter JM, Flatow E. Posttraumatic arthritis. Ortho Clin North Am. 2000;31:63–76.

[45] Walch G, Boileau P, Martin B, Dejour H. Unreduced posterior dislocations and fracture-dislocations of the shoulder. A review of 30 cases. J Orthop Surg. 1990;4:93–95.

[46] Scheck M. Surgical treatment of nonunions of the surgical neck of the humerus. Clin Orthop Relat Res. 1982;167:255–259.

[47] Stechel A, Fuhrmann U, Irlenbusch L, Rott O, Irlenbusch U. Reversed shoulder arthroplasty in cuff tear arthritis, fracture sequelae, and revision arthro- plasty. Outcome in 59 patients followed for 2–7 years. Acta Orthop. 2010;81:367–372.

[48] Levy J, Frankle M, Mighell M, Pupello D. The use of the reverse shoulder prosthesis for the treatment of failed hemiarthroplasty for proximal humeral fracture. J Bone Joint Surg. 2007;89A:292–300.

[49] Neyton L, Garaud P, Boileau P. Results of reverse shoulder arthroplasty in proximal humerus fracture sequelae. In: Reverse shoulder arthroplasty. Montpellier: Sauramps Medical; 2006. p. 81–101.

[50] Watson KC. Indications and considerations of shoulder replacement in post-traumatic conditions. In: Köbel R, Helbig B, Blauth W, editors. Shoulder replacement. Berlin: Springer; 1987. p. 129–133.

[51] Lee CK, Hansen HR. Post-traumatic avascular necrosis of the humeral head in displaced proximal humeral fractures. J Trauma. 1981;21:788–791.

[52] Raiss P, Alami G, Bruckner T, Magosch P, Habermeyer P, Boileau P, Walch G. Reverse shoulder arthroplasty for type 1 sequelae of a fracture of the proximal humerus. Bone Joint J. 2018;100-B:318–323.

[53] Quadlbauer S, Hofmann GJ, Leixnering M, Rosenauer R4, Hausner T4, Reichetseder J. Open reduction and fixation with a locking plate without bone grafting is a reasonable and safe option for treating proximal humerus nonunion. Int Orthop. 2018;42:2199.

[54] Raiss P, Edwards TB, da Silva MR, Bruckner T, Loew M, Walch G. Reverse shoulder arthroplasty for the treatment of nonunions of the surgical neck of the proximal part of the humerus (type-3 fracture sequelae). J Bone Joint Surg Am. 2014;96: 2070–2076.

[55] Raiss P, Edwards TB, Collin P, Bruckner T, Zeifang F, Loew M, Boileau P, Walch G. Reverse shoulder arthroplasty for malunions of the proximal part of the humerus (Type-4 fracture sequelae). J Bone Joint Surg Am. 2016;98:893–899.

[56] Schliemann B, Theisen C, Kösters C, Raschke MJ, Weimann A. Reverse total shoulder arthroplasty for type I fracture sequelae after internal fixation of proximal humerus fractures. Arch Orthop Trauma Surg. 2017;137:1677–1683.

[57] Grubhofer F, Wieser K, Meyer DC, Catanzaro S, Schürholz K, Gerber C. Reverse total shoulder arthroplasty for failed open reduction and internal fixation of fractures of the proximal humerus. J Shoulder Elb Surg. 2017;26:92–100.

[58] Sanchez-Sotelo J, Wagner ER, Sim FH, Houdek MT. Allograft-prosthetic composite reconstruction for massive proximal humeral bone loss in reverse shoulder arthroplasty. J Bone Joint Surg Am. 2017;99:2069–2076.

[59] Wagner ER, McLaughlin R, Sarfani S, Cofield RH, Sperling JW, Sanchez-Sotelo J, Elhassan BT. Long-term outcomes of glenohumeral arthrodesis. J Bone Joint Surg Am. 2018;100:598–604.

第七章　肩关节置换中三角肌功能不全和麻痹的处理

Julia Lee，Bassem Elhassa

译者：周兵华

审校：王洪，周游，金涛，刘飞

一、肩关节置换中三角肌功能不全和麻痹的处理

三角肌功能不全或麻痹对肩关节功能来说是一个灾难。三角肌是肩关节的动力来源之一，在肩胛骨平面其提供了几乎一半的外展力量。随着肩关节置换技术的进步，肩关节置换联合三角肌功能重建成为恢复肩关节功能的一个选择。本章的目的是介绍三角肌功能不全或麻痹的流行病学，既往的治疗选择和当今肩关节置换联合三角肌功能重建的选择，以及这些手术方式各自的临床疗效。

二、流行病学

三角肌功能不全的主要原因是腋神经损伤，为创伤所致或是医源性损伤。三角肌麻痹或功能不全也可以出现在臂丛神经麻痹，颈椎间盘病变，外周神经受压，肌肉本身损伤以及感染等情况。因为三角肌提供外展力量以及起着稳定肩关节的作用，所以三角肌功能丧失将导致严重的肩关节功能障碍。患者三角肌功能丧失，如果肩袖完整，肩关节能够保留部分功能，并且疼痛不严重，但却很容易出现疲劳效应。然而，在严重骨性关节炎患者或巨大肩袖损伤患者，行肩关节置换并重建三角肌功能可能是减轻肩关节疼痛，改善功能的唯一选择（图 7.1）。

三、既往处理方案

既往处理三角肌麻痹的方案之一是行盂肱关节融合，该方案可以恢复肩关节的外展功能，但是丧失了肩关节的被动活动功能，同时有很高的并发症率（包括骨折，假关节形成，需要系列翻修手术等）。由于高并发症率以及临床功能表现不佳，盂肱关节融合只能当作最后的治疗补救手段。随着肩关节置换技术的进步，重建三角肌功能联合肩关节置换可能为三角肌麻痹患者提供更好的功能。

四、三角肌功能不全的当前治疗选择

重建三角肌有两种技术：神经功能重建和肌腱转位。重建三角肌或恢复其功能后将会有更多的肩关节置换选择。

1. 神经移植术治疗腋神经损伤所致三角肌功能不全

根据腋神经损伤情况，有不同的神经移植方式可供选择。如果腋神经损伤长度很短可以采取原位减张的方式修复。如果神经损伤长度超过了原位修复可能，则需要神经移植。

还有一个选择是采用神经转位。Witoonchart 等

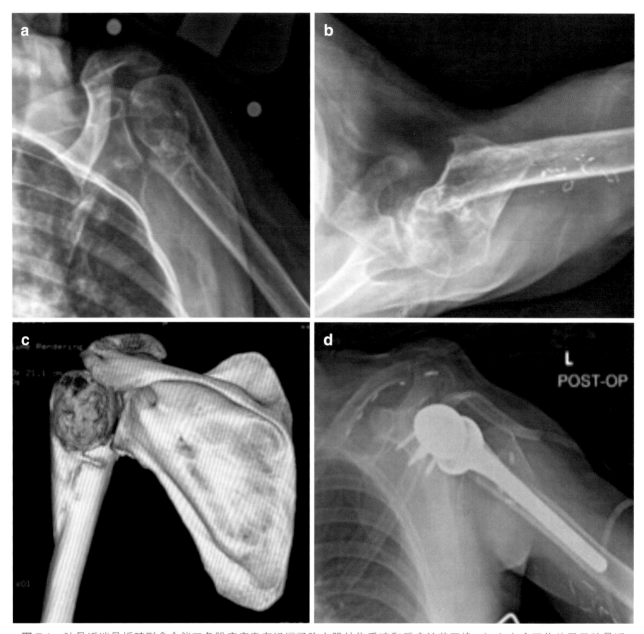

图 7.1　肱骨近端骨折畸形愈合伴三角肌麻痹患者经历了胸大肌转位重建和反肩关节置换。（a）左肩正位片显示肱骨近端骨折畸形愈合；（b）腋轴位片显示左肩肱骨近端骨折畸形愈合；（c）肱骨近端骨折畸形愈合 3DCT 重建；（d）术后片：胸大肌转位后（锁骨和肩峰下的皮质骨固定装置）和反肩置换

报道了运用桡神经运动支转位到三角肌的治疗方式。桡神经支配肱三头肌长头的神经分支得到确认、松解，然后转位到腋神经的前支。桡神经近端分支转位到腋神经前方可能相对其他神经转位略短。临床功能显示肩关节活动度得到了改善，外展 >90°，肌力评级 4 级，DASH 评分改善并且肘关节伸直力量没有减弱。

神经移植的短期结果相较于神经转位，虽然两组三角肌功能都获得了改善，但是患侧仍然伴有肩关节功能障碍。桡神经分支转位到腋神经与神经移植相比的主要优势在于供体神经与受体目标肌肉较近，这样可以有助于早期获得神经支配功能。

然而，神经转位需要较长的康复期，而且临床功能有较大的变异；术后 6~8 个月三角肌的功能才开始恢复，肩关节术后功能完全恢复可能需要1.5~2.0 年。神经修复的术后功能也不确定，而且需要限制在一定的时间窗内手术。行反肩关节置换前，必须确认三角肌功能已经恢复。

2. 神经移植合并肩关节置换后的临床疗效

Salazar 等报道了一例肩袖功能缺失合并腋神经麻痹患者经历了桡神经转位到腋神经后再二期行肩关节置换术的病例。患者首先接受神经转位 18 个月后，在三角肌功能获得了最大恢复后，再接受了反肩关节置换。肩关节置换后的术后效果获得了明显的改善包括活动度，以及 DASH 和 ASES 评分都获得了增加。

3. 肌腱转位重建三角肌

肌腱转位是除神经修复或移植外治疗三角肌功能不全和麻痹的另一种选择。肌腱转位的优势在于没有时间窗的要求并且只需很短的愈合时间（表7.1）。因为术后肌腱转位需要的制动和肩关节置换术后需要的制动时间一致，如果一期施行肩关节置换和肌腱转位有助于总体康复。三角肌功能重建的肌腱转位选择包括斜方肌转位、带蒂胸大肌转位、带蒂背阔肌转位。

斜方肌转位最早报道是取阔筋膜移植物与斜方肌蒂缝合到一起然后固定在三角肌粗隆。使用异体肌腱移植物导致逐渐的牵伸延长，所以斜方肌转位改良为带骨瓣斜方肌，将骨瓣插入到肱骨近端连接。这个手术步骤后来又改进为只取斜方肌的上份和中份，沿着锁骨、喙锁关节和肩峰的外侧，上移斜方肌的止点到肱骨近端。这个最新的改进使近端的松解区域减少，同时止点能转移的距离最远，并为三角肌提供了更好的力学优势。

单纯采用斜方肌上部转位，不实行反肩关节置换治疗臂丛神经损伤的总体临床疗效满意，并且具有很高的患者满意度，但是如果伴有肩袖撕裂或盂肱关节不稳则临床疗效较差。上述手术方案报道获

表 7.1 神经植入和肌腱转位治疗三角肌功能缺失或不全的比较

	神经移植	肌腱转位
适应证	腋神经损伤	腋神经损伤三角肌损伤或切除后，臂丛麻痹
外展功能恢复	是	是
时间窗	是	否
与反肩置换一期手术	否（反肩置换前必须确认三角肌功能恢复）	是（反肩置换和肌腱转位的制动时间重合）

得的运动幅度改善外展平均为 $45°~60°$，解决了术前盂肱关节半脱位的症状，并获得了较高的患者满意度。

三角肌重建的第二选择是带蒂背阔肌转位。背阔肌止于肱骨，起于胸椎和腰椎。血管神经束结构在背阔肌深面，因为有大量的血供供应背阔肌，转位时需要较好的止血。背阔肌的蒂相对较长，肌肉可通过蒂的旋转较完整地覆盖在原三角肌位置上（图 7.2）。

Muramats 等报道因为骨肿瘤而完全切除了三角肌，然后施行带蒂背阔肌转位不联合施行反肩关节置换重建三角肌的患者。这些患者肩袖仍然保留完整，总共 4 例患者，术后肩关节外展都达到了 $160°$ 以上。Itoh 等报道 10 例三角肌病变患者经历了背阔肌转位，没有联合施行反肩关节置换，外展角度达到了 $90°$ 以上，其认为：完整的肩袖有助于获得好的肩关节术后功能。

肌腱转位进行三角肌功能重建的第三个选择是带蒂胸大肌转位。Resch 等在 2008 年报道了该手术细节，从胸大肌的锁骨止点，部分胸骨止点剥离，避开紧贴锁骨下神经血管束结构，翻转皮瓣将深面变为浅层，再重新固定于锁骨外侧和肩峰前方（图

7.3）。胸大肌的止点可向上，向外侧牵拉保持更好的肌肉张力。Resch 等报道胸大肌转位进行三角肌功能重建术后肩关节外展、前屈功能以及 Constant 评分都获得了明显的改善。一个胸大肌瓣重建三角肌功能小样本研究也报道术后肩关节的稳定性，三角肌的外观，以及外展、前屈功能得到了恢复。

4. 肌腱转位联合肩关节置换后的临床疗效

Elhassan 等最早报道了 31 例胸大肌转位联合反肩关节置换。所有的患者都有腋神经损伤所致的慢性三角肌功能麻痹，并有骨性关节炎和肩袖损伤的症状。经历平均 37 个月的随访后，总体主观肩关节功能改善率从 7% 升到 53%，DASH 评分从 54 分降到 33 分，前屈功能从 11° 增加到 83°（幅度 50°~110°，P<0.05），外旋功能幅度从 3° 升到 16°（幅度变化 5°~30°，P<0.05）。并发症包括 2 例患者出现肩峰骨折，3 例患者出现血肿并自愈，2 例患者出现转位后近端部分剥离，但患者总体满意并拒绝再一次手术。

一个只有 2 例患者的带蒂背阔肌转位治疗三角肌功能不全的研究报道，其中 1 例一期同时施行肌腱转位和反肩关节置换，而非分期手术。Goel 等报道了 1 例行背阔肌皮瓣转位并同时行反肩关节置换的个案。术后 1 年，患者恢复了运动功能，前屈 135°，外旋 20°，内旋到 L2 水平。肌电图显示背阔肌肌电活动正常，影像学提示背阔肌转位后位置稳定。Dosari 等报道背阔肌转位 5 个月后再施行反肩关节置换后恢复了肩关节的运动功能，并且疼痛减轻。

5. 研究人员首选的治疗策略

治疗步骤包括：首先临床体检和肌电图确认腋神经失去功能；MRI 证实三角肌萎缩。体格检查发现三角肌的前、中两个头伴或不伴后侧头麻痹，才确诊为三角肌麻痹。另外，时间上三角肌失去功能至少 18 个月并且没有神经恢复或临床功能改善迹象。如果进行了神经修复或重建，失神经功能必须在神经相关术后 18 个月才能确认。另外，患者必

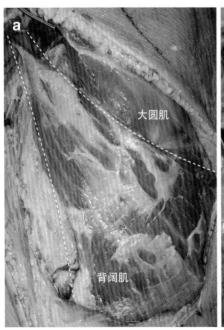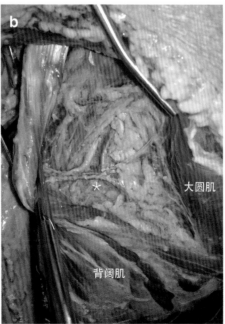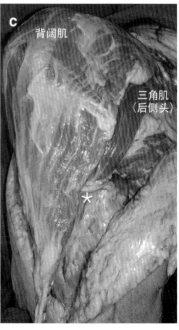

图 7.2　带蒂背阔肌转位治疗三角肌功能不全。（a）背阔肌起点较宽，而腱的止点较窄，止于左上方肱骨近端；（b）背阔肌的神经血管束结构（＊符号）；（c）通过背阔肌蒂的旋转将背阔肌覆盖整个三角肌（＊符号）

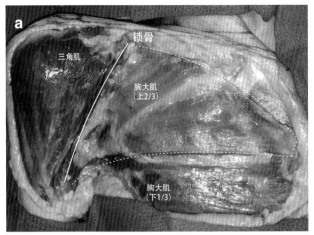

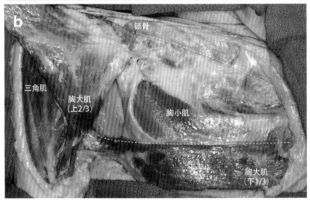

图 7.3 带蒂胸大肌转位的解剖。（a）胸大肌和三角肌前方的解剖；（b）胸大肌（上 2/3）翻开暴露肌肉深面的神经血管束结构。该图也显示了胸大肌对三角肌广泛的覆盖范围

须伴有骨性关节炎和肩袖损伤的症状。

对于年轻患者或活动要求较高的患者，盂肱关节融合可能也是合适的。如果神经损伤在 6~8 个月内，神经转位以恢复腋神经功能可能是合适的。然而，如上文所述，我们没有在行反肩置换后再行神经转位手术来治疗三角肌麻痹，因为反肩置换的选择指征之一就是神经损伤后 18 个月，这个时间窗就已经超出了神经转位的时限。如果系列随访肌电图提示肌电活动的改善，手术计划可能应该谨慎地推迟直到腋神经恢复处于平台期。再强调一次，肩关节置换联合带蒂胸大肌转位可以作为补救性手术，尤其是对于年轻、活动要求高的患者。

如果选择肩关节置换合并胸大肌转位这个术式，要告知患者反肩关节置换的术后功能和活动预

期，另外胸大肌转位后可能的畸形。如果患者不能主动外旋超过肩关节中立位，则需要同时行肌腱转位恢复外旋功能，或采用斜方肌转位或背阔肌转位。

6. 研究人员首选的胸大肌转位手术技巧

研究人员使用的胸大肌转位技巧的文章最近已经发表，研究中偏爱胸大肌转位而不使用背阔肌的主要原因是解剖和协同功能的考虑。解剖上，胸大肌毗邻三角肌，手术可以在前方一个切口下完成。这样行胸大肌转位时可以将患者置于沙滩椅上，而背阔肌转位则需要使用侧卧位。另外，带蒂胸大肌转位处理神经血管束结构只需要很少的分离，而背阔肌转位则需要在腋动脉水平做很多的分离。最重要的是考虑到肌肉的协同作用，胸大肌的上部在肩关节前屈的时候，特别是前臂旋前的时候，可以自动收缩。

肩关节反肩置换合并胸大肌转位的手术步骤如下。患者置于沙滩椅位或改良侧卧位。切口自胸锁关节下方、外侧 2cm 开始，向上沿着锁骨下缘朝肩锁关节延伸，经过三角肌胸大肌间隔，直到三角肌的止点。全厚皮瓣分离然后暴露胸大肌。辨认胸大肌的三个肌束：朝向锁骨头方向，朝向胸骨头上部和朝向胸骨头下方的方向。因为锁骨头，胸骨头上方与胸骨头下方为不同的神经血管束支配，通过此解剖结构为基础分离胸大肌。带蒂胸大肌皮瓣分离从胸部头和锁骨头的止点处开始，分离胸骨头的上方部分和全部锁骨头，注意保护神经血管束结构。胸大肌血管神经束位于锁骨中段外侧，在将肌肉从锁骨远端至中部分离之前，应抬起肌腹。完成胸大肌从起点的分离后，切断其在肱骨的止点，抬起肌肉，从而允许直视近端移动血管神经束、腋动脉、腋静脉（图 7.3b~d）。当完成胸大肌的分离和准备后，用一个湿纱布保护，进行反肩关节置换操作。

然后完成反肩关节置换标准操作。在之前胸大肌皮瓣准备过程中，萎缩的三角肌前方已经被切除，清理锁骨的外 1/3，肩峰前方。多个 2 号不可吸收

线通过之前准备的锁骨和肩峰的经骨隧道。胸大肌经过翻转（类似翻书），以使其最内侧部分固定在肱骨外侧。保持肩关节前屈 60°，缝合固定胸大肌近端到锁骨和肩峰上，远端的肌腱部分可通过皮质骨锚钉缝合固定并用软组织加强。在分层的皮下切口缝合之前放置引流管。

术后患者术侧肩放在预先定制的支具上，并保持前屈 60°，以及休息位的内旋。如果还进行了外旋功能重建，则支具设定为 60° 前屈和 40° 外旋位。患者严格制动 8 周，然后开始辅助主动活动 8 周。术后 4 个月，开始轻度的力量训练 8 周，然后开始最大 6.8kg 的疼痛耐受情况下，各个方向的力量训练。术后 5 个月内避免各个方向的被动牵伸以避免对转位胸大肌的损伤。

五、结论

三角肌功能不全或麻痹患者，神经移植或肌腱转位重建三角肌功能都可以恢复肩关节的功能和活动度，取得较好的临床疗效。在肩袖功能丧失或严重骨性关节炎患者可以采用三角肌功能重建合并肩关节置换术，预期可获得满意的疼痛缓解和肩关节功能改善。

参考文献

[1] Howell SM, Kraft TA. The role of the supraspinatus and infraspinatus muscles in glenohumeral kinematics of anterior should instability. Clin Orthop Relat Res. 1991;(263):128–134.

[2] Yang X, Xu B, Tong JS, Zhang CG, Dong Z, Liu JB. Triceps motor branch transfer for isolated axillary nerve injury: outcomes in 9 patients. Orthop Traumatol Surg Res. 2017;103:1283.

[3] Perlmutter GS. Axillary nerve injury. Clin Orthop Relat Res. 1999;(368):28–36.

[4] Steinmann SP, Moran EA. Axillary nerve injury: diagnosis and treatment. J Am Acad Orthop Surg. 2001;9(5):328–335.

[5] Narakas AO. Paralytic disorders of the shoulder girdle. Hand Clin. 1988;4(4):619–32.

[6] Chang H, Park JB, Hwang JY, Song KJ. Clinical analysis of cervical radiculopathy causing deltoid paralysis. Eur Spine J. 2003;12(5):517–21.

[7] Rosso C, Mueller AM, McKenzie B, Entezari V, Cereatti A, Della Croce U, et al. Bulk effect of the deltoid muscle on the glenohumeral joint. J Exp Orthop. 2014;1(1):14.

[8] Werthel JD, Bertelli J, Elhassan BT. Shoulder function in patients with deltoid paralysis and intact rotator cuff. Orthop Traumatol Surg Res. 2017;103(6):869–73.

[9] Selim NM. Trapezius tendon transfer according to Saha after neglected complete axillary nerve injury. Acta Orthop Belg. 2012;78(4):436–41.

[10] Cofield RH, Briggs BT. Glenohumeral arthrodesis. Operative and long-term functional results. J Bone Joint Surg Am. 1979;61(5):668–77.

[11] Witoonchart K, Leechavengvongs S, Uerpairojkit C, Thuvasethakul P, Wongnopsuwan V. Nerve transfer to deltoid muscle using the nerve to the long head of the triceps, part I: an anatomic feasibility study. J Hand Surg Am. 2003;28(4):628–32.

[12] Leechavengvongs S, Witoonchart K, Uerpairojkit C, Thuvasethakul P. Nerve transfer to deltoid muscle using the nerve to the long head of the triceps, part II: a report of 7 cases. J Hand Surg Am. 2003;28(4):633–8.

[13] Leechavengvongs S, Malungpaishorpe K, Uerpairojkit C, Ng CY, Witoonchart K. Nerve transfers to restore shoulder function. Hand Clin. 2016;32(2):153–64.

[14] Baltzer HL, Kircher MF, Spinner RJ, Bishop AT, Shin AY. A comparison of outcomes of triceps motor branch-to-axillary nerve transfer or sural nerve interpositional grafting for isolated axillary nerve injury. Plast Reconstr Surg. 2016;138(2):256e–64e.

[15] Salazar DH, Chalmers PN, Mackinnon SE, Keener JD. Reverse shoulder arthroplasty after radial-toaxillary nerve transfer for axillary nerve palsy with concomitant irreparable rotator cuff tear. J Shoulder Elb Surg. 2017;26(1):e23–e8.

[16] Kotwal PP, Mittal R, Malhotra R. Trapezius transfer for deltoid paralysis. J Bone Joint Surg Br. 1998;80(1):114–6.

[17] Saha AK. Surgery of the paralysed and flail shoulder. Acta Orthop Scand. 1967;(Suppl 97):5–90.

[18] Ruhmann O, Schmolke S, Bohnsack M, Carls J, Wirth CJ. Trapezius transfer in brachial plexus palsy. Correlation of

the outcome with muscle power and operative technique. J Bone Joint Surg Br. 2005;87(2):184–190.

[19] Aziz W, Singer RM, Wolff TW. Transfer of the trapezius for flail shoulder after brachial plexus injury. J Bone Joint Surg Br. 1990;72(4):701–704.

[20] Mir-Bullo X, Hinarejos P, Mir-Batlle P, Busquets R, Carrera L, Navarro A. Trapezius transfer for shoulder paralysis. 6 patients with brachial plexus injuries followed for 1 year. Acta Orthop Scand. 1998;69(1):69–72.

[21] Itoh Y, Sasaki T, Ishiguro T, Uchinishi K, Yabe Y, Fukuda H. Transfer of latissimus dorsi to replace a paralysed anterior deltoid. A new technique using an inverted pedicled graft. J Bone Joint Surg Br. 1987;69(4):647–651.

[22] Muramatsu K, Ihara K, Tominaga Y, Hashimoto T, Taguchi T. Functional reconstruction of the deltoid muscle following complete resection of musculoskeletal sarcoma. J Plast Reconstr Aesthet Surg. 2014;67(7):916–920.

[23] Narakas AO. Muscle transpositions in the shoulder and upper arm for sequelae of brachial plexus palsy. Clin Neurol Neurosurg. 1993;95(Suppl):S89–S91.

[24] Resch H, Povacz P, Maurer H, Koller H, Tauber M. Pectoralis major inverse plasty for functional reconstruction in patients with anterolateral deltoid deficiency. J Bone Joint Surg Br. 2008;90(6):757–763.

[25] Hou CL, Tai YH. Transfer of upper pectoralis major flap for functional reconstruction of deltoid muscle. Chin Med J. 1991;104(9):753–757.

[26] Lin H, Hou C, Xu Z. Transfer of the superior portion of the pectoralis major flap for restoration of shoulder abduction. J Reconstr Microsurg. 2009;25(4):255–260.

[27] Elhassan BT, Wagner ER, Werthel JD, Lehanneur M, Lee J. Outcome of reverse shoulder arthroplasty with pedicled pectoralis transfer in patients with deltoid paralysis. J Shoulder Elb Surg. 2018;27(1):96–103.

[28] Dosari M, Hameed S, Mukhtar K, Elmhiregh A. Reverse shoulder arthroplasty for deltoid-deficient shoulder following latissimus dorsi flap transfer. Case report. Int J Surg Case Rep. 2017;39: 256–259.

[29] Goel DP, Ross DC, Drosdowech DS. Rotator cuff tear arthropathy and deltoid avulsion treated with reverse total shoulder arthroplasty and latissimus dorsi transfer: case report and review of the literature. J Shoulder Elb Surg. 2012;21(5):e1–e7.

第二部分

肩关节置换术后翻修：

诊断和管理

第八章　肩关节置换术后肩痛的一般治疗策略

Vahid Entezari，Surena Namdari

译者：孙玉成

审校：王洪，周兵华，周游，陈明亮

一、简介

在美国，超过 5400 万名（大于总人口的 23%）成人饱受关节炎导致的疼痛，功能丧失和严重的残疾。关节置换是治疗终末期关节炎的有效方法，可缓解疼痛、增加活动度，提高生活质量。与髋关节和膝关节置换相比，肩关节置换术的数量仍然较少，但过去几十年来，肩关节置换和翻修术的数量激增。例如，在 2000—2008 年，美国的肩关节置换术以每年 12% 的速率增加。这种手术数量的增加主要是归因于人口老龄化，诊断方式发展，植入材料和设计的改进，适应证的扩大以及对于骨科医生手术的广泛培训。国家统计数据显示自 2004 年反肩置换引入美国市场以来，其使用逐年增加，而半肩关节置换术的比重急剧下降。

适应证的扩大以及全肩关节置换（TSA）率增加在不久的将来将会不可避免地带来翻修率上升。虽然一些研究表明：医生和所在医院所完成的病例数量与置换术后的结果和并发症直接相关，但大多数肩关节置换术是由经验相对欠缺的医生完成的。特别是对年轻患者扩大肩关节置换术的适应证，将会增加未来翻修术的数量和难度。Denard 等研究了55 岁以下肩关节置换患者长期随访结果，发现肩关节假体 5 年的使用率为 98%，然而 10 年后的使用率仅为 63%。

鉴于翻修的复杂性，肩肘外科医生对于肩关节置换失效后的病情检查、诊断和管理的认识至关重要。本章将回顾肩关节置换术后疼痛的原因、诊断和治疗，并从循证医学和系统的角度提出方法来应对一些常见的问题。

二、肩关节置换术后疼痛

肩关节置换术可以缓解大多数患者肩关节的疼痛，改善功能和提高生活质量。Carter 等对 20 项研究中的 1576 例 TSA 进行了系统回顾评价，并发现疼痛程度和一些疼痛相关的主观指标均得到显著改善。尽管有些研究报道了良好的结果，但是肩关节置换术后的疼痛并不少见。例如，Deshmukh 等报道了 320 例 TSA 患者不少于 10 年随访结果；只有 6.9% 的患者需要进行翻修手术，但是却有 32% 患者仍然需要忍受持续性的疼痛。

肩痛被认为是肩关节置换术后翻修的最常见原因。Hasan 等回顾了 141 例肩关节置换术失败的病例，发现 82% 的患者患有疼痛，74% 的患者有肩关节僵硬症状。队列研究显示与置换失败相关的主要因素包括盂肱关节不稳定，关节盂松动，假体组件错位，大结节畸形愈合，肩袖撕裂，关节盂磨损以及感染。

三、肩关节置换术后疼痛的病因

肩关节置换术后短期出现疼痛是可以预期的，但手术恢复期以后出现持续性疼痛或再次疼痛被认为是异常的，需要进一步查明病因。由于肩关节的非承重性质和运动的高代偿性，术后疗效不太理想的患者往往会推迟就诊和（或）选择不进行翻修手术。无论如何，肩关节置换术后的持续性疼痛需要一个全面的病情检查来解决患者的担忧和决定是否有进行翻修手术的必要。

肩关节置换术后疼痛的系统性评价，需要外科医生考虑肩关节置换术失败的早期和晚期出现的原因（表 8.1）。然而目前关于肩关节置换术后"早期"或"晚期"时间没有通用定义。一般来说如果患者在术后疼痛并没有缓解，则应该在检查中更多地考虑早发病因，而不是功能恢复良好几年后出现疼痛出现的病因。像肩关节不稳等一些并发症可在术后的任何时候发生，并可能由不同的力学原因引起。早期出现的肩关节置换术后不稳可能与假体位置不佳，软组织平衡性差或创伤性肩胛下肌断裂有关，但迟发性不稳定可能是假体植入失败，假体的磨损或是肩袖撕裂的结果。

表 8.1　肩关节置换术后疼痛的病因

早期病因	迟发性因素
急性感染	亚急性 / 慢性感染
血肿	肩袖损伤
僵硬	无菌性假体松动
神经损伤	异位骨化
肩胛骨骨折（反肩置换）	关节盂磨损（半肩置换）
肩胛下肌损伤	假体失效
三角肌撕脱	不稳定
金属过敏	假体周围骨折
不稳定	
假体周围骨折	

引起肩关节置换术后疼痛的原因很多，可能是因为患者的个体原因，原始手术的病因或植入物类型（表 8.2）。例如关节盂磨损是导致骨关节炎半肩关节置换失败的最常见原因，而大结节骨不连或畸形愈合是半肩置换术治疗肱骨近端骨折失败的最常见原因。术后肩关节僵硬和关节盂松动是 TSA 失败的最常见原因，不稳是反肩置换后翻修的主要原因。Bohsali 等回顾了过去 10 年肩关节置换术后的并发症发生率，发现并发症的总体发生率从 14.7% 下降到 11.0%。一些病因如反肩置换中出现肩胛骨应力性骨折通常只发生在骨质疏松的女性患者。外科医生应采用针对患者个体化的方法来处理肩关节置换术后的疼痛，需综合考虑患者病史、体格检查、X线片、实验室检查和植入物特异性特征。

四、诊断肩关节置换术后疼痛

1. 病史

完整而有针对性的病史可能是肩关节置换术后疼痛病情检查最重要的部分。病史应首先描述疼痛的性质、严重程度和解剖位置，与关节运动的关系以及与手术相关症状出现的时间。应记录任何相关症状，包括僵硬、弹响、不稳定感、上肢麻木或虚弱、颈部疼痛和神经根性疼痛。虽然典型的感染症状在肩周围假体感染中很少见，但应该询问患者的全身症状，包括发热、寒战和夜汗，以及任何切口愈合的问题，过多的引流以及术后长期使用抗生素的病史。有关术后病程，康复方案以及跌倒或上肢外伤史的信息都非常有价值。既往病史（包括糖尿病、骨质疏松症、凝血病）和既往感染，以及服药史（如长期服用抗生素、类固醇皮质激素、全身免疫抑制剂和抗凝药物）。手术史包括了第一次关节置换，最近的牙科手术，泌尿外科或胃肠道手术。每个手术的详细信息（如日期、外科医生姓名和医院的名字）都应为翻修手术详细收集。

表 8.2　不同肩关节假体置换术后并发症的常见原因

	半肩置换		正肩置换	反肩置换
	骨性关节炎	肱骨近端骨折		
并发症发病率（短到中期）	2.9%~17.0%	5.0%~64.0%	10.3%	16.1%
并发症	关节盂磨损	大结节不愈合/畸形愈合	假体松动	不稳定
	肩袖损伤	假体高度以及磨损的技术错误	不稳定	肩胛骨骨折
	神经损伤	神经损伤	假体周围骨折	假体周围骨折
	感染	感染	肩袖撕裂	神经损伤
			神经损伤	感染
			感染	

2. 体格检查

视诊是完整体格检查的第一步，需要完全暴露肩关节及其边缘。检查者应该寻找不对称的征象，肌肉萎缩，三角肌撕脱和先前手术切口位置，切口延迟愈合和感染的迹象（红斑、水肿或渗出）。下一步是触诊，包括评估切口、盂肱关节线、肩锁关节和胸锁关节以及肩峰和肩胛冈后缘周围的压痛的评估。应对所有平面的肩关节运动进行评估，检查者应特别注意被动运动和主动活动的范围是否一致。如果被动和主动运动范围受限一致，可能是广泛的瘢痕形成、植入物的机械撞击或骨性的异常所致。如果被动运动正常但主动活动受限，则应考虑肌肉无力，肌腱断裂或神经问题。如果可能，应要求患者再现机械症状，如捻发音或"咔嗒"声。此外，还应对上肢的神经功能和血管灌注进行检查。

3. 影像检查

在评估肩关节置换术后疼痛中，影像学检查的目的是评估骨、软组织、植入物及其关系（表8.3）。X线片和CT检查是评估骨质量、骨折、结节愈合、假体位置、关节脱位和松动的主要方式。在软组织评估方面，超声（US）和CT关节造影是评估软组织反应，关节液以及肩袖肌腱和肩部肌肉完整性的首选方式。根据经验，即使使用金属减影成像技术，MRI的效用仍然受限于由金属假体引起的伪影和只能得到有限的软组织评估。

4. X 线片

X线片相对比较便宜，并能提供关于骨、软组织和假体的信息，大多数医院都有相关设备，是评估肩关节置换术后疼痛的首选方式。X线片至少应包括前后位，Grashey位和轴位。X线片图像中应当包含盂肱关节，肩胛骨的内侧缘和整个假体，肱骨干。一般来说，变化是很细微的，检查者需比较之前一系列的X线片才能辨别骨质流失和假体的松动或移位。

肩关节前后位以及Grashey位片可以评估整体的骨质量，局灶性骨吸收，骨折或撞击以及异位骨化。在肱骨侧，评估"假体过紧"，柄松动或下沉需要观察假体立线，肱骨头大小，结节高度，骨水泥分布和骨溶解（图8.1）。轴位片可用于评估关节盂磨损，假体与关节盂的前后关系以及假体的半脱位或脱位（图8.2）。轴位片也可用于评估小结节截骨的位置和可能的移位（图8.3）。检查者应通过比较患者术前和术后X线片，关注肩峰以及肩胛冈骨折

表 8.3　肩关节置换术后疼痛的骨、软组织和植入物的影像学评估

影像学评估	骨	软组织	植入物
X 线	骨骼质量 骨吸收 关节盂磨损 大结节畸形愈合 假体周围骨折 肩胛骨骨折 过紧 开槽	肿胀的 关节内有气体 异物 异位骨化	假体松动 假体失效 / 分离 半脱位 / 脱位
超声	–	关节积液 血肿 三角肌分离 肩袖完整性	–
CT/CT 关节造影 /MARS CT	骨骼质量 肱骨丢失 关节盂磨损 骨折愈合 大结节位置 假体周围骨折 肩胛骨骨折	软组织包膜完整性 肌肉萎缩 钙化 关节内有气体 异物	假体完整性 假体松动

在疼痛的反肩置换术后的出现。

X 线片也是术前计划的重要依据。它们用于评估肱骨髓腔大小，关节线内移量，结节位置以及异位骨化的存在和位置。三角肌的张力过小或过大可能导致反肩置换假体的不稳定或可能的肩胛骨骨折。缺血性坏死，畸形愈合或肱骨近端骨质丢失会使得骨性解剖标志难以确定以及术中需要的肱骨延长量难以确定。双侧全长手臂 X 线片将为术中患侧肱骨的延长以及优化软组织张力提供客观的术前参考。

5. 超声

超声是另一种成本较低的影像检查，可以评估软组织的损伤，包括肩袖撕裂、肌肉撕脱或萎缩，以及假体周围的关节液体。超声并不受金属假体的影响，并允许动态的关节评估。超声已经能评估肩关节置换术的肩袖肌腱撕裂。超声引导下诊断性穿刺也常用于肩关节置换术后疼痛性原因的诊断。超声的主要局限性在于其依赖于操作者的经验和技能，患者的体格以及无法评估骨和假体的松动。

6.CT 检查

CT 是评估肩关节置换术后疼痛重要工具。CT 检查提供假体柄与髓腔的匹配度，假体的松动和位移的信息。CT 关节造影可用于评估肩袖完整性和关节盂假体松动。Mallo 等研究了 CT 关节造影术在疼痛性肩关节置换术中评估假体松动的准确性，发现该技术并不能准确地发现假体的松动，并提醒医

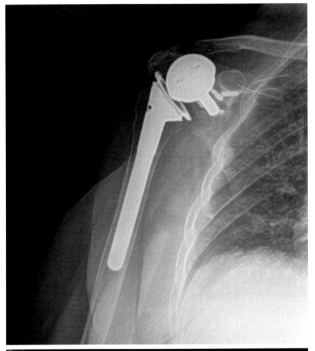

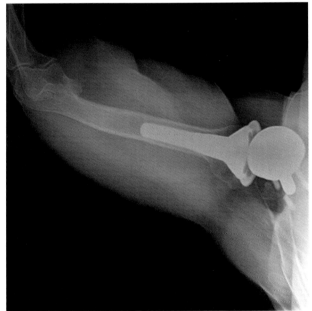

图8.1　78岁男性患者在肩关节置换术1年后出现疼痛和僵硬，肩关节前后位和腋位X线片显示关节盂假体底座的无菌性松动

生谨慎使用。由于肱骨头假体产生的金属伪影，限制了CT检查在量化TSA后关节盂松动的应用。新的假体扫描方法可以改善CT图像质量，而且对患者扫描的体位要求不高，可以使得CT检查对关节盂的松动进行可靠的评估。金属伪影减少方法有其自身的局限性，虽然它可以在视觉上创建具有较少

干扰的更好图像，但它们可以影响金属假体的尺寸和骨小梁图像的质量。近年来使用3D CT重建图像，已成为术前规划翻修手术的有力工具。

7. MRI

MRI对软组织具有较高的分辨率，但由于其费用高且易受金属伪影影响，因此限制了其在肩关节置换术后疼痛评估中的应用。金属伪影减少方案后的MRI在肩关节置换术后的主要优点包括：可以评估肩袖撕裂，肩袖肌肉萎缩，臂丛神经损伤和周围软组织损伤。Sperling等报道称，尽管存在金属伪影，但MRI能够正确识别出11例全层肩袖撕裂病例中的10例和肩关节置换术后肩袖完整的10例病例中的8例。这表明了对于肩关节置换术后肩袖撕裂高风险患者选择性的应用金属伪影减少方案的MRI检查可能是合理的。

8. 核医学

核医学在肩关节置换术后痛中的应用主要集中在关节假体感染，假体松动评估和隐匿性骨折。X线片通常不具备诊断早期阶段的感染，植入物松动和应力性骨折的能力，也不具备检测具有早期诊断价值的生物反应的能力。传统的锝－骨扫描缺乏诊断肩关节假体感染的特异性。由于它的非特异性，核素扫描在肩关节置换后疼痛的诊断作用尚不明确。

9. 肌电图

据报道，肩关节置换术中有0.1%~4.3%的神经损伤，其中大部分涉及腋神经。术后3个月有较高的自愈率。臂丛神经、桡神经和尺神经的损伤也会有报道，但是其受累频率要低得多。在反肩置换中，手臂延长 >2cm 以及术中手臂过度牵拉或许会牵拉臂丛神经导致神经损伤。Ladermann等报道，反肩置换术后3.6周EMG检测到的神经损伤的患病率比TSA高10.5倍。如果术后12周神经损伤仍然没有

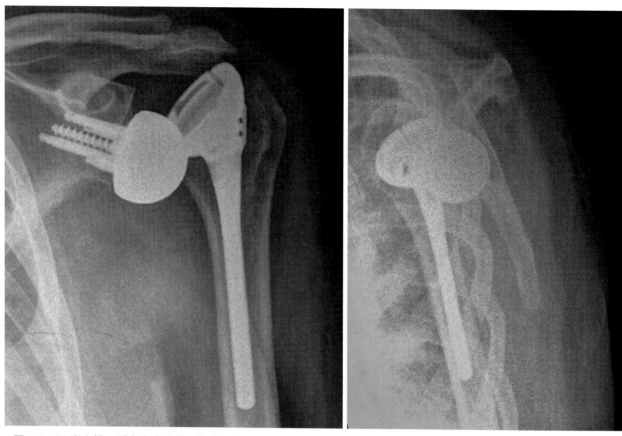

图 8.2　74 岁女性，反向全肩关节置换术 6 个月后出现疼痛，手臂上抬无力和上臂畸形。X 线片显示假体前上脱位

恢复，则需要进行肌电图检查以评估上肢神经的完整性和功能。

10. 实验室检查

感染是肩关节置换术后疼痛重要的需要鉴别的诊断，临床上实验室一些基本的标志物，包括白细胞计数和如红细胞沉降率（ESR）和 C- 反应蛋白（CRP）等炎症标志物有利于诊断。不幸的是，大多数肩部假体周围感染是由惰性生物引起的，而实验室标记通常是阴性的。在关节置换失败的病例中，术中培养的阳性结果与实验室标志物升高之间的相关性低。Villacis 等发现白细胞计数的敏感性较差，仅能预测 7% 的培养阳性的病例。Pottinger 等通过 193 例翻修的肩关节置换术的研究发现只有 17% 的痤疮丙酸杆菌阳性培养患者的 ESR 水平会升高。同样，Grosso 等报道在翻修肩关节置换术

中培养物阳性患者 CRP 的敏感性仅为 33%。术前炎症标志物和白细胞计数在疼痛性肩关节置换术中通常是正常的，但一旦有阳性结果就提醒我们要重视。Chalmers 等查看大型保险数据库发现肩关节翻修置换术后 1 年发生感染的患者中，发现术前 ESR 升高显增加翻修术后发生感染的概率（OR=2.4，$P<0.05$，），尤其是男性（OR=3.8，$P<0.001$）。分析血清和关节穿刺物的细胞因子谱如 IL-6 和 α - 防御素，已经显示出一些优势，但由于成本高，血液样本缺乏敏感性，标本不易获取，以及这些感染检查不能很好地解释与结果的相关性等，都限制了它的应用。

11. 过敏检查

人们对金属过敏引起关节置换后的疼痛了解甚少。髋关节和膝关节文献中有关该主题尚无定论。

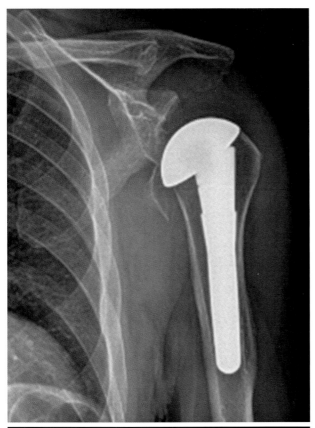

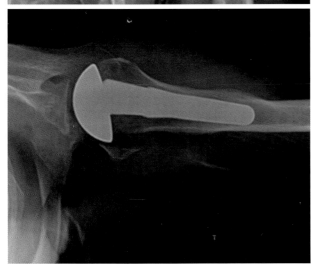

图8.3　72岁男性半肩关节置换术后6周，小结节截骨后修复失败，导致肩胛下功能障碍及假体半脱位

Bravo 等把 161 例金属过敏史全膝关节置换患者（56 例皮肤试验阳性）和 161 例无金属过敏史患者匹配对照。经过 5.3 年的随访，发现疼痛程度，并发症或翻修率均无差异。最常报告的过敏金属是镍，但是可用于评估肩关节置换术中这一问题的数据有

限。Ko 等报道 10 例女性患者术后平均 2 个月出现持续性疼痛，其中 8 例镍过敏阳性，2 例钴过敏阳性。目前面临的挑战是皮肤测试与深层组织对金属植入物反应的相关性的认识不够，以及金属过敏血液测试缺乏一致性，没有统一的标准。Morwood 等回顾了目前关于金属过敏患者肩关节置换的文献，发现没有证据支持金属过敏测试作为常规的术前检查。他们建议对患者进行金属/珠宝过敏的筛查，有阳性病史的患者可更换为无镍/无钴的假体。在肩关节置换术中后疼痛的诊断中，在排除感染或力学上的失败等其他原因后，可使用皮肤贴片或淋巴细胞转化试验筛查金属过敏。

12.关节穿刺

针对肩关节置换术后疼痛，关节穿刺可以直接收集关节液进行培养，是一种比较有效的诊断手段，但在诊断假体周围感染中的效用尚待研究。由于肩关节置换术后解剖位置的改变以及术后瘢痕的形成，盲穿可能会失败。影像学引导下的穿刺在定位穿刺假体周围的关节液方面具有更高的成功率，并且对关节干涩的患者可以进行关节灌洗。虽然关节液穿刺培养成功，但也不清楚是否与组织培养结果相关。Dilisio 等在 19 例肩痛关节置换术患者中，与关节镜下软组织活检的结果进行比较，发现透视引导下关节穿刺关节液培养的敏感性为 16.7%，阴性预测值为 58.3%。诊断肩关节假体关节感染的滑液细胞计数的准确性远低于髋关节和膝关节。研究人员建议无菌条件下进行术前关节液的穿刺。虽然大多数关节穿刺抽吸会导致关节干涩或阴性结果，但阳性的穿刺检查结果对感染具有高度特异性。总体而言，即使是阴性穿刺检查结果，也不能完全排除肩关节置换术后的感染。

13.麻醉下检查（EUA）

麻醉下检查肩关节置换术后疼痛患者，可以发现假体的松动，明显的或亚临床不稳定性以及可能

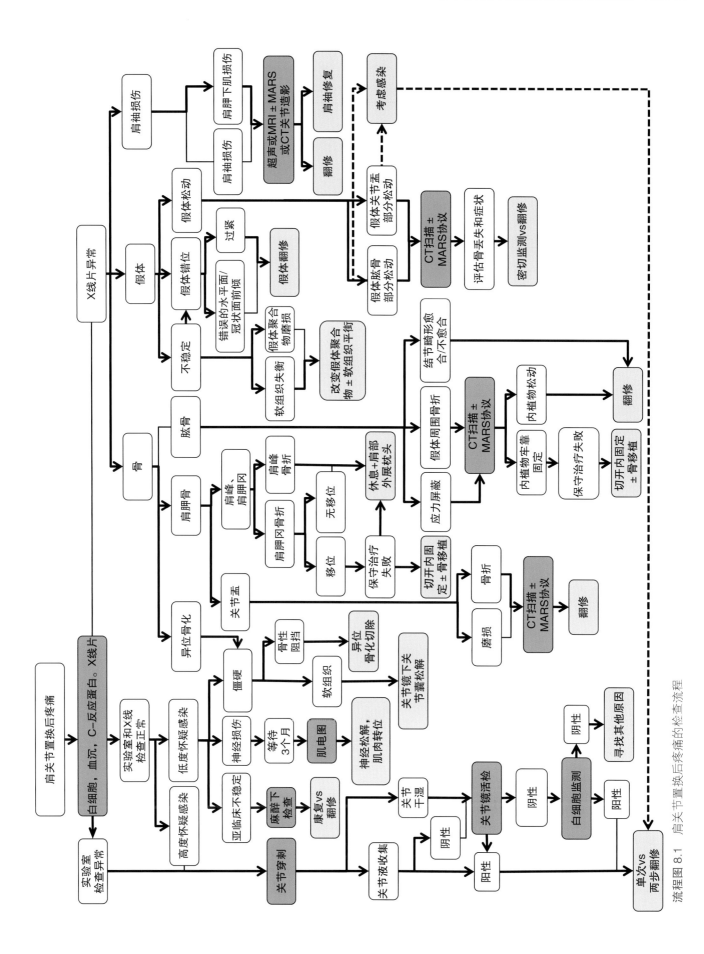

流程图 8.1　肩关节置换后疼痛的检查流程

的骨以及软组织撞击。在关节镜或开放手术之前，外科医生可以使用实时X线透视了解假体的稳定性。Gee等报道TSA术后后向不稳定的病例，在其保守治疗失败后，用EUA进行评估，并在关节镜下进行了关节囊重叠缝合治疗解决了问题。医生应该注意在手法拉伸治疗关节僵硬或复位不稳的肩置换时的医源性假体周围骨折、脱位或神经损伤的可能性。

14. 关节镜检查及软组织活检

当患者出现不明原因的肩关节置换术后疼痛和阴性感染检查时，应使用关节镜检查，可以评估骨和软组织结构，关节盂假体组件的固定，以及获得滑液和组织活检的机会。一项研究表明，诊断性关节镜在检出病原体方面的成功率远高于关节穿刺。Tashjian等在对17例肩关节置换术失败的患者的分析中，显示在翻修前关节镜下或开放活组织检查预测最终翻修时获取样本培养结果的敏感性和特异性分别为90%和86%。此外关节镜评估假体的稳定性比CT关节造影更准确。

15. 诊断性注射

虽然盂肱关节僵硬、关节盂松动和不稳定是引起疼痛性肩关节置的常见原因，但患者疼痛的原因具体是哪一个还是难以判断。在肩峰下间隙或肩锁关节内注射局麻药物进行诊断注射，有助于对疼痛的来源深入了解。因为肩关节置换术后使用诊断性注射可能导致假体周围关节感染，但此方法具有争议。

16. 研究人员推荐的治疗方式

肩关节置换术后疼痛有多种病因以及相应的广泛的病理学表现。关于如何评估这种复杂的疼痛，应该采用何种实验室检查，影像学检查以及诊断步骤以达到最终诊断，文献中并没有统一的共识。此外，通常大多数术前诊断测试结果为阴性，使临床医生无法解释患者术后持续疼痛以及功能障碍的原

因。流程图8.1所示的是研究人员推荐的方法。

五、结论

本章概述了肩关节置换术疼痛的诊断方法，诊断评估包括综合病史、体格检查、实验室评估和诊断研究的文献回顾。随后的章节将着眼于诊断程序和干预措施的建立来进一步评估肩关节置换术后疼痛和功能障碍的原因。

参考文献

[1] Ma VY, Chan L, Carruthers KJ. Incidence, prevalence, costs, and impact on disability of common conditions requiring rehabilitation in the United States: stroke, spinal cord injury, traumatic brain injury, multiple sclerosis, osteoarthritis, rheumatoid arthritis, limb loss, and back pain. Arch Phys Med Rehabil. 2014;95:986–995. e981.

[2] Jain NB, Higgins LD, Guller U, Pietrobon R, Katz JN. Trends in the epidemiology of total shoulder arthroplasty in the United States from 1990-2000. Arthritis Rheum. 2006;55:591–597.

[3] Kim SH, Wise BL, Zhang Y, Szabo RM. Increasing incidence of shoulder arthroplasty in the United States. J Bone Joint Surg Am. 2011;93:2249–2254.

[4] Dillon MT, Chan PH, Inacio MCS, Singh A, Yian EH, Navarro RA. Yearly trends in elective shoulder arthroplasty, 2005–2013. Arthritis Care Res (Hoboken). 2017;69:1574–1581.

[5] Schwartz BE, Savin DD, Youderian AR, Mossad D, Goldberg BA. National trends and perioperative outcomes in primary and revision total shoulder arthroplasty: trends in total shoulder arthroplasty. Int Orthop. 2015;39:271–276.

[6] Jain NB, Yamaguchi K. The contribution of reverse shoulder arthroplasty to utilization of primary shoulder arthroplasty. J Shoulder Elb Surg. 2014;23:1905–1912.

[7] Trofa D, Rajaee SS, Smith EL. Nationwide trends in total shoulder arthroplasty and hemiarthroplasty for osteoarthritis. Am J Orthop (Belle Mead NJ). 2014;43:166–172.

[8] Hasan SS, Leith JM, Smith KL, Matsen FA 3rd. The distribution of shoulder replacement among surgeons and hospitals is significantly different than that of hip or knee

replacement. J Shoulder Elb Surg. 2003;12:164–169.

[9] Bansal A, Khatib ON, Zuckerman JD. Revision total joint arthroplasty: the epidemiology of 63,140 cases in New York state. J Arthroplast. 2014;29:23–27.

[10] Day JS, Lau E, Ong KL, Williams GR, Ramsey ML, Kurtz SM. Prevalence and projections of total shoulder and elbow arthroplasty in the United States to 2015. J Shoulder Elb Surg. 2010;19:1115–1120.

[11] Denard PJ, Raiss P, Sowa B, Walch G. Mid- to long-term follow-up of total shoulder arthroplasty using a keeled glenoid in young adults with primary glenohumeral arthritis. J Shoulder Elb Surg. 2013;22:894–900.

[12] Walch G, Young AA, Melis B, Gazielly D, Loew M, Boileau P. Results of a convex-back cemented keeled glenoid component in primary osteoarthritis: multicenter study with a follow-up greater than 5 years. J Shoulder Elb Surg. 2011;20:385–394.

[13] Lo IK, Litchfield RB, Griffin S, Faber K, Patterson SD, Kirkley A. Quality-of-life outcome following hemiarthroplasty or total shoulder arthroplasty in patients with osteoarthritis. A prospective, randomized trial. J Bone Joint Surg Am. 2005;87:2178–2185.

[14] Deshmukh AV, Koris M, Zurakowski D, Thornhill TS. Total shoulder arthroplasty: long-term survivorship, functional outcome, and quality of life. J Shoulder Elb Surg. 2005;14:471–479.

[15] Torchia ME, Cofield RH, Settergren CR. Total shoulder arthroplasty with the Neer prosthesis: long-term results. J Shoulder Elb Surg. 1997;6:495–505.

[16] Hawkins RJ, Bell RH, Jallay B. Total shoulder arthroplasty. Clin Orthop Relat Res. 1989;242:188–194.

[17] Carter MJ, Mikuls TR, Nayak S, Fehringer EV, Michaud K. Impact of total shoulder arthroplasty on generic and shoulder-specific health-related quality-of- life measures: a systematic literature review and meta-analysis. J Bone Joint Surg Am. 2012;94:e127.

[18] Franta AK, Lenters TR, Mounce D, Neradilek B, Matsen FA 3rd. The complex characteristics of 282 unsatisfactory shoulder arthroplasties. J Shoulder Elb Surg. 2007;16:555–562.

[19] Bohsali KI, Bois AJ, Wirth MA. Complications of shoulder arthroplasty. J Bone Joint Surg Am. 2017;99:256–69.

[20] Bohsali KI, Wirth MA, Rockwood CA Jr. Complications of total shoulder arthroplasty. J Bone Joint Surg Am. 2006;88:2279–2292.

[21] Boileau P, Krishnan SG, Tinsi L, Walch G, Coste JS, Mole D. Tuberosity malposition and migration: reasons for poor outcomes after hemiarthroplasty for displaced fractures of the proximal humerus. J Shoulder Elb Surg. 2002;11:401–412.

[22] Boileau P. Complications and revision of reverse total shoulder arthroplasty. Orthop Traumatol Surg Res. 2016;102:S33–S43.

[23] Otto RJ, Virani NA, Levy JC, Nigro PT, Cuff DJ, Frankle MA. Scapular fractures after reverse shoulder arthroplasty: evaluation of risk factors and the reliability of a proposed classification. J Shoulder Elb Surg. 2013;22:1514–1521.

[24] Gyftopoulos S, Rosenberg ZS, Roberts CC, Bencardino JT, Appel M, Baccei SJ, et al. ACR appropriateness criteria imaging after shoulder arthroplasty. J Am Coll Radiol. 2016;13:1324–1336.

[25] Wiater BP, Moravek JE Jr, Wiater JM. The evaluation of the failed shoulder arthroplasty. J Shoulder Elb Surg. 2014;23:745–758.

[26] Sheridan BD, Ahearn N, Tasker A, Wakeley C, Sarangi P. Shoulder arthroplasty. Part 2: normal and abnormal radiographic findings. Clin Radiol. 2012;67:716–721.

[27] Alolabi B, Youderian AR, Napolitano L, Szerlip BW, Evans PJ, Nowinski RJ, et al. Radiographic assessment of prosthetic humeral head size after anatomic shoulder arthroplasty. J Shoulder Elb Surg. 2014;23:1740–1746.

[28] Ladermann A, Williams MD, Melis B, Hoffmeyer P, Walch G. Objective evaluation of lengthening in reverse shoulder arthroplasty. J Shoulder Elb Surg. 2009;18:588–595.

[29] Sofka CM, Adler RS. Original report. Sonographic evaluation of shoulder arthroplasty. AJR Am J Roentgenol. 2003;180:1117–1120.

[30] Gregory T, Hansen U, Khanna M, Mutchler C, Urien S, Amis AA, et al. A CT scan protocol for the detection of radiographic loosening of the glenoid component after total shoulder arthroplasty. Acta Orthop. 2014;85:91–96.

[31] Arican P, Okudan Tekin B, Sefizade R, Naldoken S, Bastug A, Ozkurt B. The role of bone SPECT/CT in the evaluation of painful joint prostheses. Nucl Med Commun. 2015;36:931–940.

[32] Mallo GC, Burton L, Coats-Thomas M, Daniels SD, Sinz NJ, Warner JJ. Assessment of painful total shoulder arthroplasty using computed tomography arthrography. J Shoulder Elb Surg. 2015;24: 1507–1511.

[33] Yian EH, Werner CM, Nyffeler RW, Pfirrmann CW,

Ramappa A, Sukthankar A, et al. Radiographic and computed tomography analysis of cemented pegged polyethylene glenoid components in total shoulder replacement. J Bone Joint Surg Am. 2005;87: 1928–1936.

[34] Pessis E, Sverzut JM, Campagna R, Guerini H, Feydy A, Drape JL. Reduction of metal artifact with dual-energy CT: virtual monospectral imaging with fast kilovoltage switching and metal artifact reduction software. Semin Musculoskelet Radiol. 2015;19: 446–455.

[35] Vidil A, Valenti P, Guichoux F, Barthas JH. CT scan evaluation of glenoid component fixation: a prospective study of 27 minimally cemented shoulder arthroplasties. Eur J Orthop Surg Traumatol. 2013;23:521–525.

[36] Huang JY, Kerns JR, Nute JL, Liu X, Balter PA, Stingo FC, et al. An evaluation of three commercially available metal artifact reduction methods for CT imaging. Phys Med Biol. 2015;60:1047–1067.

[37] Shim E, Kang Y, Ahn JM, Lee E, Lee JW, Oh JH, et al. Metal artifact reduction for orthopedic implants (O-MAR): usefulness in CT evaluation of reverse total shoulder arthroplasty. AJR Am J Roentgenol. 2017;209:860–866.

[38] Jungmann PM, Agten CA, Pfirrmann CW, Sutter R. Advances in MRI around metal. J Magn Reson Imaging. 2017;46:972–991.

[39] Petscavage-Thomas J. Preoperative planning and postoperative imaging in shoulder arthroplasty. Semin Musculoskelet Radiol. 2014;18:448–462.

[40] Sperling JW, Potter HG, Craig EV, Flatow E, Warren RF. Magnetic resonance imaging of painful shoulder arthroplasty. J Shoulder Elb Surg. 2002;11: 315–321.

[41] Aldinger PR, Raiss P, Rickert M, Loew M. Complications in shoulder arthroplasty: an analysis of 485 cases. Int Orthop. 2010;34:517–524.

[42] Gonzalez JF, Alami GB, Baque F, Walch G, Boileau P. Complications of unconstrained shoulder prostheses. J Shoulder Elb Surg. 2011;20:666–682.

[43] Lynch NM, Cofield RH, Silbert PL, Hermann RC. Neurologic complications after total shoulder arthroplasty. J Shoulder Elb Surg. 1996;5: 53–61.

[44] Barco R, Savvidou OD, Sperling JW, Sanchez-Sotelo J, Cofield RH. Complications in reverse shoulder arthroplasty. EFORT Open Rev. 2016;1:72–80.

[45] Ladermann A, Edwards TB, Walch G. Arm lengthening after reverse shoulder arthroplasty: a review. Int Orthop. 2014;38:991–1000.

[46] Ladermann A, Lubbeke A, Melis B, Stern R, Christofilopoulos P, Bacle G, et al. Prevalence of neurologic lesions after total shoulder arthroplasty. J Bone Joint Surg Am. 2011;93:1288–1293.

[47] Dodson CC, Craig EV, Cordasco FA, Dines DM, Dines JS, Dicarlo E, et al. Propionibacterium acnes infection after shoulder arthroplasty: a diagnostic challenge. J Shoulder Elb Surg. 2010;19:303–307.

[48] Shields MV, Abdullah L, Namdari S. The challenge of Propionibacterium acnes and revision shoulder arthroplasty: a review of current diagnostic options. J Shoulder Elb Surg. 2016;25:1034–1040.

[49] Topolski MS, Chin PY, Sperling JW, Cofield RH. Revision shoulder arthroplasty with positive intraoperative cultures: the value of preoperative studies and intraoperative histology. J Shoulder Elb Surg. 2006;15:402–406.

[50] Villacis D, Merriman JA, Yalamanchili R, Omid R, Itamura J, Rick Hatch GF 3rd. Serum interleukin-6 as a marker of periprosthetic shoulder infection. J Bone Joint Surg Am. 2014;96:41–45.

[51] Pottinger P, Butler-Wu S, Neradilek MB, Merritt A, Bertelsen A, Jette JL, et al. Prognostic factors for bacterial cultures positive for Propionibacterium acnes and other organisms in a large series of revision shoulder arthroplasties performed for stiffness, pain, or loosening. J Bone Joint Surg Am. 2012;94:2075–2083.

[52] Grosso MJ, Frangiamore SJ, Ricchetti ET, Bauer TW, Iannotti JP. Sensitivity of frozen section histology for identifying Propionibacterium acnes infections in revision shoulder arthroplasty. J Bone Joint Surg Am. 2014;96:442–447.

[53] Chalmers P, Sumner S, Romeo A, Tashjian R. Do elevated inflammatory markers associate with infection in revision shoulder arthroplasty? J Shoulder Elbow Arthroplasty. 2018;2:1–5.

[54] Frangiamore SJ, Saleh A, Grosso MJ, Kovac MF, Higuera CA, Iannotti JP, et al. Alpha-Defensin as a predictor of periprosthetic shoulder infection. J Shoulder Elb Surg. 2015;24:1021–1027.

[55] Frangiamore SJ, Gajewski ND, Saleh A, Farias-Kovac M, Barsoum WK, Higuera CA. Alpha-Defensin accuracy to diagnose Periprosthetic joint infection-best available test? J Arthroplast. 2016;31:456–460

[56] Berbari E, Mabry T, Tsaras G, Spangehl M, Erwin PJ, Murad MH, et al. Inflammatory blood laboratory levels as

markers of prosthetic joint infection: a systematic review and meta-analysis. J Bone Joint Surg Am. 2010;92:2102–9.

[57] Bravo D, Wagner ER, Larson DR, Davis MP, Pagnano MW, Sierra RJ. No increased risk of knee arthroplasty failure in patients with positive skin patch testing for metal hypersensitivity: a matched cohort study. J Arthroplast. 2016;31:1717–1721.

[58] Ko JK, Nicholson TA, Hoffler CE, Williams G Jr, Getz C. Metal allergy as a cause of implant failure in shoulder arthroplasty. Orthopedics. 2017;40: e844–e848.

[59] Teo WZW, Schalock PC. Metal hypersensitivity reactions to orthopedic implants. Dermatol Ther (Heidelb). 2017;7:53–64.

[60] Morwood MP, Garrigues GE. Shoulder arthroplasty in the patient with metal hypersensitivity. J Shoulder Elb Surg. 2015;24:1156–1164.

[61] Ince A, Seemann K, Frommelt L, Katzer A, Loehr JF. One-stage exchange shoulder arthroplasty for peri-prosthetic infection. J Bone Joint Surg Br. 2005;87:814–818.

[62] Coste JS, Reig S, Trojani C, Berg M, Walch G, Boileau P. The management of infection in arthroplasty of the shoulder. J Bone Joint Surg Br. 2004;86:65–69.

[63] Dilisio MF, Miller LR, Warner JJ, Higgins LD. Arthroscopic tissue culture for the evaluation of periprosthetic shoulder infection. J Bone Joint Surg Am. 2014;96:1952–1958.

[64] Gee AO, Angeline ME, Dines JS, Dines DM. Shoulder instability after total shoulder arthroplasty: a case of arthroscopic repair. HSS J. 2014;10:88–91.

[65] Tashjian RZ, Granger EK, Zhang Y. Utility of prerevision tissue biopsy sample to predict revision shoulder arthroplasty culture results in at-risk patients. J Shoulder Elb Surg. 2017;26:197–203.

第九章 半肩关节置换术失败的处理

Manesha Lankachandra and Anand M. Murthi

译者：刘晓宁

审校：王洪，周兵华，周游，刘飞

在治疗不同的肩部病变中，半肩关节置换术有着悠久的历史。Neer 在 1955 年，首先描述了半肩关节置换术，为 7 例严重肱骨近端骨折的患者植入了钴铬钼合金肱骨头假体。与同时代的肱骨头切除成形术相比，这个非限制性的整体假体提供了更好的疼痛缓解能力和功能状态。在过去 70 年间，半肩关节置换术的适应证在扩大并且在逐渐改变，从肱骨近端粉碎骨折和无法重建的肱骨近端骨折到由此在那些年轻的群体中出现骨关节炎后遗症等病例，以及非同轴性肩胛盂磨损不适合反式肩关节置换的患者。

尽管半肩关节置换术的使用越来越普遍，但是其失败率仍较高，不管是盂肱关节炎和还是肩关节骨折的病例。最常见的导致半肩关节置换术失败的原因包括：假体不稳定，肩胛盂磨损，肩袖功能障碍，以及在骨折后出现的大、小结节对位不良和再吸收。

出于对早期肩胛盂假体松动的忧虑，半肩关节置换术已经用来代替全肩关节置换术治疗年轻的骨关节炎患者。尽管半肩关节置换术的早期结果在这一部分患者中满意度很高，然而多项研究表明结果并不是那么理想。特别是随着随访时间的增加，假体长期使用率和患者满意度在降低。Levine 等报道了一组病例，共 28 例患者，平均随访 17 年。其中 8 例患者进行了翻修手术，整体而言，Neer 满意度

评分为 25%。Sandow 等对解剖型全肩关节置换术和半肩关节置换术进行了一项长达 10 年的远期疗效分析比较，发现没有一个半肩关节置换术组患者在末次随访时是无痛的，总体翻修率为 31%。

半肩关节置换术患者最常见的翻修原因是存在肩胛盂关节炎所致疼痛。半肩关节置换术后，常常能够在影像学上发现肩胛盂磨损的征象。Herschel 等最近在 118 例患者随访中，发现只有 13 例患者没有肩胛盂磨损。Sperling 等在一项使用全肩关节置换术和半肩关节置换术治疗类风湿性关节炎的病例随访中发现：58/59 例的患者出现了肩胛盂侧骨磨损。当这种发现呈现出痛性骨关节表现时，通常会导致功能结果恶化，翻修手术则是必要的。

肩胛盂磨损患者影像学显示出特征性磨损模式从软骨下骨轻度磨损到软骨下骨内移，半球形变达到和超过喙突的水平。一些相关因素，比如假体位置等对肩胛盂磨损的程度及临床表现并不清楚，尽管一般认为，更好的术前骨量和更好的肩胛盂状况是具有保护性作用的。

半肩关节置换术后，肩袖功能障碍患者表现为肱骨头前上移位及喙肩弓功能不全。临床上这是明显的肩关节功能下降和主动活动度丧失的证据。严重的病例可以出现假体皮下移位（图 9.1）。最近的 1 个包含 157 例翻修手术的病例回顾研究显示 127 例患者因为肩袖功能障碍和不稳定接受了翻修手

术。与肩胛盂损伤一样，尚不清楚植入物位置等因素对肩袖损伤的自然病史有何影响，但过度使用、增大的偏心距及较大的肱骨头是对肩袖的损伤已被证实。据治疗经验，半肩关节置换术最常见翻修原因是肩袖功能障碍而导致的功能丧失（图 9.2~ 图 9.5）。这些患者在 X 线片和体格检查上都有特征性的近端假体移位，均表现出假性麻痹。这些病例在接受反式肩关节置换术后，治疗效果良好，很好地缓解了疼痛并改善了功能。

对于经历了半肩关节置换术的骨折患者，肩袖的状态与结节的位置和肩关节功能密切相关。这可以表现为肱骨大、小结节错位或结节分离以及随后的移位和再吸收。肱骨大、小结节错位和失去固定与初始假体位置及骨质差有关。预防是至关重要的。小心用环扎技术重建肱骨大、小结节可以预防这些

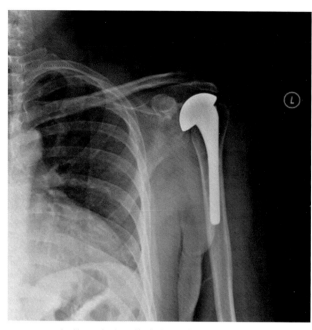

图 9.2　假体近端移位伴临床肩袖功能不全的半肩关节置换术后失败患者的肩关节 X 线正位片

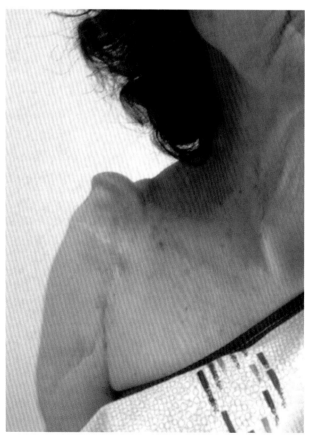

图 9.1　照片显示半肩置换肱骨头假体近端移位于皮下突出

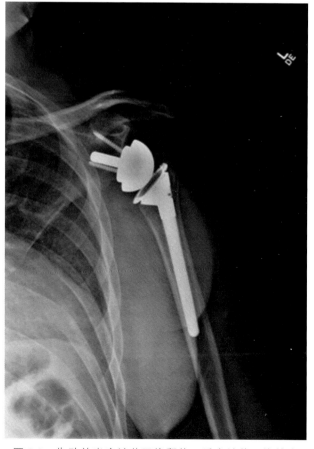

图 9.3　失败的半肩关节置换翻修，反肩关节置换的肩关节 X 线正位片

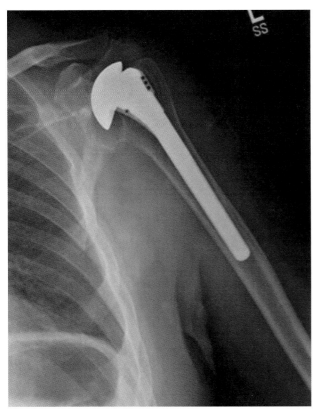

图 9.4　假体近端移位伴临床肩袖功能不全的半肩关节置换术后失败患者的肩关节 X 线正位片

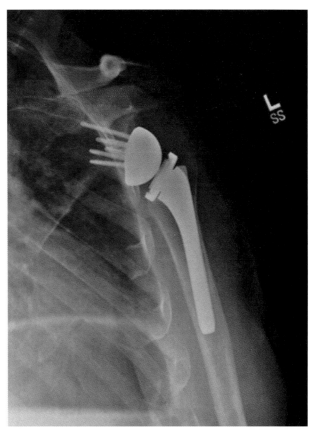

图 9.5　失败的半肩关节置换翻修，反肩关节置换的肩关节 X 线正位片

并发症的发生。

多项研究表明肱骨大、小结节错位与疗效不佳相关，包括肩关节僵硬，无力和持久性疼痛。Boileau 等在一项包含 66 例患者的研究中，发现 33 例患者发生结节错位，与临床疗效不佳相关。在一项对 167 例患者的研究中，Kralinger 等发现唯一显著影响临床结果的因素是结节在解剖位置愈合。那些肱骨大、小结节发生了移位后愈合的患者仅比那些没有愈合或者吸收的患者临床功能好一点儿。

肱骨大、小结节移位会造成骨性撞击导致肩关节活动度降低，造成肩关节机械性活动障碍和疼痛。肩袖承受非解剖学上的应力也会引起肩关节疼痛及肌肉力量减弱。不出意外，基于软组织考虑所进行的翻修手术比由于肩胛盂磨损进行的翻修术效果更差。

翻修失败的半肩关节置换术，手术技术的选择

包括：解剖型全肩关节置换术（TSA），反式肩关节置换术（RSA），以及很罕见的伴有或不伴有肩胛盂保留的半肩关节置换术。这个决定在很大程度上取决于肩袖的状态。如果肩袖功能缺失，那么解剖型全肩关节置换术是禁忌的。因为每个手术的适应证都基于两种不同的临床情况，因此这种情况下很难比较反式肩关节置换术和解剖型肩关节置换术。其他可能影响术式选择的因素包括患者年龄、肩胛盂骨缺损情况（同轴与非同轴，包容度好与包容度不佳）、模块化和肱骨植入物状态（松动或固定良好）。

研究显示在反式肩关节置换术广泛流行之前，由于半肩置换术后失败接受解剖型全肩关节置换的患者临床疗效较差。Carroll 等进行了一项研究，16 例患者经历了从半肩关节置换术后，翻修再次接受解剖型全肩关节置换术，根据 Neer 的标准，发

现 7 例患者效果不佳。Sperling 等报道 18 例患者中，有 7 例效果不佳。在 Carroll 等的研究中，大部分患者最初都是因为骨关节炎接受了半肩置换术，而那些在 Sperling 等的研究中病例大多数骨折病例，但两组患者的临床结果变化很大并且有时难以预测。

随着反式肩关节置换术的普及及其适应证的放宽，其在翻修手术中应用也在增加。关于半肩关节置换术翻修为反式肩关节置换术的数据很少，但大多数研究表明在疼痛缓解和功能改善方面临床疗效令人满意。Levy 等报道了 19 例半肩关节置换术失败患者由于关节炎和肩袖功能障碍接受了反式肩关节置换术治疗，术后显著改善了疼痛和功能。这个系列的并发症发生率相对较高，其中 6 例发生肩部假体相关的并发症，包括聚乙烯内衬失效和底座松动。该假体并发症发生率在存在严重肱骨侧和肩胛盂骨缺损的病例中显著增加。在另一项研究中，Levy 等发现：在那些由于骨折而行半肩置换术后失败的病例，行反式肩关节置换术翻修后，能显著增加关节活动度并提高患者满意度。这个群体并发症发生率为 28%。较差的临床疗效同样与严重的肱骨近端骨缺损有关。

面对肩胛盂磨损的问题，翻修有多种选择。其中许多都是为了翻修先前的包含骨水泥聚乙烯关节盂假体的全肩关节置换术而设计的。尽管如此，考虑到两者都出现了关节线内移，因此需要提供额外的机械支撑。在极端骨质缺损的情况下，大多数外科医生选择使用反式肩关节置换术而非解剖型全肩关节置换术是基于反式肩关节置换术基座固定可靠，能够增加假体稳定性。多项研究已经证明了存在非同轴性或严重骨缺损时全肩关节置换术会失败。

肩胛盂植骨或个体化定制假体的确切适应证尚不完全清楚，但是一般来说，如果反式肩关节置换术基座的背面覆盖率 < 50%，则需要使用关节盂加强固定。Wagner 等使用结构和非结构移植物在接受翻修肩关节成形术的患者中。和其他类似的研究一

样，他们报道了术后临床功能中等程度改善。失败的相关因素是多种多样的，结构与非结构性植骨的临床疗效无显著差异。

治疗较大肩胛盂骨缺损的另一种选择是使用个体化定制假体设计来填补骨缺损。这个"穹隆重建系统"包括基于术前 3D CT 重建的术前计划及个体化假体和工具。对这一技术研究经验主要源自失败的全肩关节置换术及由此带来的骨缺损，文献报道同样适用于失败的半肩关节置换术。这个治疗方式的优点是不需要结构性或非结构性植骨，假体被设计成坚强地固定到残余的肩胛盂骨质。该系统在很大程度上依赖于术前 CT 薄层扫描。

移除半肩置换后假体的指征包括：假体松动，对位不良，机械故障，不稳定或感染。半肩关节置换术所用假体绝大多数是骨水泥型，任何这些并发症的存在都可能需要去除肱骨组件和骨水泥柄。如果不能通过先前的肱骨近端截骨移除假体，肱骨开窗和纵行劈裂是有效的移除假体的途径。

如果肱骨周围内固定完好无损并且位置良好，有时可能保留之前的肱骨植入物并继续使用模块化系统，允许从半肩关节置换术或解剖型全肩关节置换术后肩关节骨质情况能够适合反式肩关节设计。Wieser 等发现患者没必要进行柄更换，不仅手术时间少，失血量少，术中并发症也少于那些需要更换柄的患者。这种处理方式不仅合乎逻辑性，而且也有利于处理之前手术的假体。患者接受模块化反向肩关节置换术相关临床功能数据还较为匮乏，但总体肩关节功能有所提高。

一、研究人员选择的策略

处理这类问题时研究人员更喜欢尽可能保留骨量，翻修手术是否成功很大程度上取决于肩袖的功能状态。在肩袖或肱骨大、小结节缺如时，反式肩关节置换则是翻修的唯一手段。当患者健康并相对年轻，有盂肱关节炎并且肩袖功能完整时，半肩关

节置换术到全肩关节置换术的转变是可行的。然而，术中因素也很重要，如肩胛下肌腱的质量，术中需要二次分离并可靠固定。此外，肩胛盂骨性结构的质量和骨量对翻修手术也是至关重要。聚乙烯肩胛盂假体于关节盂固定稳定是手术成功的必备条件。在肩胛盂不能获得可靠的固定或者肩胛下肌难以修复的情况下，研究人员经常会和患者沟通并告知这种情况翻修不适合选择全肩关节置换术或者反式肩关节置换术。使用平台式肱骨柄完成反式肩关节置换翻修仅仅是术中一个选择而已，当不能植入肩胛盂基座时，肱骨柄侧位置，高度调节基本不太可能。因此，整个半肩假体柄侧部分的移除通常需要截断肱骨颈或者需要肱骨截骨来完成。此外，包容性骨缺损可以通过肩胛盂植骨来处理，即可以是大块同种异体骨（股骨头）或者是脱钙骨基质和松质骨条。肱骨侧皮质支架植骨（内侧或外侧）可用于支撑翻修后生物力学功能弱化的肱骨干或者是处理肱骨干骨缺损。

二、结论

半肩关节置换术失败后翻修是复杂的，需要考虑多个因素的肩部手术。半肩关节置换术失败时必须做出正确诊断，然后采集详细的病史，进行体格检查和影像学检查。翻修手术只有在精细规划，手术工具应在假体选择齐备等条件下才能获得良好的功能效果。

参考文献

[1] Neer CS. Articular replacement for the humeral head. J Bone Joint Surg Am. 1955;37-A:215–228.

[2] Levine WN, Fischer CR, Nguyen D, Flatow EL, Ahmad CS, Bigliani LU. Long-term follow-up of shoulder hemiarthroplasty for glenohumeral osteoarthritis. J Bone Joint Surg Am. 2012;94:e164.

[3] Sandow MJ, David H, Bentall SJ. Hemiarthroplasty vs total shoulder replacement for rotator cuff intact osteoarthritis: how do they fare after a decade? J Shoulder Elb Surg. 2013;22:877–885.

[4] Herschel R, Wieser K, Morrey ME, Ramos CH, Gerber C, Meyer DC. Risk factors for glenoid erosion in patients with shoulder hemiarthroplasty: an analysis of 118 cases. J Shoulder Elb Surg. 2017;26:246–252.

[5] Sperling JW, Cofield RH, Schleck CD, Harmsen WS. Total shoulder arthroplasty versus hemiarthroplasty for rheumatoid arthritis of the shoulder: results of 303 consecutive cases. J Shoulder Elb Surg. 2007;16:683–690.

[6] Rispoli DM, Sperling JW, Athwal GS, Schleck CD, Cofield RH. Humeral head replacement for the treatment of osteoarthritis. J Bone Joint Surg Am. 2006;88:2637–2644.

[7] Merolla G, Wagner E, Sperling JW, Paladini P, Fabbri E, Porcellini G. Revision of failed shoulder hemiarthroplasty to reverse total arthroplasty: analysis of 157 revision implants. J Shoulder Elb Surg. 2018;27:75–81.

[8] Hashiguchi H, Iwashita S, Ohkubo A, Takai S. The outcome of hemiarthroplasty for proximal humeral fractures is dependent on the status of the rotator cuff. Int Orthop. 2015;39:1115–1119.

[9] Boileau P, Krishnan SG, Tinsi L, Walch G, Coste JS, Mole D. Tuberosity malposition and migration: reasons for poor outcomes after hemiarthroplasty for displaced fractures of the proximal humerus. J Shoulder Elb Surg. 2002;11:401–412.

[10] Kralinger F, Schwaiger R, Wambacher M, Farrell E, Menth-Chiari W, Lajtai G, et al. Outcome after primary hemiarthroplasty for fracture of the head of the humerus. A retrospective multicentre study of 167 patients. J Bone Joint Surg Br. 2004;86:217–219.

[11] Sajadi KR, Kwon YW, Zuckerman JD. Revision shoulder arthroplasty: an analysis of indications and outcomes. J Shoulder Elb Surg. 2010;19:308–313.

[12] Carroll RM, Izquierdo R, Vazquez M, Blaine TA, Levine WN, Bigliani LU. Conversion of painful hemiarthroplasty to total shoulder arthroplasty: long-term results. J Shoulder Elb Surg. 2004;13:599–603.

[13] Sperling JW, Cofield RH. Revision total shoulder arthroplasty for the treatment of glenoid arthrosis. J Bone Joint Surg Am. 1998;80:860–867.

[14] Levy JC, Virani N, Pupello D, Frankle M. Use of the reverse shoulder prosthesis for the treatment of failed hemiarthroplasty in patients with glenohumeral arthritis and rotator cuff deficiency. J Bone Joint Surg Br. 2007;89:189–

195.

[15] Levy J, Frankle M, Mighell M, Pupello D. The use of the reverse shoulder prosthesis for the treatment of failed hemiarthroplasty for proximal humeral fracture. J Bone Joint Surg Am. 2007;89:292–300.

[16] Allen B, Schoch B, Sperling JW, Cofield RH. Shoulder arthroplasty for osteoarthritis secondary to glenoid dysplasia: an update. J Shoulder Elb Surg. 2014;23:214–20.

[17] Farron A, Terrier A, Buchler P. Risks of loosening of a prosthetic glenoid implanted in retroversion. J Shoulder Elb Surg. 2006;15:521–526.

[18] Iannotti JP, Norris TR. Influence of preoperative factors on outcome of shoulder arthroplasty for glenohumeral osteoarthritis. J Bone Joint Surg Am. 2003;85-A:251–258.

[19] Wagner E, Houdek MT, Griffith T, Elhassan BT, Sanchez-Sotelo J, Sperling JW, et al. Glenoid bonegrafting in revision to a reverse total shoulder arthroplasty. J Bone Joint Surg Am. 2015;97:1653–1660.

[20] Dines DM, Gulotta L, Craig EV, Dines JS. Novel solution for massive glenoid defects in shoulder arthroplasty: a patient-specific glenoid vault reconstruction system. Am J Orthop (Belle Mead NJ). 2017;46:104–108.

[21] Johnston PS, Creighton RA, Romeo AA. Humeral component revision arthroplasty: outcomes of a split osteotomy technique. J Shoulder Elb Surg. 2012;21:502–506.

[22] Sahota S, Sperling JW, Cofield RH. Humeral windows and longitudinal splits for component removal in revision shoulder arthroplasty. J Shoulder Elb Surg. 2014;23:1485–1491.

[23] Wright TW, Glowczewskie F, Wheeler D, Miller G, Cowin D. Excursion and strain of the median nerve. J Bone Joint Surg Am. 1996;78:1897–1903.

[24] Wieser K, Borbas P, Ek ET, Meyer DC, Gerber C. Conversion of stemmed hemi- or total to reverse total shoulder arthroplasty: advantages of a modular stem design. Clin Orthop Relat Res. 2015;473:651–660.

[25] Williams PN, Trehan SK, Tsouris N, Dines JS, Dines DM, Craig EV, et al. Functional outcomes of modular conversion of hemiarthroplasty or total to reverse total shoulder arthroplasty. HSS J. 2017;13:102–107.

第十章　全肩关节置换术失败的处理

John Wu, Catherine M. Rapp, Edward J. Shields, J. Michael Wiater

译者：袁霆

审校：王洪，周兵华，李新志，刘飞

一、简介

目前在美国，全肩关节置换术数量在所有关节置换术中排名第三，仅次于髋关节和膝关节的数量。在过去的 20 年里，肩关节置换手术总量呈指数级快速增长。在 20 世纪 90 年代，每年总的肩关节置换不到 10 000 例；然而，在 2011 年，施行了大约 67 000 例肩关节置换。解剖型全肩关节置换术（Anatomic Total Shoulder Arthroplasty, aTSA）最常见的指征是肩袖完整且有足够关节盂骨量的肩关节炎。

随着解剖型全肩关节置换术手术量的持续上升，各种原因导致的假体失效也逐渐增多。了解解剖型全肩关节置换术失效的常见模式、诊断以及治疗方法，不仅对于处理这类复杂的案例很重要，而且对于预防也很重要。本章将回顾解剖型全肩关节置换术失败的最常见机制，讨论各种诊断工具，并回顾文献，以获取有关翻修手术最佳方法的临床依据。建议的临床治疗方式及决策流程总结于图 10.1。

二、失效机制

Bohsali 等曾两次对有关解剖型全肩关节置换术的文献进行了系统回顾。第一次涵盖了 1996—2005

年的出版物，包括 30 多项研究了 2500 多例患者；第二次系统回顾纳入了 2006—2015 年间，另外 30 项研究的 3300 多例患者。虽然并发症的总发病率似乎在下降，但内固定失效，尤其是关节盂内固定的失效，仍然是影响假体寿命的一个重要问题。

1. 内固定失效

解剖型全肩关节置换术术后最常见的失效机制是内固定松动、磨损和断裂。假体松动约占所有并发症的 39%，占所有肩关节置换的 4.0%~6.3%。由于这些因素最终会影响治疗决策，因此理解假体内固定失效的模式和原因非常重要。

2. 关节盂内固定失效

关节盂是最常见的失效部位（图 10.2）。关节盂组件松动占所有并发症的 32.0%~37.7%，3.9%~5.3% 的解剖型全肩关节置换术患者有不同程度的松动。不同研究报道显示关节盂松动率可低至 1.1%，高达 14%。重要的是，要注意关节盂松动可能是无症状的，不需要进一步治疗，只需要观察即可。在对解剖型全肩关节置换术关节盂失败的系统回顾中，Papadonikolakis 等发现无症状松动的年发生率为 7.3%，而有症状松动的年发生率仅为 1.2%，翻修率甚至更低，为 0.8%。该研究并没有发现无症状松动和翻修之间的相关性（$r=0.03$），而有症状

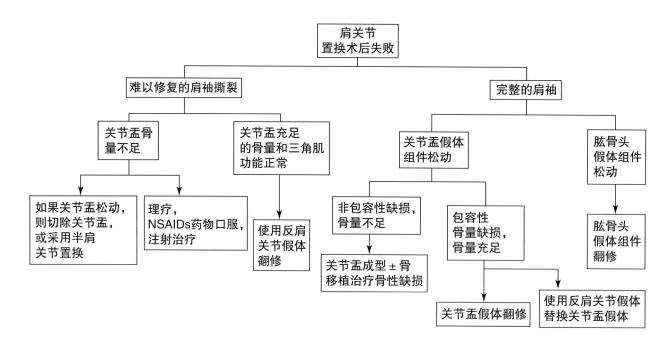

图 10.1 无感染或骨折的全肩关节置换术失败的治疗决策流程

松动与翻修相关（r=0.77）。因此，无症状的松动可谨慎随访，无须进一步检查或治疗。不同文献的差异之处可以用与增加关节盂内固定使用时间相关的设计因素来解释。

已经有很多文献证实，与全聚乙烯内固定相比，由于松动和假体周围骨折的增加，金属支撑和金属长入类关节假体更容易产生不良结果（图 10.3）。据报道，金属内固定的松动率为 5%~42%，而金属假体周围骨折的发病率为 9.4%~21.0%。此外，生物力学测试初始固定强度和微动也支持了使用全聚乙烯假体，而不是金属假体。因此，早期设计的全金属支撑类关节盂基本上已被放弃了。然而，生物长入内固定在全髋关节置换术中的成功，以及在肩部肱骨侧的成功，使得人们仍倾向于该内固定。因此，新的设计结合了一个中央生物钉和周边水泥钉，试图结合两种设计的优势。目前还没有关于植入成功或失败的长期数据。

另一个可能影响假体寿命中的设计是肱骨头和关节盂之间的匹配度和肱骨头偏心。减少肱骨头侧偏心或增加关节盂和肱骨头的匹配度可以限制肱骨界面的接触应力，减少肩胛盂聚乙烯的磨损，提高

关节的稳定性；但也降低了肱骨头受力的传递，从而增加了骨 – 植入物界面的接触应力，可能导致部件松动。因此，一些关节盂曲率半径大于肱骨头偏心的不匹配，可能正是平衡磨损与松动的理想设计。在一个多中心病例系列回顾中，1542 例使用全聚乙烯、骨水泥、平面肩胛盂假体，随访 24~110 个月，Walch 等发现 5.5~10.0mm 之间的盂肱关节偏心涉及的影像学变化最小，4.5~7.0mm 的不匹配可以实现更好地主动外旋功能。然而 Suárez 在一项无骨水泥、金属衬底、圆形、后方曲面，中央螺钉的肩胛盂假体的生物力学研究中发现，失配从 0mm 升到 6mm，会导致骨 – 植入物界面的微动明显增多。研究人员认为这种现象导致肱骨头应力传导增加，从而导致木马摇摆现象。骨与植入物之间 < 0.15mm 的相对微动，有利于骨长入，但过大则是有害的，这可能是金属衬底设计的假体早期松动的原因之一。还需要更多的研究来了解解剖型全肩关节置换术的最佳偏心设计，这可能会影响肩胛盂的固定方法。

目前使用的骨水泥关节盂假体有一个支撑钉或柱形钉在背面，可以用来固定在肩胛盂上。这种设

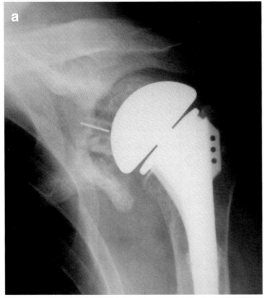

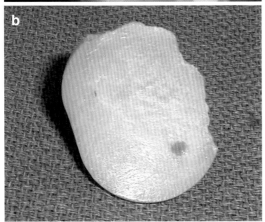

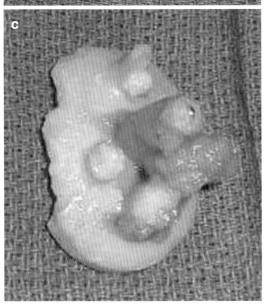

图 10.2　失效的全聚乙烯关节盂假体。（a）肩关节 X 线片正位片显示了松动的关节盂组件。取出后的关节盂组件可见后上方包括（b）关节面磨损、（c）背侧的磨损

计也有一些争议，早期的研究结果表明支撑钉这种设计有更高的风险形成放射透亮区并最终导致失败。然而，最近的更多数据表明，在假体周围形成放射透亮区和需要翻修的中期至长期的随访结果是相同的。

在安装假体时，关节盂假体的后倾角度可能对增加使用时间起到了一定的作用，一些研究人员建议后倾角度为 10°。然而，支撑这一建议的数据仍不明确。一项生物力学模型研究发现，大于 10° 的后倾角明显增加植入物后半部分承受的偏心负荷。临床上 2013 年的一项研究对 66 例解剖型全肩关节置换术术后 2~7 年的患者检查发现，后倾超过 15°将会导致中央杆周围的骨溶解明显增多，尽管这与患者预后差或再次手术率增加无关。相反，在 2017 年，研究人员在不同的医疗机构使用相同的肩胛盂假体，在术后 18~36 个月的观察随访期内发现，将 21 个肩胛盂假体 > 15° 以上后倾的解剖型全肩关节置换术与 50 个后倾角度 < 15° 解剖型全肩关节置换术进行比较，发现两组之间在骨溶解、治疗结果或再次手术方面没有显著差异。

3. 肱骨内固定失效

解剖型全肩关节置换术中的肱骨内固定的松动并不常见。根据 Bohsali 等的研究，术后 10 年内肱骨内固定松动率从 2005 年所有并发症的 6.5% 和所有解剖型全肩关节置换术的 1% 下降到 2015 年的 1.5% 和 0.1%。从一个小样本的研究（n=40）那里得到的Ⅳ级证据研究表明，肱骨干骨水泥松动的概率可能低于压配。如果发生松动，其潜在病因是治疗过程中需要解决的一个重要因素。病因包括关节聚乙烯磨损将导致骨溶解、感染和骨折。在考虑其他病因之前，应排除感染。内固定定位不当或无法恢复肱骨解剖，这可能是导致肱骨内固定失效的主要原因。

4. 软组织功能障碍

关节囊完整性和一个正常的肩袖是解剖型全肩关节置换术成功的关键；因此，软组织功能障碍是导致解剖型全肩关节置换术失败的第二常见原因。Bohsali 等认为关节不稳定，是继组件失效后的第二常见的解剖型全肩关节置换术的并发症。尽管其发病率已经从 1996 年所有并发症的 30% 和所

有解剖型全肩关节置换术的 4.9% 降至 2015 年的 10.1% 和 1.0%。肩袖撕裂的发生率更常见，占并发症的 7.7%~9.0%（占所有解剖型全肩关节置换术的 0.9%~1.3%）。

肩胛下肌腱尤其危险，因为它通常被离断以便进入关节，进行手术加以修复。解剖型全肩关节置换术术后肩胛下关节功能衰竭的发生率在 1%~6% 之间，占所有肩袖功能障碍的一半以上。修复失败

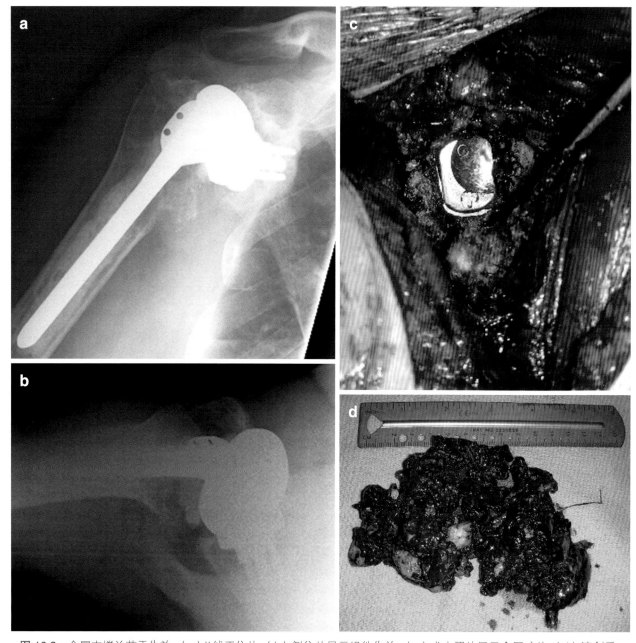

图 10.3　金属支撑关节盂失效。（a）X 线正位片；（b）侧位片显示组件失效。（c）术中照片显示金属碎片；（d）清创后

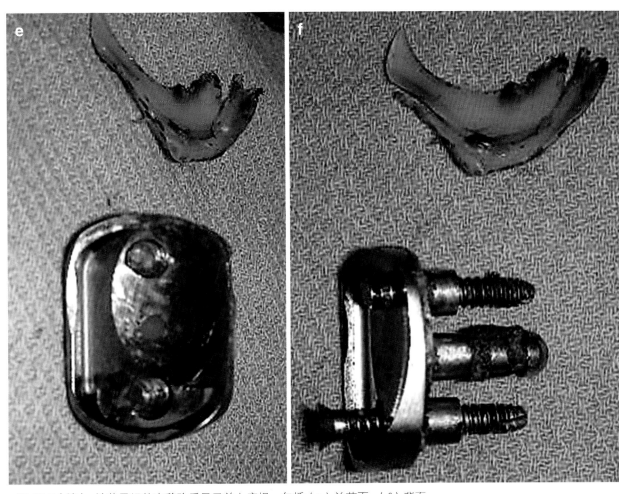

图 10.3（续）　关节盂组件在移除后显示前上磨损，包括（e）关节面、（f）背面

或肩胛下肌功能障碍可对解剖型全肩关节置换术患者造成毁灭性的后果，包括前向不稳定、疼痛、内旋无力和总体肩部功能不良。这种并发症与肌腱延长，过大的肱骨内固定，软组织质量差，术后早期过度外旋或内旋阻力过大有关。

肩袖上部肌肉组织，包括冈上肌和冈下肌，也有发生解剖型全肩关节置换术后撕裂的风险。这可能是由于组织质量差或持续退化、肌肉萎缩、关节盂上倾或肱骨头过大。肌腱撕裂可导致肱骨头的上移，经过肱骨头部的活动度和力量丢失、疼痛和功能不良。

后关节囊不完整可导致疼痛和后向不稳定。这与明显的关节盂后倾有关，从而导致当肱骨头处于半脱位，后关节囊将因此拉伸。在翻修手术中，纠正关节盂后倾和平衡软组织张力，如使用后关节囊

成形术，可以帮助降低这种风险。

5. 骨折

解剖型全肩关节置换术失败的第三个最常见原因是骨折。假体周围骨折的发生率也从所有并发症的 11.0% 下降到 6.7%，从影响到所有解剖型全肩关节置换术患者的 1.80% 降至 0.69%。较高的 Charlson 并发症指数评分表明女性患者假体周围骨折的发病率较高。骨折常与假体柄松动有关，而这种松动则与感染有关。因此，在翻修前应考虑假体周围骨折是感染的继发结果。

6. 感染

感染是解剖型全肩关节置换术术后的毁灭性并发症。据报道，感染率为 0.7%~2.3%。Bohsali 等

的综述发现，感染率占所有并发症的 4.6%~4.9% 或占所有解剖型全肩关节置换术并发症的 0.51%~0.70%。Padegimas 等通过全国住院患者样本发现发病率为 0.98%，与该结果相似。感染大大增加了医院系统和支付方的财务负担。感染的危险因素为营养不良、性别（男）药物滥用、输血量和体重指数增加。

7. 其他

解剖型全肩关节置换术失败的其他原因不太常见。关节纤维化或过度异位骨化可导致运动范围变小。研究表明，解剖型全肩关节置换术治疗后的异位骨化发生率为 15%~45%。尽管在影像学上经常可见，但异位骨化很少影响肩关节或导致功能缺损。另一个失败的原因是神经损伤。这可能表现为复杂的区域性疼痛综合征，不明原因的疼痛或伴有三角肌功能障碍的肌肉无力。0.63%~0.80% 的接受解剖型全肩关节置换术患者可能有神经损伤影响。

三、解剖型全肩关节置换术失败的治疗选择和结果

解剖型全肩关节置换术失败的治疗取决于失败的模式。如前所述，失败可能是由于肩袖功能不全、关节假体位置不良、骨折、感染和软组织功能障碍，所有这些都可能导致疼痛、不稳定和松动。因此，如果要进行翻修手术，必须考虑到潜在的病因，以得到满意的术后结果。

1. 内固定失效的处理

关节盂内固定是最常见的失效部位。翻修手术的适应证包括肩关节因肩关节不稳定或关节假体松动而引起的疼痛或机械症状，伴有下陷和（或）倾斜。虽然关节盂和肱骨内固定之间的不匹配以及导致骨质疏松的正常磨损等内在因素可能导致松动，但在进行翻修手术之前，还应调查其他原因，如肩

袖功能不全和感染。肩袖功能不全、关节不稳定和感染可能是主要原因，也可能与关节盂松动有关。不仅要解决原发性的病因，还要解决伴随而来的病变，这对于取得令人满意的结果至关重要。

2. 半肩关节置换术（骨移植和关节盂切除）对比关节盂翻修术

失效的关节盂假体需要手术切除，并重新进行解剖型全肩关节置换术（即关节盂翻修术）或改为半肩关节置换术，或者改为反向全肩关节置换术（RTSA）。重新植入一个新的关节盂是一个很好的选择，只要关节盂有足够的骨量。医生可以一期或分阶段完成翻修，施行骨移植与否都可以。转换成半关节成形术同样可以通过或不通过骨移植来完成。RTSA 的翻修将在本章后面的章节中讨论。

无论选择何种翻修选项，首先必须移除失效的假体。在关节盂出现松动的情况中，这通常很容易完成。任何破碎的碎片都应清除，因此经常需要进行滑膜切开以清除磨损颗粒。如果对关节盂假体位置不佳或聚乙烯材料磨损的患者进行翻修手术，在关节盂固定良好的情况下，切除范围可能会更大。了解假体系统的制造商是很有帮助的，因为许多公司已经开发了专门的工具来用以内固定移除。对于全聚乙烯类关节盂（图 10.4），首先用直的、锋利的骨刀将植入物切割成 1/4。然后，在骨和骨水泥之间使用一个弯曲的骨刀可以将每个象限与骨性关节盂分离，也可以在骨水泥和关节盂假体之间分离，但这样分离将留下钉或桩以及水泥在骨性关节盂中。对于生物型骨长入内植物，类似的策略通常是成功的。对于全金属支撑的假体，首先从螺钉移除开始，然后在植入物和骨之间使用一个小的、弯曲的、柔韧的骨凿，逐步进行分离。确认有合适的螺丝刀可用，因为这些螺钉通常是平头螺钉，位于聚乙烯成分后面。根据计划的翻修不同，医生有时需移除尽可能多或有时又需要尽可能少地保留假体和水泥，来固定新的植入物。应小心保存尽可能多

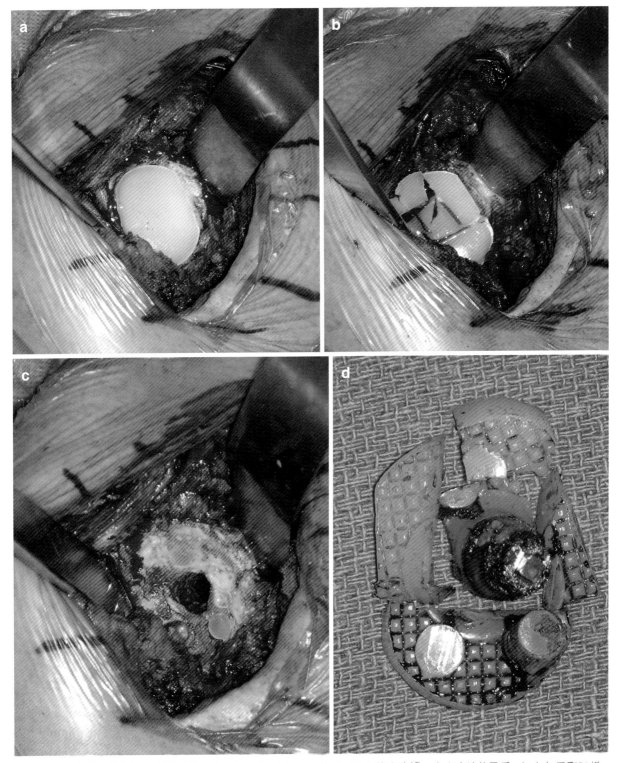

图 10.4　去除固定良好的全聚乙烯假体，包括（a）暴露关节盂、（b）体内分解。在去除关节盂后，（c）如果聚乙烯桩固定良好，可将其留在原位并钻穿，如本例所示，这将用于固定新的聚乙烯基板；（d）关节盂组件只部分被移除

的骨量。在阻碍新内植物放置的情况下，通常能够在剩余的聚乙烯、水泥或金属上钻孔、打磨或磨锉。使用此技术时，应注意收集任何碎片。这可以通过

放置海绵垫或黏性物质来实现，比如无菌超声凝胶来保护周围组织并收集碎片。海绵可以被移除，而凝胶可以被吸走。如果要进行半关节成形术，可能

需要进行更彻底的骨水泥清除，以防止其与金属肱骨头的关节接触以及随后的金属磨损。如果存在感染的问题，应清除所有异物，这通常需要使用小刮匙和骨凿将骨水泥和剩余的聚乙烯材料从关节中取出，但这可能导致更大的骨丢失。

在假体移除和清创后，有几种重建技术可用于恢复解剖型全肩关节置换术解剖结构，以适当拉紧肩袖，改善解剖型全肩关节置换术的功能和稳定性。如果只需要 10°~15° 的校正，偏心磨锉可以帮助恢复关节盂的正确角度。进一步的矫正可能会缩小并损害关节盂拱顶和随后的关节盂螺钉或桩的固定，同时也会通过进一步的关节力线向中间偏移而减少偏心距。而将关节盂翻修至中立位的做法也被认为是可行的。更新的文献甚至表明，后倾可能也不像以前认为的那样有害。无论如何，在翻修手术中，任何翻修的尝试通常是在第一次手术中的骨丢失和关节盂磨锉的基础上进行的。试图通过单独磨锉来解决后倾可能会使事情更加复杂。失去软骨下骨的支撑可能导致关节盂组件不稳定和最终失效。因此，必须注意尽可能多地预先供应骨量。骨移植包括松质或皮松质骨，可用于填补骨缺损，并为新的关节盂假体提供结构支持。另外，后方垫块也可用于补偿骨丢失，帮助修复解剖结构，并通过最小磨锉进行纠正后倾。如有指征，偏心磨锉可能比前加垫块的关节盂更可取，因为对有角度的关节盂假体与中立位关节盂假体时，前者将更快松动。新的关节盂通常需要是骨水泥型的，并应使用第三代骨水泥技术。根据原先孔的情况，可以用新的栓或钉植入物替换先前的栓和钉，同时将失效的关节盂组件换为另一个新的假体。最理想的是，至少 50%~60% 的新假体由本来的关节盂组件内固定。

如果关节盂有明显的骨丢失，可以选择半肩关节置换术和骨移植术。针对合适的患者可以直接进行一期治疗，也可以作为两阶段分期阶段。如果盂穹顶的皮质壁相对完整，可以使用同种异体松质条填补任何空隙，或者采用自体髂骨骨移植，或者采用股骨头结构性同种异体骨移植。植骨可通过皮质表面的结构以支撑关节盂假体，防止关节力线向身体中线移位。植骨可以被压实后通过螺钉和周围的松质骨固定。应小心螺钉的位置和长度，避开从侧面穿出，以防止在转换为半肩关节置换术时金属对金属的磨损。如果计划翻修关节盂，应该留出足够的空间以便假体重新植入。并发症包括移植骨替代失败、移植骨吸收和沉降。与松质移植骨相比，结构移植物的下沉更为严重，这可能是由于相较于松质移植骨，结构移植骨较硬，缺少皮质脊以及缺乏原先皮质的支撑所致。肩胛盂穹顶完全丧失或在肩胛骨移行部（喙突、肩胛冈和肩胛体的交叉处）丢失，可能会妨碍移植骨的可能，需要进行半肩关节置换。

在处理不能重建的关节盂失败时，不带骨移植的半肩关节置换术应作为一种补救方案保留。在这个过程中，关节盂可以被磨锉（点磨销技术）到比肱骨头植入物稍大的曲率半径，以使关节表面更加匹配。然而，在严重的骨丢失的情况下，这种操作可能比较困难。如果不可能施行该操作，只会导致进一步的力线关节线中心移位。在这些情况下，只能切除关节盂。

3. 关节盂翻修术与半肩关节置换术的疗效比较

Cheung 等先前比较了关节盂假体重新植入或植骨后无重新植入假体治疗松动的疗效；两组的疼痛都有显著性改善。关节盂翻修组（$n=33$）疼痛改善率为 73%，而植骨组（$n=35$）疼痛改善率为 54%。两组之间无显著性差异（$P=0.65$）。平均随访时间为关节盂翻修组 3.8 年，植骨组 6.2 年。术前和术后检查时，除了翻修治疗组的前倾外（$P=0.0387$），其他指标包括运动范围无显著性差异。翻修组 5 年假体完好率为 91%，而骨移植组为 78%，无显著性差异（$P=0.3$）。研究的 20 例肩有一个较晚期的阳性培养，其中最常见的分离生物是丙酸杆菌。作者得出的结论是，使用翻修或骨移植对松动的假体进行手术治疗通常可以缓解疼痛并使患者满意。Deutsch等发现翻修与变为半肩关节置换术相比，新的关节盂假体植入将导致有统计意义的疼痛缓解和外旋增加。研究人员指出，肩袖完整性和肩关节稳定是改善运动、功能和疼痛结果的重要影响因素。

Aibinder 等报道了采用相同技术的关节盂假体术（翻修重新植入一个新的关节盂内固定）（n=20）与无关节盂假体重新植入的关节移除和骨移植（n=11）治疗关节盂松动修复手术的结果，平均随访时间为 8.3 年。翻修组 10 年完好率为 79%，而在骨移植组为 84%（P=0.5），这种差异无统计意义。术前存在不稳定的患者有再手术的倾向（5/8 例）。不管治疗方法如何，26/31 例肩部疼痛缓解。两组患者的主动抬高和外旋转均得到改善。研究人员认为：在有足够的关节盂骨量储备、完整的肩袖和稳定的盂肱关节的活跃患者中，再次植入盂关节内固定是可行的。如果一个新的关节盂不能固定，转换成半肩关节置换术也是合理的（图 10.5）。

4. 关节盂金属基座失败的治疗

对于关节盂假体金属基座磨损或聚乙烯部件与关节盂假体不在匹配，可能需要进行聚乙烯衬垫替换。对于这样的手术，术前计划是最重要的。外科医生需要了解患者当前植入物的制造商和准确类型，以便确定用于替换的手术技巧以及新组件的可行性。Cheung 等（2007）报道了 2002 年之前进行部件置换的 12 个肩部的结果。只有 4 个肩获得了满意的结果，包括其中只有 2 例患者的肩袖完整和肩关节稳定。对于成功的模块化组件翻修，肩袖的完整性和肱骨稳定至关重要。

5. 软组织功能障碍的治疗

（1）肩胛下肌腱修复重建

如前所述，肩胛下肌腱最容易受伤。治疗方案取决于撕裂的慢性程度。对于急性损伤，如果存在高质量的肌腱，早期修复并轻微延长是最好的治疗选择。对于慢性撕裂或肌腱质量差的患者，文献已经描述了许多强化技术。

胸大肌腱转位的成功率有限。Deprey 尝试了这样的重建，同时也减小了肱骨头的尺寸，以允许修复肩胛下骨，但功能获益有限。Elhassan 等同样也报道了胸肌大肌腱转位治疗解剖型全肩关节置换术后慢性肩胛下肌功能不全的功能结果评分较差。其中术前存在前向半脱位患者的预后更差。这可能是因为胸大肌腱（胸壁前结构）的方向与肩胛下结构（胸壁后结构）的方向不同。因此，胸大肌腱转位可作为一个静态支撑，以提高稳定性，但不是动态约束，因此难以改善功能。

许多研究人员描述了使用异体骨跟腱移植来实现稳定。Moeckel 等治疗了 7 例肩关节置换术后前向不稳定患者，均进行了一期修复；3 例需要使用异体跟腱移植进行第二次翻修手术。尽管未报道功能结果，但所有肩部的稳定性最终都得到了改善。因此，考虑到缺乏可靠的结果，只有当患者有症状且不愿意或不能接受更可靠的手术，即转为 RTSA 时，才应考虑进行肩胛下重建。预防是必要的，在初次手术过程中，通过细致的修复和软组织的处理来预防。

（2）后上方肩袖修复术

冈上肌腱和冈下肌腱撕裂可导致前举和外旋无力。大规模破坏上方肩袖会导致肱骨头上移位，考虑到肩功能的相应损失，更应通过手术治疗。最初，保守治疗应首先采取，尽量减少症状。Hattrup 等报道了一期开放式肩袖修复术。只有 4/18 例被认为是成功的。修复后疼痛缓解可靠，但主动运动恢复较差。因此研究人员建议在初次关节置换中小心修复肩袖，并在术后进行适当的治疗，以防止将来的撕裂。早期修复没有改善功能效果。

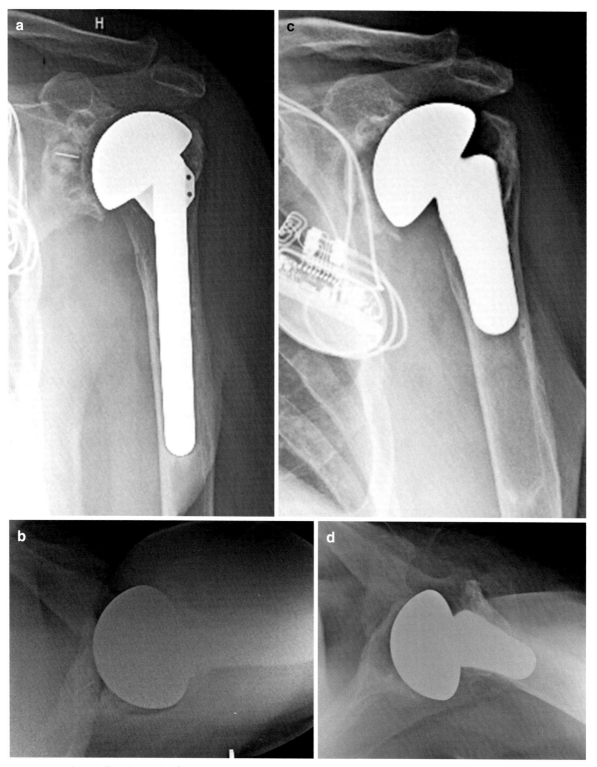

图 10.5　由于关节盂磨损和松动导致的解剖型全肩关节置换术失败。（a）正位、（b）侧位 X 线片所示。患者的肩袖完好，希望继续体力劳动活动。因此，患者被转为半肩关节置换术，（c）正位、（d）侧位 X 线片

（3）不稳定性

失败的解剖型全肩关节置换术的不稳定可能是前向也可能是后向的，通常是由于软组织不平衡或内固定位置不佳引起的。如前所述，上向不稳定通常是后上方肩袖大面积撕裂的结果。应始终对内固

定位置进行评估，如果存在位置不佳，应强烈考虑翻修。外科手术的翻修和解剖的假体可能只会取得适度的成功。Sanchez Sotelo 等据报道，在 32 例不稳定的解剖型全肩关节置换术或半肩关节置换术中（其中 23 例的 Neer 评分不令人满意），由于组件松动、组件位置不佳和（或）软组织功能障碍，采用解剖型全肩关节置换术翻修或半肩关节置换术进行治疗后只有 9 例取得满意疗效。

①前向不稳定的治疗和预后

解剖型全肩关节置换术术后前向不稳定的最常见原因是肩胛下肌断裂或功能不佳以及肱骨和（或）关节盂组件的过度前倾。如前所述，慢性肩胛下肌关节功能不全的翻修手术效果不佳。不幸的是，当前不稳定的解剖型全肩关节置换术翻修为新的解剖型全肩关节置换术时，结果仍然很差。Sanchez-Sotelo 等报道了 19 例经肩胛下肌修复和置换头部组件修复治疗前向不稳定的解剖型全肩关节置换术的结果。随访时 19 个肩膀中只有 5 个稳定。Ahrens 等报道了同样糟糕的结果，他们采用翻修手术与胸大肌腱移植和组件翻修相结合。大约一半（17/35 例）的肩关节存在不稳定。其中 3 个肩部在随后的 RTSA 翻修中恢复稳定。这些结果可能会被肩胛下肌功能不全所混淆。单独的内固定位置不佳和完整的肩胛下骨可能导致组件翻修的结果有所改善，但是目前还没有基于研究的证据。

②后向不稳定的治疗和预后

后向不稳定的一个潜在原因是关节盂组件的后倾。对于继发于初次手术关节盂后倾放置而导致的后向不稳定，术前双凹面或发育异常的盂（Walch 分型 B2 型、B3 型、C 型）是其一种诱发因素。一个解决关节盂后倾后不稳定的理论是将肱骨内固定单独修正到相对前倾的位置，创造一个更为匹配的组合。然而，这一方法被一个尸体模型所质疑，当关节盂假体后倾 15° 时，一个解剖的肱骨头相较于前倾 15° 的肱骨头，并没有显著的稳定性。另外，也有人提出创建肱骨组件的前偏心距移来解决后不稳定，结果显示出一定的希望。在一个尸体模型中，研究人员证明，肱骨头的前偏心距导致了肱骨头向后传导的阻力增加，关节接触压力前移，关节接触增加。随后的三维有限元分析证实了这些发现随着关节盂后倾增加而程度增加。这些结果提供了一个潜在的理论基础，在翻修解剖型全肩关节置换术时，使用这种技术，以解除关节盂内固定后倾和肩袖不完整。

后关节囊不稳定的其他原因包括后关节囊松弛或缺乏。初次解剖型全肩关节置换术时候行后关节囊成形术是预防不稳定的一种方法。然而，目前只有有限的文献，结果却不一致，在翻修后向不稳定的解剖型全肩关节置换术的过程中可以考虑这种技术的使用。Sanchez-Sotelo 等在翻修 14 例后向不稳定的解剖型全肩关节置换术中，有 8 例采用了包括后关节囊折叠术和基于各病例的内固定翻修，结果并不理想。Ahrens 等报道了一系列 29 个相似处理的肩关节：15 个取得了良好的结果，4 个翻修为具有良好稳定性的 RTSA。Gee 等报道了 1 例关节镜下后关节囊成形术患者，在解剖型全肩关节置换术术后出现非创伤性后关节囊不稳，用 2 个缝合锚钉将后关节囊加固；患者在 2 年的随访中没有进一步的不稳定或疼痛症状。

6. 骨折的治疗

（1）肱骨假体周围骨折

假体周围骨折的治疗取决于骨折部位、移位和假体的稳定性。Wright 和 Cofield 分型，可能有助于指导治疗。Ⅰ型骨折发生在假体柄尖端附近，并向近端延伸。Ⅱ型骨折发生在假体柄尖端附近，并向远端延伸。Ⅲ型骨折位于假体柄的远端。应进行详细的病史采集，以确定是否有任何先前存在的可能影响手术治疗的病变，如感染、假体松动、有症状的骨溶解或肩袖功能障碍。

非手术治疗适用于微小移位或无移位的骨折其

假体固定良好，或有明显的手术禁忌证。闭合治疗标准定义为内翻/外翻角度<30°，前屈/后伸角度<20°，旋转角度<20°，缩短长度<3cm。通常情况下，Ⅲ型骨折固定良好，可以考虑进行闭合治疗。固定良好的Ⅱ型骨折可以接受非手术治疗的试验，但是有很高的失败风险。一项研究报道，5个固定良好的Ⅱ型骨折假体中有4个最初接受治疗闭合，但最终仍需要手术治疗。密切随访对所有骨折很重要，以确保在支具或矫形器，下力线没有大的偏差。移位、对支具或矫形器不耐受、3个月内未能实现骨折愈合，以及假体下沉或松动迹象是外科治疗的指征。

外科治疗

Ⅰ型骨折　如果Ⅰ型骨折的假体柄部松动，应采用长假体柄种植体修复。如果可能的话，假体柄尖应该超过骨折2~3个骨干以外皮质计量的直径。如果需要更多的骨支撑，可以使用同种异体皮质结构性植骨。在可能的情况下，应尽量采用AO原则和相应技术对骨折进行处理，以实现骨折断端的加压和稳定性。固定可单独使用金属丝或与钢板和螺钉结合使用。可变角度的单皮质螺钉可与环扎钢缆配合使用，以获得围绕假体柄的固定。对于所有的骨折，在骨质疏松症的骨骼中都应该考虑使用锁定钢板。

对于假体柄固定良好的Ⅰ型骨折，治疗是有争议的，主要担心是在X线片上固定良好的假体，可能实际上是松动的。具有良好固定的假体柄和可接受对位的骨折可以闭合治疗。移位骨折可采用切开复位内固定（ORIF）治疗。然而，Steinmann和Cheung建议对于假体与骨折线有大量重叠，有任何平面的骨折位移大于2mm和成角>20°的情况下，不管假体是否看起来固定良好，直接按照松动假体柄的治疗方法。

Ⅱ型骨折　对于松动的假体柄，治疗Ⅱ型骨折与治疗Ⅰ型骨折十分相似。可使用近端带涂层的长假体柄植入物。远端髓腔的骨水泥固定可以被用于改善长柄翻修假体尖端的固定，但应注意避免骨水泥挤出。

对于Ⅱ型骨折，尽管存在较高的失败风险，但对于固定良好的假体柄，治疗可以考虑进行闭合治疗。手术固定涉及使用环扎钢丝和带螺钉的钢板的ORIF。可根据需要使用同种块状结构性异体骨和其他骨移植。

Ⅲ型骨折　由于损伤前假体柄出现松动的可能很小，假体柄松动的Ⅲ型骨折不太常见。如前所述，获得详细的病史，任何提示先前存在松动的症状对于发现损伤前都很重要。只要远端有足够的骨量，一期ORIF和转换为长假体柄都是合理。然而，对于远端骨量不足的患者，分阶段的手术，一期先ORIF随后再翻修假体柄可以实现骨折愈合和增加远端骨储备后的重建。

Ⅲ型骨折伴固定良好的假体柄的外科治疗涉及使用AO原则的单纯ORIF。

（2）肱骨假体周围骨折的预后

Kumar等报道了最大的一组（16例）假体术后骨折，其中10例接受手术治疗。骨折手术组平均愈合时间为278天，非手术组为180天。因此，医生建议采用对于固定良好的假体柄，且无手术指征的患者，首先尝试采取闭合治疗骨折。尽管所有骨折都能愈合，但16例中有9例报道以Neer标准来看结果不令人满意。失去活动度是造成愈后不良的最主要原因。同样，Wright和Cofield发现，9例患者中有6例（5例患者接受闭合保守治疗，2例患者接受ORIF螺钉和环扎钢丝治疗，2例患者接受翻修假体治疗）结果不令人满意，尽管8例患者获得了愈合，但平均愈合时间为4~6个月。相反地，Worland等报道了6例患者（1例闭合保守治疗，1例ORIF，1例翻修），均痊愈，且疗效满意。骨折愈合的平均时间是3.3个月。总的来说，并发症发病率较高，包括内植物失效、延迟愈合、冻结肩、感染、腋神经和桡神经损伤。

7. 感染治疗

对于感染的解剖型全肩关节置换术的治疗，只有极少的数据。循证治疗策略通常采用全髋关节和膝关节置换术文献。因此，慢性感染和初次手术后的时间往往决定了一个假体周围肩部感染的手术治疗方式。目前的文献没有显示在治疗急性（初次手术后 3 个月内）、亚急性（初次手术后 3~12 个月）或晚期感染（初次手术后 1 年以上）时，成功根除的概率有任何显著差异。区分急性和慢性感染是困难的，取决于患者叙述的可靠性和病史采集。

（1）外科治疗

Segawa 等提出了一种基于全膝关节置换术，用于指导手术治疗肩关节假体周围感染的临床分类方法。

Ⅰ型肩关节假体周围感染　Ⅰ型感染是指无菌性松动翻修术后有阳性培养，且此前无感染史。这些患者仅用有针对病原体特异性抗生素治疗。关于抗结核治疗时间的建议数据有限。

Ⅱ型肩关节假体周围感染　Ⅱ型感染发生在手术前 30 天内。除术后静脉注射抗生素外，首选立即手术清创和保留假体。

Ⅲ型肩关节假体周围感染　Ⅲ型感染是指距指数手术 30 天以上的关节功能良好的急性血源性感染。治疗是有争议的，由外科医生的偏好决定。

可供选择的方法包括手术清创加假体保留术、一期修复术或二期修复术，即先移除假体，然后放置抗生素水泥垫片，然后再进行假体再植入手术。对于一个固定良好的假体来说，翻修可能很困难，需要一个细致的方式来实现。小的弹性骨凿应该可以用于假体取出和骨水泥移除。肱骨截骨术类似于大转子截骨术，可用于安全地移除固定良好的肱骨假体，然后使用环扎技术固定，并可能进行同种异体骨移植增强。对于固定良好的假体和低病毒病原

体，一期翻修是合理的。无论假体的保留或移除，都建议采用多学科方法（传染病和微生物学）进行术后静脉注射抗生素的疗程。

在二阶段翻修的情况下，重新植入假体应延迟 8~12 周。抗生素治疗后，炎症标志物应恢复正常。由于骨量减少和软组织挛缩和瘢痕的暴露困难，再次植入可能更加困难。

Ⅳ型肩关节假体周围感染　Ⅳ型感染是慢性感染，应通过外科清创、二阶段翻修和静脉注射抗生素治疗。手术清创应彻底，清除所有坏死组织和骨水泥。如果可能的话，应该等炎症标志物在抗生素疗程结束后恢复正常后，尝试再次植入。

如果有大量骨丢失、持续感染或患者无法耐受假体再植入，可能需要进行关节成形术切除。

（2）外科治疗感染的结果

最近的一项系统综述评价了肩关节置换术后假体周围感染的外科治疗。根除成功率＞90%。其中，关节切除成形术根除率为 93.3%，抗生素垫片仅为 90.3%，一期非意外阳性培养的翻修为 91.7%，二期翻修为 93.8%。如果包括这部分意外阳性排除的需要翻修手术的患者，一期翻修手术的成功率下降到 90.1%。这些患者在翻修时被认为是无菌性的，但在术中培养出了意外的阳性。灌洗和清创联合翻修的成功率只有 69%。然而，假体的保留也最大限度保留了所有平面（外展、前屈和外旋）的最佳术后活动范围。与分期翻修相比，一期翻修提供了统计上更大的外展。与二期翻修相比，一期翻修也显示出更高的功能分数趋势（P=0.06）。最近的一项研究报道，19 例受试者接受了分期翻修，导致复发感染率为 26%（5/19 例），结果不太令人满意。非感染性并发症发病率为 16%（3/19 例），包括无菌性松动和骨折。研究人员指出，这些患者在分期翻修前进行了多次手术。

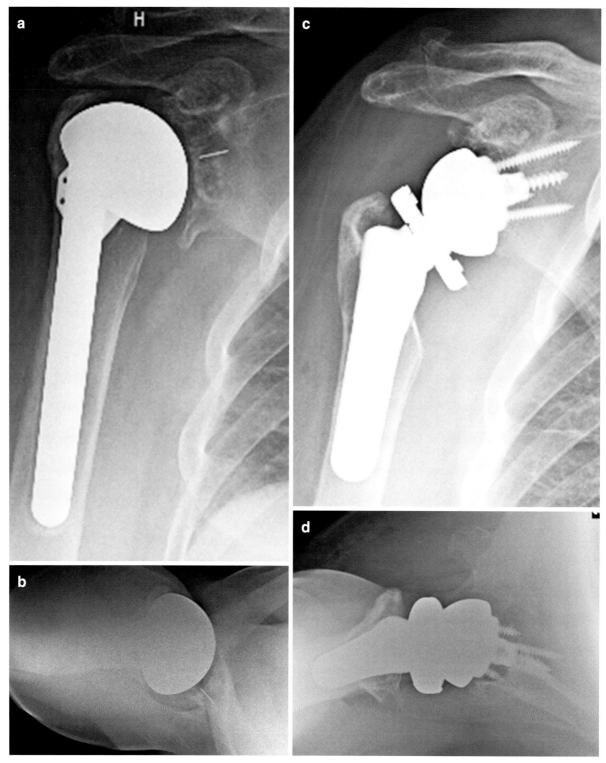

图 10.6 解剖型全肩关节置换术因肩关节磨损和肱骨和肩关节内固定松动而失效，如（a）正位、（b）侧位 X 线片；（c，d）由于关节盂骨丢失，患者被转换成了 rRSA

四、反式全肩关节置换翻修术

　　成功治疗失败的解剖型全肩关节置换术取决于

恢复肩关节的稳定性，使肌肉力量能够恢复肩部的运动和力量。许多前面提到的治疗挑战可以通过转化为 rTSA 来解决（图 10.6）。

在解剖型全肩关节置换术因关节盂内固定松动、骨折或磨损而失效的情况下，通常没有足够的骨量来支持一个新的解剖、骨水泥关节盂地再植入。这样做的风险是偏心距的显著减少，这可能导致不稳定、早期失败、重复松动和不良结果。对于 rTSA 关节盂基座，骨固定是通过螺钉而不是骨水泥实现的，一定程度的关节线内移是可以容忍的，并且在一些设计中关节线内移可以作为首选，根据关节盂的特点可以改变基座放置的位置。通过将中心螺钉指向肩胛冈、喙突基底部或肩胛体这些剩余骨量最多的部位，可以确保早期固定的安全性和最佳的假体放置，以利于骨长入。根据一项生物力学研究，只有 50% 的基座支持足以保证安全早期固定。医生必须经常选择在一个高的位置放置基座，以允许安全固定。允许一定程度的关节盂侧半球偏心的假体系统，可以用来帮助关节下移。

根据研究人员（JMW）的经验，对于大多数假体系统来说，磨锉前至少 20mm 的关节盂深度，对中心柱/螺钉的稳定性至关重要。这可以通过使用小直径钻头和深度计或 Lindemann 钻来确定，以探查骨骼并找到放置关节盂假体背面骨覆盖的最佳位置。如果感觉骨支撑有问题，可以使用骨移植或垫块。在翻修解剖型全肩关节置换术为 rTSA 时，骨移植可通过髂骨自体移植或股骨头同种异体移植来完成，移植骨安装在基座的内侧面上，并用延长的中心柱或螺钉固定，此外还有外周螺钉。存在专门的设计来简化技术。这应该使关节力线外向、横向移动到一个更符合解剖学的位置。文献中的变异性数据表明这样做可以改善临床结果，如初次反肩置换术（rTSA）后的外旋功能。或者，金属加垫基座正在开发中，并已显示出早期的前景。

尽管有这些选择，关节盂骨储备可能仍然不足以支撑基座。可能会遇到具有大的、空洞的、无法限制的盂穹隆壁完全丧失。在这些情况下，任何形式的骨移植或垫块不太可能允许固定基座。在这些情况下，半肩关节置换术（可能具有较大的关节面）

可能是患者唯一的选择。

由于肩袖撕裂导致的软组织功能障碍，伴有前向或上向不稳定，是初次 rTSA 的标准手术指征。初次反位全肩的结果显示与肩胛下肌完整性无关。在这些诊断的失败的解剖型全肩关节置换术中，以及在向后半脱位或不稳定的情况中也表明了这一点。如上所述，反肩基座位置的容错性大使其成为这些选项中的一个极好的选择。

转换为反肩不仅需要对关节盂假体进行翻修，还需要对肱骨假体进行翻修。如果没有模块化假体，从肱骨头部切换到肱骨托和聚乙烯，旧的假体可能需要完全移除和更换肱骨。如果肱骨干假体位置良好且没有松动，新的模块化设计可能允许简单的交换。然而，如果肩关节不能在没有过大的力的情况下复位，可能需要移除肱骨及假体，这样可以切断肱骨，使肱骨柄放到较低的位置，以便复位。另外，一些植入系统允许托盘放置在偏心位置，这可能方便复位。

五、全肩关节翻修术的结果

Melis 报道了一项多中心队列研究中，接受解剖型全肩关节置换术后翻修为 rTSA 治疗关节盂松动患者的 86% 满意率。37 个肩胛骨中有 8 个需要再次手术来治疗并发症，包括肩关节松弛、前不稳定和肱骨下沉。对 2 例患者重复进行半关节成形术或关节成形术切除。Shields 和 Wiater 对他们的患者群进行了回顾性研究，他们将解剖型全肩关节置换术转换为 rTSA，用于部件松动或肩袖撕裂，与一个接受主要 rTSA 的队列相比，两组患者的 VAS 疼痛评分和 ASES 功能评分均有显著改善，差异无统计学意义。然而，患者满意度（74% ∶ 90%）和主观肩关节值（63±30 ∶ 79±21）在修订组显著降低。研究人员推测，尽管有相似的功能结果，但主观结果的这种差异可能是患者期望和心理因素的结果，这些因素与再手术患者的心理因素有关。翻修组除了较低的主观评分外，翻修组（31%）的并发症也明显高于对照组（13%）。考虑到解剖型全肩关节置换术修订为 rTSA 的应用率较高，应就术后并发症和将失败的解剖型全肩关节置换术转换为 rTSA 时的高再次手术率向患者提供咨询。

六、结论

失败的解剖型全肩关节置换术的治疗是肩部外科医生将面临的最具挑战性的问题之一。失败的原因是复杂的，往往是多因素的，包括假体失效、软组织功能障碍、骨折、感染，以及各种各样的问题。治疗不仅必须解决失败的主要原因，还必须解决任何额外的并发症或潜在问题。认识到问题是成功的第一步。第二步是了解个体患者的需求，适当地进行简化治疗。虽然研究中描述了对解剖型全肩关节置换术的翻修，但如果患者没有经过仔细选择，或者肩关节不适合这样的翻修，则结果会很差，这意味着不稳定或肩袖撕裂。大多数翻修失败的解剖型全肩关节置换术患者需要最终将接受转换其他手术，要么转换成半肩关节置换术，要么进行 rTSA。半肩关节置换术可以可靠地减轻疼痛，但可能无法根据患者的需要和愿望提供高功能的结果。相反，rTSA 有能力成功地解决各种各样的问题和病因。然而，并发症发生率很高。无论治疗选择如何，患者和外科医生都应为潜在结果和并发症做好准备。

参考文献

[1] Fisher ES, Bell J-E, Tomek IM, Esty AR, Goodman DC. Trends and regional variation in hip, knee, and shoulder replacement. In: Bronner KK, editor. The Dartmouth Atlas [Internet]. 2010. p. 1–24. Available from: http://www.dartmouthatlas.org/downloads/reports/Joint_Replacement_0410.pdf.

[2] Westermann RW, Pugely AJ, Martin CT, Gao Y, Wolf BR, Hettrich CM. Reverse shoulder arthroplasty in the United States: a comparison of national volume, patient demographics, complications, and surgical indications. Iowa Orthop J [Internet]. University of Iowa; 2015;35:1–7. Available from:http://www.ncbi.nlm.nih.gov/pubmed/26361437%5Cn. http://www.pubmedcentral.nih.gov/articlerender. fcgi?artid=PMC4492145.

[3] Buck FM, Jost B, Hodler J. Shoulder arthroplasty. Eur Radiol. Springer-Verlag. 2008;18:2937–2948.

[4] Wiater JM, Fabing MH. Shoulder arthroplasty: prosthetic options and indications. J Am Acad Orthop Surg. 2009;17:415–425.

[5] Bohsali KI, Wirth MA, Rockwood CA. Complications of total shoulder arthroplasty. J Bone Joint Surg [Internet]. 2006;88–A:2279–2292. Available from: http://jbjs.org/content/88/10/2279.abstract.

[6] Bohsali KI, Bois AJ, Wirth MA. Complications of shoulder arthroplasty. J Bone Joint Surg. 2017;99–A:256–269.

[7] Papadonikolakis A, Neradilek MB, Matsen FA. Failure of the glenoid component in anatomic total shoulder arthroplasty. J Bone Joint Surg [Internet]. 2013;95–A:2205–2212. Available from: http://content.wkhealth. com/linkback/openurl?sid=WKPTLP:landingpage &an=00004623-201312180-00009.

[8] Chin PC, Hachadorian ME, Pulido PA, Munro ML, Meric G, Hoenecke HR. Outcomes of anatomic shoulder arthroplasty in primary osteoarthritis in type B glenoids. J Shoulder Elb Surg. 2015;24:1888–1893.

[9] Gonzalez J-F, Alami GB, Baque F, Walch G, Boileau P. Complications of unconstrained shoulder prostheses. J Shoulder Elb Surg. 2011;20:666–682.

[10] Boileau P, Avidor C, Krishnan SG, Walch G, Kempf J-F, Molé D. Cemented polyethylene versus uncemented metal-backed glenoid components in total shoulder arthroplasty: a prospective, double-blind, randomized study. J Shoulder Elb Surg. 2002;11:351–359.

[11] Budge MD, Nolan EM, Heisey MH, Baker K, Wiater JM. Results of total shoulder arthroplasty with a monoblock porous tantalum glenoid component:a prospective minimum 2-year follow-up study. J Shoulder Elb Surg. 2013;22:535–541.

[12] Fucentese SF, Costouros JG, Kühnel S-P, Gerber C. Total shoulder arthroplasty with an uncemented soft-metal-backed glenoid component. J Shoulder Elb Surg. 2010;19:624–631.

[13] Montoya F, Magosch P, Scheiderer B, Lichtenberg S, Melean P, Habermeyer P. Midterm results of a total shoulder prosthesis fixed with a cementless glenoid component. J

Shoulder Elb Surg. 2013;22:628–635.

[14] Taunton MJ, McIntosh AL, Sperling JW, Cofield RH. Total shoulder arthroplasty with a metal-backed, bone-ingrowth glenoid component. J Bone Joint Surg. 2008;90–A:2180–2188.

[15] Fox TJ, Cil A, Sperling JW, Sanchez-Sotelo J, Schleck CD, Cofield RH. Survival of the glenoid J. Wu et al. 153 component in shoulder arthroplasty. J Shoulder Elb Surg. 2009;18:859–863.

[16] Budge MD, Kurdziel MD, Baker KC, Wiater JM. A biomechanical analysis of initial fixation options for porous-tantalum-backed glenoid components. J Shoulder Elb Surg. 2013;22:709–715.

[17] Walch G, Edwards TB, Boulahia A, Boileau P, Mole D, Adeleine P. The influence of glenohumeral prosthetic mismatch on glenoid radiolucent lines: results of a multicenter study. J Bone Joint Surg [Internet]. 2002;84–A:2186–2191. Available from: http://www. ncbi.nlm.nih.gov/pubmed/12473707.

[18] Suárez DR, Nerkens W, Valstar ER, Rozing PM, van Keulen F. Interface micromotions increase with less-conforming cementless glenoid components. J Shoulder Elb Surg. 2012;21:474–482.

[19] Walker M, Brooks J, Willis M, Frankle M. How reverse shoulder arthroplasty works. Clin Orthop Relat Res. 2011;469:2440–2451.

[20] Mclendon PB, Schoch BS, Sperling JW, Sánchez-sotelo J, Schleck CD, Cofield RH. Survival of the pegged glenoid component in shoulder arthroplasty: part II. J Shoulder Elb Surg [Internet]. Elsevier Inc.; 2017;26:1469–1476. Available from: https://doi. org/10.1016/j.jse.2016.12.068.

[21] Vavken P, Sadoghi P, Von Keudell A, Rosso C, Valderrabano V, Müller AM. Rates of radiolucency and loosening after total shoulder arthroplasty with pegged or keeled glenoid components. J Bone Joint Surg Am. 2013;95–A:215–221.

[22] Farron A, Terrier A, Büchler P. Risks of loosening of a prosthetic glenoid implanted in retroversion. J Shoulder Elb Surg. 2006;15:521–526.

[23] Ho JC, Sabesan VJ, Iannotti JP. Glenoid component retroversion is associated with osteolysis. J Bone Joint Surg. 2013;95–A:e82(1–8).

[24] Service BC, Hsu JE, Somerson JS, Russ SM, Matsen FA III. Does postoperative glenoid retroversion affect the 2-year clinical and radiographic outcomes for total shoulder arthroplasty? Clin Orthop Relat Res. 2017;475:2726–2739.

[25] Maynou C, Petroff E, Mestdagh H, Dubois HH, Lerue O. Clinical and radiologic outcome of humeral implants in shoulder arthroplasty. Acta Orthop Belg. 1999;65:57–64.

[26] Miller BS, Joseph TA, Noonan TJ, Horan MP, Hawkins RJ. Rupture of the subscapularis tendon after shoulder arthroplasty: diagnosis, treatment, and outcome. J Shoulder Elbow Surg Elsevier. 2005;14:492–496.

[27] Wirth MA, Rockwood CA. Complications of total shoulder-replacement arthroplasty. J Bone Joint Surg [Internet]. 1996;78–A:603–616. Available from: http://content. wkhealth.com/linkback/openurl?sid=WKPTLP:landingpage&an=00004623-199604000-00018.

[28] Hill JM, Norris TR. Long-term results of total shoulder arthroplasty following bone-grafting of the glenoid. J Bone Joint Surg [Internet]. 2001;83–A:877–883. Available from: http://jbjs.org/content/83/6/877. abstract.

[29] Namba RS, Thornhill TS. Posterior capsulorrhaphy in total shoulder arthroplasty: a case report. Clin Orthop Relat Res. 1995;313:135–139.

[30] Singh JA, Sperling J, Schleck C, Harmsen W, Cofield R. Periprosthetic fractures associated with primary total shoulder arthroplasty and primary humeral head replacement: a thirty-three-year study. J Bone Joint Surg [Internet]. 2012;94–A:1777–1785. Available from: http://www.pubmedcentral.nih.gov/articlerender.fcgi?a rtid=3448303&tool=pmcentrez&rendertype=abstract.

[31] Sperling JW, Kozak TKW, Hanssen AD, Cofield RH. Infection after shoulder arthroplasty. Clin Orthop Relat Res. 2001;382:206–216.

[32] Florschütz AV, Lane PD, Crosby LA. Infection after primary anatomic versus primary reverse total shoulder arthroplasty. J Shoulder Elb Surg. 2015;24:1296–1301.

[33] Padegimas EM, Maltenfort M, Ramsey ML, Williams GR, Parvizi J, Namdari S. Periprosthetic shoulder infection in the United States: incidence and economic burden. J Shoulder Elb Surg. 2015;24:741–746.

[34] Wagner ER, Houdek MT, Schleck C, Harmsen WS, Sanchez-Sotelo J, Cofield R, et al. Increasing body mass index is associated with worse outcomes after shoulder arthroplasty. J Bone Joint Surg [Internet]. 2017;99:929–937. Available from: http://insights.ovid. com/crossref?an=00004623-201706070-00005%5Cn. http://www.ncbi.nlm.nih.gov/pubmed/28590378.

[35] Boehm TD, Wallace WA, Neumann L. Heterotopic ossification after primary shoulder arthroplasty. J Shoulder

Elb Surg. 2005;14:6–10.

[36] Kjaersgaard-Andersen P, Frich LH, Søjbjerg JO, Sneppen O. Heterotopic bone formation following total shoulder arthroplasty. J Arthroplasty [Internet]. 1989;4:99–104. Available from: http://www.ncbi.nlm. nih.gov/pubmed/2501455.

[37] Sperling JW, Cofield RH, Rowland CM. Heterotopic ossification after total shoulder arthroplasty. J Arthroplast. 2000;15:179–182.

[38] Sabesan VJ, Ackerman J, Sharma V, Baker KC, Kurdziel MD, Wiater JM. Glenohumeral mismatch affects micromotion of cemented glenoid components in total shoulder arthroplasty. J Shoulder Elbow Surg. Elsevier Ltd. 2015;24:814–822.

[39] Walch G, Edwards TB, Boulahia A, Boileau P, Mole D, Adeleine P. The influence of glenohumeral prosthetic mismatch on glenoid radiolucent lines: results of a multicenter study. J Bone Joint Surg. 2002;84–A:2186–2191.

[40] Glllespie R, Lyons R, Lazarus M. Eccentric reaming in total shoulder arthroplasty: a cadaveric study. Orthopedics. 2009;32:21.

[41] Flurin P-H, Janout M, Roche CP, Wright TW, Zuckerman JD. Revision of the loose glenoid component in anatomic total shoulder arthroplasty. Bull Hosp Joint Dis. 2013;71:S68–S76.

[42] Kersten AD, Flores-Hernandez C, Hoenecke HR, Lima DD. Posterior augmented glenoid designs preserve more bone in biconcave glenoids. J Shoulder Elbow SurgElsevier Ltd. 2015;24:1135–1141. 10 Management of the Failed Anatomic Total Shoulder Arthroplasty 154

[43] Wang T, Abrams GD, Behn AW, Lindsey D, Giori N, Cheung EV. Posterior glenoid wear in total shoulder arthroplasty: eccentric anterior reaming is superior to posterior augment. Clin Orthop Rclat Res. Springer US. 2015;473:3928–3936.

[44] Young AA, Walch G. Fixation of the glenoid component in total shoulder arthroplasty: what is "modern cementing technique?". J Shoulder Elbow Surg. Board of Trustees. 2010;19:1129–1136.

[45] Deutsch A, Abboud JA, Kelly J, Mody M, Norris T, Ramsey ML, et al. Clinical results of revision shoulder arthroplasty for glenoid component loosening. J Shoulder Elb Surg. 2007;16:706–716.

[46] Scalise JJ, Iannotti JP. Bone grafting severe glenoid defects in revision shoulder arthroplasty. Clin Orthop Relat Res. 2008;466:139–145.

[47] Neyton L, Walch G, Nové-josserand L, Edwards TB. Glenoid corticocancellous bone grafting after glenoid component removal in the treatment of glenoid loosening. J Shoulder Elb Surg. 2006;15:173–179.

[48] Cheung EV, Sperling JW, Cofield RH. Revision shoulder arthroplasty for glenoid component loosening. J Shoulder Elb Surg. 2008;17:371–375.

[49] Aibinder WR, Schoch B, Schleck C, Sperling JW, Cofield RH. Revisions for aseptic glenoid component loosening after anatomic shoulder arthroplasty. J Shoulder Elbow Surg. Elsevier Inc. 2017;26:443–449.

[50] Cheung EV, Sperling JW, Cofield RH. Polyethylene insert exchange for wear after total shoulder arthroplasty. J Shoulder Elb Surg. 2007;16:574–578.

[51] Sperling JW, Hawkins RJ, Walch G, Mahoney AP, Zuckerman JD. Complications in total shoulder arthroplasty. Instr Course Lect. 2013;62:135–141.

[52] Deprey F. Problèmes de coiffe après prothèse d'épaule. In: Walch G, Boileau P, Molé D, editors. 2000 shoulder prostheses two to ten year follow. Montpellier: Sauramps Medical; 2001. p. 393–399. 53. Elhassan B, Ozbaydar M, Massimini D, Diller D, Higgins L, Warner JJP. Transfer of pectoralis major for the treatment of irreparable tears of subscapularis: does it work? J Bone Joint Surg. 2008;90–B:1059–1065.

[54] Moeckel B, Altchek DW, Warren RF, Wickiewicz TL, Dines DM. Instability of the shoulder after arthroplasty. J Bone Joint Surg. 1993;75–A:492–497.

[55] Hattrup SJ, Cofield RH, Cha SS. Rotator cuff repair after shoulder replacement. J Shoulder Elb Surg. 2006;15:78–83.

[56] Sperling JW, Hawkins RJ, Walch G, Mahoney AP, Zuckerman JD. Complications in total shoulder arthroplasty. J Bone Joint Surg. 2013;95:562–569.

[57] Sanchez-Sotelo J, Sperling JW, Rowland CM, Cofield RH. Instability after shoulder arthroplasty: results of surgical treatment. J Bone Joint Surg. 2003;85–A:622–631.

[58] Ahrens P, Boileau P, Walch G. Anterior and posterior instability after unconstrained shoulder arthroplasty. In: Walch G, Boileau P, Mole D, editors. 2000 shoulder prostheses two to ten year follow. Montpellier: Sauramps Medical; 2001. p. 359–393.

[59] Spencer EE, Valdevit A, Kambic H, Brems JJ, Iannotti JP. The effect of humeral component anteversion on shoulder

stability with glenoid component retroversion. J Bone Joint Surg Am [Internet]. 2005;87: 808–814. Available from: http://www.ncbi.nlm.nih. gov/pubmed/15805211.

[60] Kim H-MM, Chacon AC, Andrews SH, Roush EP, Cho E, Conaway WK, et al. Biomechanical benefits of anterior offsetting of humeral head component in posteriorly unstable total shoulder arthroplasty: a cadaveric study. J Orthop Res [Internet]. 2016;34:666–674. Available from: http://www.ncbi.nlm.nih.gov/ pubmed/26356804.

[61] Lewis GS, Conaway WK, Wee H, Kim HM. Effects of anterior offsetting of humeral head component in posteriorly unstable total shoulder arthroplasty: finite element modeling of cadaver specimens. J Biomech [Internet]. 2017;53:78–83. Available from: http://www.ncbi.nlm.nih. gov/pubmed/28159312.

[62] Kontakis GM, Tozakidou M, Karantinos J. Stabilisation of a posteriorly unstable glenohumeral joint during total shoulder arthroplasty: a novel capsulorrhaphy technique. Acta Orthop Belg. 2006;72:353–355.

[63] Gee AO, Angeline ME, Dines JS, Dines DM. Shoulder instability after total shoulder arthroplasty: a case of arthroscopic repair. HSS J [Internet]. 2014;10:88–91. Available from: http://www.ncbi.nlm.nih.gov/ pubmed/24482628.

[64] Kumar S, Sperling JW, Haidukewych GH, Cofield RH. Periprosthetic humeral fractures after shoulder arthroplasty. J Bone Joint Surg. 2004;86–A:680–689.

[65] Worland RL, Kim DY, Arredondo J. Periprosthetic humeral fractures: management and classification. J Shoulder Elb Surg. 1999;8:590–594.

[66] Campbell JT, Moore RS, Iannotti JP, Norris TR, Williams GR. Periprosthetic humeral fracture: mechanisms of fractures and treatment options. J Shoulder Elb Surg. 1998;7:406–413.

[67] Steinmann SP, Cheung EV. Treatment of periprosthetic humerus fractures associated with shoulder arthroplasty. J Am Acad Orthop Surg. 2008;16:199 207.

[68] Campbell JT, Richard SM, Williams GR, Joseph P, Norris TR, Francisco CS. Periprosthetic humeral fractures: mechanisms of fracture and treatment options. J Shoulder Elb Surg. 1998;7:406–413.

[69] Wright TW, Cofield RH. Humeral fractures after shoulder arthroplasty. J Bone Joint Surg [Internet]. 1995;77–A:1340–1346. Available from: http://www.ncbi. nlm.nih. gov/pubmed/7673283.

[70] Nelson GN, Davis DE, Namdari S. Outcomes in the treatment of periprosthetic joint infection after shoulder arthroplasty: a systematic review. J Shoulder Elbow Surg. Elsevier Inc. 2016;25:1337–1345.

[71] Sperling JW, Hawkins RJ, Walch G, Zuckerman JD. Instructional course lectures: complications in total shoulder arthroplasty. J Bone Joint Surg Am. 2013;95A:562–569.

[72] Segawa H, Tsukayama DT, Kyle RF, Becker DA, Gustilo RB. Infection after total knee arthroplasty: J. Wu et al. 155 a retrospective study of the treatment of eight-one infections. J Bone Joint Surg. 1999;81–A:1434–1445.

[73] Van Thiel GS, Halloran JP, Twigg S, Romeo AA, Nicholson GP. The vertical humeral osteotomy for stem removal in revision shoulder arthroplasty: Results and technique. J Shoulder Elbow Surg [Internet]. Elsevier Ltd; 2011;20:1248–1254. Available from: https://doi. org/10.1016/j.jse.2010.12.013

[74] Pinder EM, Ong JCY, Bale RS. Ten questions on prosthetic shoulder infection. Shoulder Elbow. 2016;8:151–157.

[75] Coste JS, Reig S, Trojani C, Berg M, Walch G, Boileau P. The management of infection in arthroplasty of the shoulder. J Bone Joint Surg. 2004;86–B:65–69.

[76] Buchalter DB, Mahure SA, Mollon B, Yu S, Kwon YW, Zuckerman JD. Two-stage revision for infected shoulder arthroplasty. J Shoulder Elbow Surg. Elsevier Inc. 2017;26:939–947.

[77] Martin EJ, Duquin TR, Ehrensberger MT. Reverse total shoulder glenoid baseplate stability with superior glenoid bone loss. J Shoulder Elbow Surg [Internet]. Elsevier Inc.; 2017;26:1748–1755. Available from: https://doi. org/10.1016/j.jse.2017.04.020.

[78] Collin P, Liu X, Denard PJ, Gain S, Nowak A, Lädermann A. Standard versus bony increased-offset reverse shoulder arthroplasty : a retrospective comparative cohort study. J Shoulder Elbow Surg [Internet]. Elsevier Inc.; 2018;27:59–64. Available from: https://doi.org/10.1016/ j.jse.2017.07.020.

[79] Athwal GS, Macdermid JC, Reddy KM, Marsh JP, Faber KJ, Drosdowech D. Does bony increased-offset reverse shoulder arthroplasty decrease scapular notching? J Shoulder Elbow Surg [Internet]. Elsevier Ltd; 2017;24:468–473. Available from: https://doi. org/10.1016/j.jse.2014.08.015.

[80] Greiner S, Schmidt C, Herrmann S, Pauly S, Perka C. Clinical performance of lateralized versus non-lateralized reverse shoulder arthroplasty: a prospective randomized

study. J Shoulder Elbow Surg [Internet]. Elsevier Ltd; 2017;24:1397–1404. Available from: https://doi.org/10.1016/j.jse.2015.05.041.

[81] Jones RB, Wright TW, Roche CP. Bone grafting the glenoid versus use of augmented glenoid baseplates with reverse shoulder arthroplasty. Bull Hosp Joint Dis. 2015;73:S129–135.

[82] Ivaldo N, Mangano T, Caione G, Rossoni M, Ligas A. Customized tantalum-augmented reverse shoulder arthroplasty for glenoid bone defect and excessive medialization : description of the technique. Musculoskelet Surg. Springer Milan. 2016; 100:13–18.

[83] Shields EJ, Wiater JM. Patient outcomes after revision of anatomic total shoulder arthroplasty to reverse shoulder arthroplasty for rotator cuff failure or component loosening: a matched cohort study. J Am Acad Orthop Surg. Submitted. 2018. [ahead to print]. https://doi.org/10.5435/JAAOS-D-17-00350.

[84] Vourazeris JD, Wright TW, Struk AM, King JJ, Farmer KW. Primary reverse total shoulder arthroplasty outcomes in patients with subscapularis repair versus tenotomy. J Shoulder Elbow Surg. Elsevier Inc. 2017;26:450–457.

[85] Crosby LA, Wright TW, Yu S, Zuckerman JD. Conversion to reverse total shoulder arthroplasty with and without humeral stem retention: the role of a convertible-platform stem. J Bone Joint Surg. 2017;99–A:736–472.

[86] Melis B, Bonnevialle N, Neyton L, Lévigne C, Favard L, Walch G, et al. Glenoid loosening and failure in anatomical total shoulder arthroplasty: is revision with a reverse shoulder arthroplasty a reliable option? J Shoulder Elb Surg. 2012;21:342–349.

第十一章　反肩关节置换术失败的处理

Eric Michael Padegimas，Joseph Albert Abboud

译者：扶世杰

审校：王洪，周兵华，周游，刘飞

一、简介

反肩关节置换术（Reverse Shoulder Arthroplasty，RSA）于 2003 年 11 月被美国食品和药物管理局批准。此后，这项技术的应用人数逐渐增加。虽然解剖型肩关节置换术显示了耐用性好，功能改善明显，但这一术式依赖于正常的肩袖功能。RSA 假体肩关节置换最初设计理念是用于肩袖缺失和盂肱关节结构失稳的情况。然而，随着 RSA 假体植入物的成功，其适应证和应用范围不断扩大。在肱骨近端骨折的应用越来越多，尤其是骨质量较差，大、小结节固定不可靠，既往肩关节重建失败，有类风湿关节炎病史等。

随着 RSA 适应证的扩大，RSA 手术量也逐渐增加，对于 RSA 失败的处置将变得越来越重要。本章的目的是：

1. 描述对 RSA 失败患者的初步评估。
2. 提供合适的诊断测试。
3. 描述 RSA 失败的常见机制。
4. 为 RSA 的失败不同原因制订手术策略。

二、介绍

评估 RSA 术后疼痛患者，首先是仔细记录患者的病史及症状。区分主诉是肩关节疼痛还是肩关节功能丧失，或两者同时存在，这对于手术者术前计划以及患者之后的管理都很重要。任何先前的创伤，无论是低能量还是高能量，都应该重视。应直接询问患者各种潜在的全身感染病史。此外，应明确可能增加患者感染风险的因素（如既往手术史、免疫调节功能、糖尿病患者血糖控制不良等）。任何初次手术后的早期并发症（持续切口引流、早期脱位等）应进行评估。如果失败的 RSA 是在外院进行的手术治疗，获得患者最初的病史记录和初次手术过程的操作细节，这些对于翻修的术前计划制订很重要。

体格检查应包括对以前切口的评估，手术入路和切口周围组织条件进行评估。任何畸形或肌肉萎缩也应在初次检查时明确。对患者影响肩关节的神经血管状况进行全面的评估是非常重要的，尤其是腋神经功能障碍。尽管完全三角肌功能障碍是 RSA 植入的绝对禁忌，但 Gulotta 等最近的分析表明：更加隐匿的和一些常见的前方三角肌功能不全，可能不是 RSA 应用的绝对禁忌证。完全三角肌功能障碍或腋神经麻痹需要被确诊是上次外科手术引起的医源性损伤还是外伤引起的持续性麻痹。在初步临床评估之后，应进行彻底的诊断评估。

三、诊断性评估

标准前后位（AP），肩胛骨 Y 位和腋轴位 X 线片是首选的诊断方法。可以使用前后位 X 线片评估假体周围骨折（图 11.1）、内植物脱位（图 11.2）、肱骨侧松动、关节盂侧松动（图 11.3）、肩胛骨切迹（图 11.4）或内植物的灾难性失败。如 Läderman 等所述，盂肱假体之间的肱骨短缩可以通过比较双侧肱骨全长的 X 线片来测量。此外，通过可比较的中立位肩关节前后位 X 线片评价旋转中心内侧移位，常用肩峰肱骨水平距离（肩峰外侧边缘与肱骨轴线之间的距离）来比较。

肩关节 CT 是评估 RSA 时患者肩关节整体骨量的重要检查方式。另外还可以评估关节盂侧假体的内侧移位，关节盂侧和肱骨侧可用的骨量，以及内植物的空间位置。此外，正如 Walch 等描述的，3D CT 可结合患者个体化的导航可用于复杂 RSA 患者。而 MRI 可用于评估任何肩袖的萎缩情况，但这可能受金属伪影的影响，而 CT 也可以用来评估肩袖的质量。在初次 RSA 的患者中，通过上方入路保护或修复肩胛下肌，超声检查可用于评估继发的肩胛下肌功能失效。最后，对于怀疑腋神经损伤的患者，应进行肌电图检查以确定损伤的严重程度。如

果条件允许，应该在确定 RSA 翻修术前，监测腋神经功能的恢复情况，从最初的神经损伤开始，为期 6 个月到 1 年。

除了影像学评估外，血清学评估可通过完整血

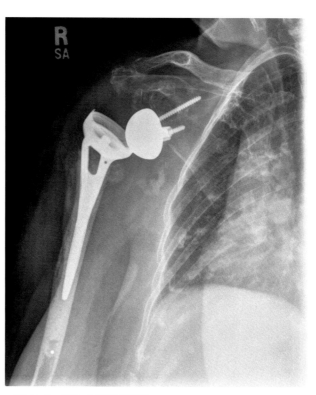

图 11.2　RSA 术后关节脱位

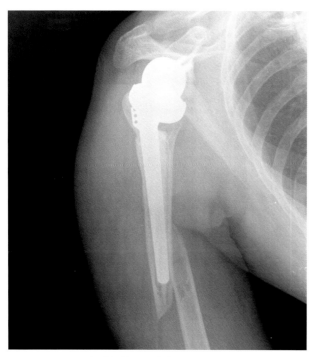

图 11.1　RSA 术后假体周围骨折

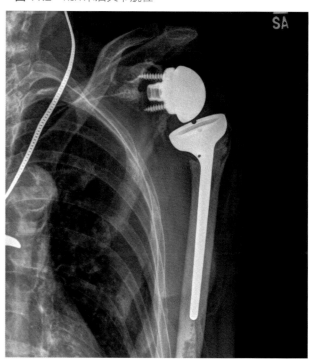

图 11.3　RSA 术后关节盂假体松动

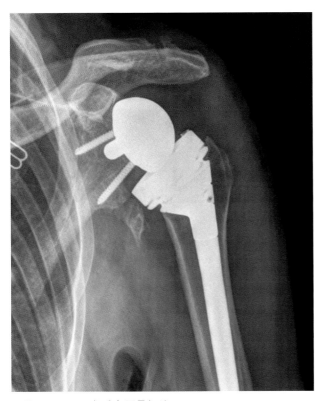

图 11.4 RSA 术后肩胛骨切迹

细胞计数、血沉（ESR）和 C- 反应蛋白（CRP）来确定有无疑似潜伏感染。认识到这些检查在诊断肩关节假体周围感染（Periprosthetic Joint Infection，PJI）方面的局限性是十分重要的，因为 ESR 的敏感性和特异性分别为 21%~42% 和 65%~93%，而 CRP 的敏感性和特异性分别为 0~63% 和 73%~95%。血清白细胞介素 –6 对髋、膝关节 PJI 的诊断敏感性为 97%，对肩关节 PJI 的诊断敏感性仅为 12%~14%，临床应用有限。对于术前高度怀疑 PJI 的患者，应尝试穿刺获取培养物或病理检查，这可作为手术计划的一部分；然而，必须考虑关节穿刺术的局限性。如果高度怀疑且所有 PJI 评估结果均为阴性，关节镜下组织活检是一种选择，在 19 例患者的组织活检结果中显示了 100% 的敏感性和特异性。此外，开放活检可能在确定再植前清除感染方面有一定作用。

四、失效机制和手术计划

1. 感染

RSA 术后的感染率从 1.3% 至 12.0% 不等，而普通肩关节置换术患者的感染率为 0.98%。术后 PJI 的定义分为早期（指初次置换术后 3 个月内）或晚期（指初次置换术后 3 个月以后）两种。早期 PJI 的传统治疗方法是手术清创，但效果不一。Coste 等发现在接受单纯清创术治疗的患者中，63% 的患者需要再次接受翻修手术；然而，单纯的清创并没有控制诊断或治疗的时间。在早期关于 PJI 的分析中，清创足以降低感染发生率，但在晚期诊断患者中无效。

关于晚期 PJI，已描述了一期和二期翻修。对于一期翻修，作者以低复发率作为参考，对关节盂侧和肱骨侧骨缺损的往往与二期翻修相关。Beekman 等报道了 11 例患者（早期 3 例，晚期 8 例）随访 2 年的结果，所有患者行一期翻修，仅有 1 例复发。然而，在晚期 PJI 的患者中，治疗标准仍然是二期翻修，因为这显示了更广泛的可重复性结果。对于二期翻修技术，分为有柄和无柄的抗生素间隔器。总的来说，在使用 22 个无柄（图 11.5）和 15 个有柄（图 11.6）带抗生素间隔器评估的结果中，两组患者的手术时间，并发症发病率或预后无显著差异，总共 37 例患者中 27 例再次植入假体者没有发生再感染。必须指出的是，这些抗生素间隔器数据来源于所有 PJI 患者，而不仅仅是那些初次 RSA 手术的患者。

2. 脱位 / 不稳定

据报道：RSA 术后发生脱位的概率在 2.9% ~15.8%。男性、畸形愈合、RSA 术后翻修和 BMI 指数较高都被认为是脱位的高危因素。相反地，因肩袖病而初次行 RSA 的患者，发生脱位的概率却很低（0.4%）。510 例 RSA（393 例初次，117 例翻修）其中有 15 例患者出现脱位。15 例患者全都先行闭合手法复位失败，并有 10 例患者行再次手术，联合使用了增加限制的内固定。其中，肱骨干增加型内固定（2 例），聚乙烯衬垫增厚（6 例），关节盂球头增大（2 例），或使用记忆性聚乙烯（2 例）。这与以前 Chalmers 和 Teusink 等报道中提出的 44% 和 62% 的闭合复位成功率有明显差异。根据研究经验，RSA 术后的脱位常常需要有增加限制性的植入物来进行手术干预。

对于 RSA 术后的不稳定，研究人员的经验是需要将多种因素综合地考量。术者必须认真地重新评估患者初次手术前的影像资料和术中可能引起判断和技术失误的决定性操作。当然这一切都必须是在无病原学感染的前提下进行的假设。不稳定发生的时间与初次手术以及相应的活动都与方案制订密切相关。假设在治疗室肩关节是不可复位的，那么在

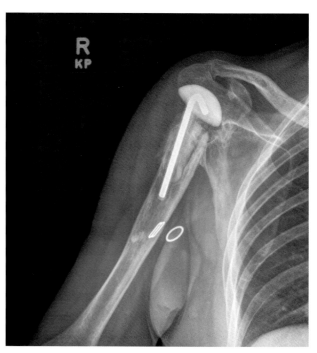

图 11.6 有柄抗生素间隔器

麻醉状态和造影下进行评估显得尤为必要。在全身麻醉状态下，医生可以轻易地评估肩关节的可复性大小，不稳定方向，还有复发性不稳定的概率。在条件允许情况之下，以前使用过的手术切口依然可以再次使用。假体的相关信息，例如假体的位置、尺寸、有无撞击、活动范围等都应被评估。大多数情况下，关节盂球体头尺寸是增加的，在假体系统可调整的前提下，还可以考虑关节盂组件旋转中心外移。在肱骨侧用一个较厚的聚苯乙烯内衬和尽可能的记忆性内衬显得很有必要。万一有巨大的失误发生在球头基座的放置（太高或者向上倾斜）或者肱骨假体的位置不良（假体柄后倾），那么假体的翻修就很有必要。然而这种术中相关干预所带来的手术风险收益比也必须认真的考虑。最后根据关闭切口的规范流程，严格地止血可以减少与血肿形成相关的不稳定的风险是确定的。另外，术后严格的 4 周肩关节支具佩戴也会降低术后不稳定性发生概率。

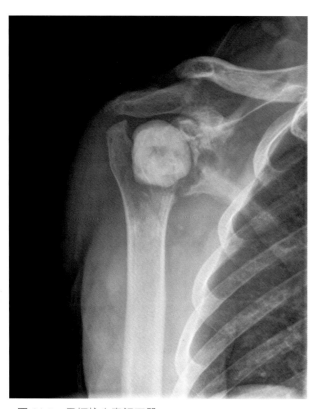

图 11.5 无柄抗生素间隔器

3. 肱骨侧失败

Boileau 等发现 RSA 肱骨侧的失败率较关节盂侧的更高（12% vs 3%）。这是由于盂肱关节旋转中心的内移导致应力集中在肱骨侧植入物，而不是关节盂侧的植入物造成的。肱骨侧的失败又可以分为两个亚型：肱骨假体松动和肱骨假体良好固定。

RSA 术后，影像学上肱骨侧的松动虽然不常见，但是继发于肱骨大结节骨吸收导致的肱骨近端骨质缺损却是很常见的。存在假体松动的患者中，移除假体不需要采用截骨术。但是在翻修过程中，伴随肱骨近端骨质缺损必须受到重视。在较小的肱骨骨缺损中（＜5cm），应在假体近端周围使用骨水泥围领或近端增强型的肱骨假体。在较大的肱骨骨缺损中（＞5cm），应用同种异体肱骨移植重建和长柄假体进行翻修术（图 11.7），这是由 Chacon 等报道，并由 Boileau 等使用过的技术。这种技术将肱骨假体经典地用骨水泥固定在移植骨的近端，压配技术固定远端。Chacon 等报道，76% 的患者临床疗效优良，20% 的感到满意，只有 4% 的患者对临床疗效不满意。

研究人员偏向于肱骨近端重建术中使用肱骨近端同种异体骨以更好的恢复肱骨的解剖学结构。这一点与 Chacon 等的观点相似，首先沿解剖颈切除同种异体肱骨的肱骨头。然后再从异体骨髓腔中移除所有的松质骨，适当的高度是通过检查剩余的骨干骨量和估计近端部分需要更换的多少来确定的。接着在异体骨皮质上，按步骤切取一个外侧长 5cm，内侧约 1cm 的狭长条状区。除了肩胛下肌的止点区域，去除异体骨上的软组织，以备后期修复固定肩胛下肌。将异体骨外侧皮质用缝线双重固定到患者肱骨干上。髓内导向器用于确定最适合的型号。研究人员使用一个长柄假体，柄的长度至少超过患者骨干皮质直径的 2~3 倍。是否使用骨水泥基于患者残余骨质质量。

位置不良但紧密固定的肱骨内植物在去除肱骨

假体时发生并发症的概率更高。为了降低医源性的肱骨骨折风险，多种技术都被报道过。Boileau 等和 Van Thiel 等描述在结节间沟的外侧肱骨外侧的开窗术。Sahota 等描述在肱骨颈远端 3cm，在肱骨前方开一个宽约 1cm 的长方形骨窗。通常的情况下，采用一个类似会阴切口的开窗方式，如果不行才采用 Sahota 等或 wright 等报道的开窗术。

研究人员对移除固定良好的肱骨假体柄与 Wright 等描述的技术基本一致。通过延长的胸大肌三角肌的入路至肱骨近端前外侧。胸大肌止点区域通过开窗技术进行保护。肱肌的止点区域除外侧区，被大部分保留用于保护血管不被肱骨开窗损伤。高速钻头用于在前外侧皮质上从肱骨近端到骨水泥覆盖层或假体柄远端钻一系列的钻孔。2.5mm 的钻头在内侧钻出很多个 1.0~1.5cm 的孔作为内侧铰链钻孔。这些钻孔间隔约 0.5cm。外侧的钻孔会使通过较小摆锯连成一线，从肱骨近端一直到远端骨水泥覆盖层或内植物。接下来弧形的骨刀劈开外侧的连线沿内侧铰链打开肱骨骨窗，显露出骨髓腔。然后

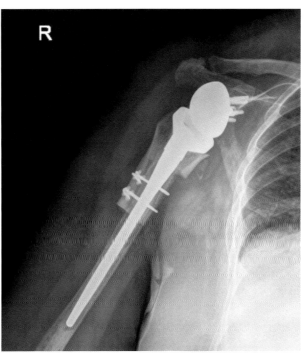

图 11.7　应用同种异体肱骨移植重建和长柄假体进行翻修术

清理骨水泥，移出假体柄，准备好髓腔后，将新的假体植入其中。研究人员推荐使用长柄无骨水泥技术。假体至少要插入到开窗远端2倍骨皮质直径的深度。骨水泥内植物仅仅在骨质量很差时使用。肱骨骨窗用张力带和涤纶线经骨窗外侧和外侧皮质固定。如果肱骨骨窗的固定不牢固或骨质条件很差，可以使用一个异体骨放在骨窗外侧起到支撑加强作用，然后用线缆来捆绑。当环绕线缆时，最重要的是从桡神经的下方通过。

4.关节盂侧的失败

关节盂侧的失败概率较肱骨侧更为少见。常见原因是假体的放置不当造成的。一个向上方倾斜或者向上放置的关节盂球头有将会受到更大的剪切应力，这是不利于加压固定的。如果患者在初次行RSA时，有巨大的关节盂缺损则需要植骨，初次手术时的不良固定和（或）由此导致的移植骨吸收，可能会加速关节盂侧组件松动。

关节盂侧的失败经常与假体下方的骨缺损有关系。Kliein等研究提出，对于有少量骨缺损的患者可以通过沿肩胛骨中心线的螺钉固定来避免。该技术既可使用较长的中心螺钉或也可使用较大直径的外周锁定螺钉以增强固定。关节盂中心的骨缺损如果伴有完整的边缘可以通过松质骨的打压植骨来治疗。如果关节盂中心骨缺损很大的话，那么结构性的骨移植会对关节盂的假体基座有防止过度内移的作用。那些外周的或者非包容性的缺损可以通过Norris等和Boileau等报道三皮质髂骨结构性移植来处理。此外，Scalise和Iannotti描述自体非结构性的松质骨和结构性骨移植都是较大的非包容性骨缺损的选择，但没有供区与获取髂骨植骨块相关并发症的报道。

研究人员倾向于使用异体松质骨的打压植骨技术来处理包容性骨缺损，而使用异体结构性骨处理非包容性骨缺损。研究人员考虑供区取骨后的并发症，不倾向于使用自体三皮质的髂骨。研究人员使

用骨摆锯、高速磨头和咬骨钳对填入骨缺损的骨块打磨成形。这样就可以与骨缺损的外形相匹配。然后将已经成形的骨块压入骨缺损处。如果安放基座时，压力不能维持植骨块在合适的位置，骨块可用克氏针临时固定。如果可能的话，在基座螺钉植入的时候将植入骨块固定到关节盂上。如果植骨块不能使用基座螺钉固定，此时可再植一枚3.5mm的皮质螺钉辅助固定。在RSA翻修时，假体基座基底的位置应超出关节盂下边缘和肩胛颈部。为了使假体获得对肩胛骨体部更好的固定，一种长柱形骨被使用在肩胛骨骨量较差的患者。在严重的骨丢失条件下确定移植骨的厚度是很困难的。Boileau等用实例说明使用偏心的RSA假体改善了影像学和临床效果。

此外，早期的关节盂增强型基座的经验已经被报道。关于使用增强型基座的患者的早期临床疗效显示比关节盂骨移植有更少的肩胛骨撞击性骨缺损的发生率，更低的并发症发生率，以及与关节盂侧骨移植相比，有相似的临床疗效。研究人员随访了关节盂骨移植的保守康复策略，总的来说，对骨移植延迟愈合的情况，除了最初的康复策略外，需要盂肱关节制动4周以促进早期的骨长入。

五、结论

随着适应证范围的扩大，RSA的使用越来越多，包括肱骨近端骨折伴骨质量较差的，大、小结节固定不可靠，肩关节重建失败，类风湿关节炎等。因此，对于RSA失败的处理将变得越来越重要。一种基于循证医学证据对失败的RSA进行初步检查、诊断评估以及手术处置的处理办法都可以优化这类复杂的反肩关节置换临床问题。

参考文献

[1] Day JS, Lau E, Ong KL, Williams GR, Ramsey ML, Kurtz

SM. Prevalence and projections of total shoulder and elbow arthroplasty in the United States to 2015. J Shoulder Elb Surg. 2010;19(8):1115–1120.

[2] Kim SH, Wise BL, Zhang Y, Szabo RM. Increasing incidence of shoulder arthroplasty in the United States. J Bone Joint Surg Am. 2011;93(24):2249–2254.

[3] Padegimas EM, Maltenfort M, Lazarus MD, Ramsey ML, Williams GR, Namdari S. Future patient demand for shoulder arthroplasty by younger patients: national projections. Clin Orthop. 2015;473(6):1860–1867.

[4] Westermann RW, Pugely AJ, Martin CT, Gao Y, Wolf BR, Hettrich CM. Reverse shoulder arthroplasty in the United States: a comparison of national volume, patient demographics, complications, and surgical indications. Iowa Orthop J. 2015;35:1–7. 11 Management of Failed Reverse Shoulder Arthroplasty 164

[5] Sperling JW, Cofield RH, Rowland CM. Minimum fifteen-year follow-up of Neer hemiarthroplasty and total shoulder arthroplasty in patients aged fifty years or younger. J Shoulder Elb Surg. 2004;13(6):604–613.

[6] Boileau P, Watkinson D, Hatzidakis AM, Hovorka I. Neer Award 2005: the Grammont reverse shoulder prosthesis: results in cuff tear arthritis, fracture sequelae, and revision arthroplasty. J Shoulder Elb Surg. 2006;15(5):527–540.

[7] Acevedo DC, Vanbeek C, Lazarus MD, Williams GR, Abboud JA. Reverse shoulder arthroplasty for proximal humeral fractures: update on indications, technique, and results. J Shoulder Elbow Surg. 2014;23(2):279–289.

[8] Bufquin T, Hersan A, Hubert L, Massin P. Reverse shoulder arthroplasty for the treatment of threeand four-part fractures of the proximal humerus in the elderly: a prospective review of 43 cases with a short-term follow-up. J Bone Joint Surg Br. 2007;89-B(4):516–520.

[9] Cuff DJ, Pupello DR. Comparison of hemiarthroplasty and reverse shoulder arthroplasty for the treatment of proximal humeral fractures in elderly patients. J Bone Joint Surg Am. 2013;95(22):2050–2055.

[10] Walker M, Willis MP, Brooks JP, Pupello D, Mulieri PJ, Frankle MA. The use of the reverse shoulder arthroplasty for treatment of failed total shoulder arthroplasty. J Shoulder Elb Surg. 2012;21(4):514–522.

[11] Valenti P, Kilinc AS, Sauzières P, Katz D. Results of 30 reverse shoulder prostheses for revision of failed hemi- or total shoulder arthroplasty. Eur J Orthop Surg Traumatol. 2014;24(8):1375–1382.

[12] Young AA, Smith MM, Bacle G, Moraga C, Walch G. Early results of reverse shoulder arthroplasty in patients with rheumatoid arthritis. J Bone Joint Surg Am. 2011;93(20):1915–1923.

[13] Hedtmann A, Werner A. Shoulder arthroplasty in rheumatoid arthritis. Orthopade. 2007;36(11):1050–1061.

[14] Rittmeister M, Kerschbaumer F. Grammont reverse total shoulder arthroplasty in patients with rheumatoid arthritis and nonreconstructible rotator cuff lesions. J Shoulder Elbow Surg. 2001;10(1):17–22.

[15] Gulotta LV, Choi D, Marinello P, Wright T, Cordasco FA, Craig EV, et al. Anterior deltoid deficiency in reverse total shoulder replacement: a biomechanical study with cadavers. J Bone Joint Surg Br. 2012;94(12):1666–1669.

[16] Wright TW, Cofield RH. Humeral fractures after shoulder arthroplasty. J Bone Joint Surg Am. 1995;77(9):1340–1346.

[17] Sirveaux F, Favard L, Oudet D, Huquet D, Walch G, Molé D. Grammont inverted total shoulder arthroplasty in the treatment of glenohumeral osteoarthritis with massive rupture of the cuff. Results of a multicentre study of 80 shoulders. J Bone Joint Surg Br. 2004;86(3):388–395.

[18] Lädermann A, Williams MD, Melis B, Hoffmeyer P, Walch G. Objective evaluation of lengthening in reverse shoulder arthroplasty. J Shoulder Elb Surg. 2009;18(4):588–595.

[19] Boileau P, Melis B, Duperron D, Moineau G, Rumian AP, Han Y. Revision surgery of reverse shoulder arthroplasty. J Shoulder Elb Surg. 2013;22(10):1359–1370.

[20] Walch G, Vezeridis PS, Boileau P, Deransart P, Chaoui J. Three-dimensional planning and use of patient-specific guides improve glenoid component position: an in vitro study. J Shoulder Elb Surg. 2015;24(2):302–309.

[21] Goutallier D, Postel JM, Bernageau J, Lavau L, Voisin MC. Fatty muscle degeneration in cuff ruptures. Preand postoperative evaluation by CT scan. Clin Orthop. 1994;304:78–83.

[22] Armstrong A, Lashgari C, Teefey S, Menendez J, Yamaguchi K, Galatz LM. Ultrasound evaluation and clinical correlation of subscapularis repair after total shoulder arthroplasty. J Shoulder Elb Surg. 2006;15(5):541–548.

[23] Cheung E, Willis M, Walker M, Clark R, Frankle MA. Complications in reverse total shoulder arthroplasty. J Am Acad Orthop Surg. 2011;19(7):439–449.

[24] Scarlat MM. Complications with reverse total shoulder arthroplasty and recent evolutions. Int Orthop.

2013;37(5):843–851.

[25] Piper KE, Fernandez-Sampedro M, Steckelberg KE, Mandrekar JN, Karau MJ, Steckelberg JM, et al. C-reactive protein, erythrocyte sedimentation rate and orthopedic implant infection. PLoS One. 2010;5(2):e9358.

[26] Berbari E, Mabry T, Tsaras G, Spangehl M, Erwin PJ, Murad MH, et al. Inflammatory blood laboratory levels as markers of prosthetic joint infection: a systematic review and meta-analysis. J Bone Joint Surg Am. 2010;92(11):2102–2109.

[27] Grosso MJ, Frangiamore SJ, Saleh A, Kovac MF, Hayashi R, Ricchetti ET, et al. Poor utility of serum interleukin-6 levels to predict indolent periprosthetic shoulder infections. J Shoulder Elb Surg. 2014;23(9):1277–1281.

[28] Villacis D, Merriman JA, Yalamanchili R, Omid R, Itamura J, Rick Hatch GF. Serum interleukin-6 as a marker of periprosthetic shoulder infection. J Bone Joint Surg Am. 2014;96(1):41–45.

[29] Sperling JW, Kozak TK, Hanssen AD, Cofield RH. Infection after shoulder arthroplasty. Clin Orthop. 2001;382:206–216.

[30] Ricchetti ET, Frangiamore SJ, Grosso MJ, Alolabi B, Saleh A, Bauer TW, et al. Diagnosis of periprosthetic infection after shoulder arthroplasty: a critical analysis review. JBJS Rev. 2013;1(1):1.

[31] Dilisio MF, Miller LR, Warner JJP, Higgins LD. Arthroscopic tissue culture for the evaluation of periprosthetic shoulder infection. J Bone Joint Surg Am. 2014;96(23):1952–1958.

[32] Zhang AL, Feeley BT, Schwartz BS, Chung TT, Ma CB. Management of deep postoperative shoulder infections: is there a role for open biopsy during staged treatment? J Shoulder Elb Surg. 2015;24(1):e15–e20.

[33] Sirveaux F, Favard L, Oudet D, Huquet D, Walch G, Molé D. Grammont inverted total shoulder arthroplasty in the treatment of glenohumeral osteoarthritis E. M. Padegimas and J. A. Abboud 165 with massive rupture of the cuff. J Bone Joint Surg. 2004;86(3):388–395.

[34] Werner CML. Treatment of painful pseudoparesis due to irreparable rotator cuff dysfunction with the delta III reverse-ball-and-socket total shoulder prosthesis. J Bone Joint Surg Am. 2005;87(7):1476.

[35] Frankle M. The Reverse shoulder prosthesis for glenohumeral arthritis associated with severe rotator cuff deficiency a minimum two-year follow-up study of sixty patients. J Bone Joint Surg Am. 2005;87(8):1697.

[36] Guery J. Reverse total shoulder arthroplasty: survivorship analysis of eighty replacements followed for five to ten years. J Bone Joint Surg Am. 2006;88(8):1742.

[37] Levy J. The use of the reverse shoulder prosthesis for the treatment of failed hemiarthroplasty for proximal humeral fracture. J Bone Joint Surg Am. 2007;89(2):292.

[38] Cuff D, Pupello D, Virani N, Levy J, Frankle M. Reverse shoulder arthroplasty for the treatment of rotator cuff deficiency. J Bone Joint Surg Am. 2008;90(6):1244–1251.

[39] Padegimas EM, Maltenfort M, Ramsey ML, Williams GR, Parvizi J, Namdari S. Periprosthetic shoulder infection in the United States: incidence and economic burden. J Shoulder Elb Surg. 2015;24(5):741–746.

[40] Coste JS, Reig S, Trojani C, Berg M, Walch G, Boileau P. The management of infection in arthroplasty of the shoulder. J Bone Joint Surg Br. 2004;86(1):65–69.

[41] Bicknell R, Boileau P, Chuinard C, Jacquot N. Results of deep infection after reverse shoulder arthroplasty. Orthop Proc. 2009;91(SUPP II):245–246.

[42] Jerosch J, Schneppenheim M. Management of infected shoulder replacement. Arch Orthop Trauma Surg. 2003;123(5):209–214.

[43] Zavala JA, Clark JC, Kissenberth MJ, Tolan SJ, Hawkins RJ. Management of deep infection after reverse total shoulder arthroplasty: a case series. J Shoulder Elb Surg. 2012;21(10):1310–1315.

[44] Beekman PDA, Katusic D, Berghs BM, Karelse A, De Wilde L. One-stage revision for patients with a chronically infected reverse total shoulder replacement. J Bone Joint Surg-Br. 2010;92-B(6):817–822.

[45] Sabesan VJ, Ho JC, Kovacevic D, Iannotti JP. Twostage reimplantation for treating prosthetic shoulder infections. Clin Orthop. 2011;469(9):2538–2543.

[46] Loebenberg MI, Zuckerman JD. An articulating interval spacer in the treatment of an infected total shoulder arthroplasty. J Shoulder Elb Surg. 2004;13(4):476–478.

[47] Stine IA, Lee B, Zalavras CG, Hatch G, Itamura JM. Management of chronic shoulder infections utilizing a fixed articulating antibiotic-loaded spacer. J Shoulder Elb Surg. 2010;19(5):739–748.

[48] Muh SJ, Streit JJ, Lenarz CJ, McCrum C, Wanner JP, Shishani Y, et al. Resection arthroplasty for failed shoulder arthroplasty. J Shoulder Elb Surg. 2013;22(2):247–252.

[49] Padegimas E, Narzikul A, Lawrence C, Hendy B, Abboud J, Ramsey M, et al. Antibiotic spacers in shoulder

arthroplasty: comparison of stem and stemless implants. Clin Orthop Surg. 2017;9:e52.

[50] Padegimas EM, Zmistowski BM, Restrepo C, Abboud JA, Lazarus MD, Ramsey ML, et al. Instability after reverse total shoulder arthroplasty: which patients dislocate? Am J Orthop (Belle Mead NJ). 2016;45(7):E444–E450.

[51] Chalmers PN, Rahman Z, Romeo AA, Nicholson GP. Early dislocation after reverse total shoulder arthroplasty. J Shoulder Elb Surg. 2014;23(5):737–744.

[52] Gallo RA, Gamradt SC, Mattern CJ, Cordasco FA, Craig EV, Dines DM, et al. Instability after reverse total shoulder replacement. J Shoulder Elb Surg. 2011;20(4):584–590.

[53] Teusink MJ, Pappou IP, Schwartz DG, Cottrell BJ, Frankle MA. Results of closed management of acute dislocation after reverse shoulder arthroplasty. J Shoulder Elb Surg. 2015;24(4):621–627.

[54] Boileau P. Complications and revision of reverse total shoulder arthroplasty. Orthop Traumatol Surg Res OTSR. 2016;102(1 Suppl):S33–S43.

[55] Gilot G, Alvarez-Pinzon AM, Wright TW, Flurin P-H, Krill M, Routman HD, et al. The incidence of radiographic aseptic loosening of the humeral component in reverse total shoulder arthroplasty. J Shoulder Elb Surg. 2015;24(10):1555–1559.

[56] Cuff D, Levy JC, Gutiérrez S, Frankle MA. Torsional stability of modular and non-modular reverse shoulder humeral components in a proximal humeral bone loss model. J Shoulder Elb Surg. 2011;20(4):646–651.

[57] Chacon A, Virani N, Shannon R, Levy JC, Pupello D, Frankle M. Revision arthroplasty with use of a reverse shoulder prosthesis-allograft composite. J Bone Joint Surg Am. 2009;91(1):119–127.

[58] Van Thiel G, Piasecki D, Nicholson GS. Vertical humeral osteotomy for revision of well-fixed humeral components: case report and operative technique. Am J Orthop (Belle Mead NJ). 2009;38(2):67–71.

[59] Sahota S, Sperling JW, Cofield RH. Humeral windows and longitudinal splits for component removal in revision shoulder arthroplasty. J Shoulder Elb Surg. 2014;23(10):1485–1491.

[60] Wright TW. Revision of humeral components in shoulder arthroplasty. Bull Hosp Joint Dis. 2013;71(Suppl 2):77–81.

[61] Gutiérrez S, Greiwe RM, Frankle MA, Siegal S, Lee WE. Biomechanical comparison of component position and hardware failure in the reverse shoulder prosthesis. J

Shoulder Elb Surg. 2007;16(3):S9–S12.

[62] Wall BT, Mottier F, Walch G. Complications and revision of the reverse prosthesis: a multicenter study of 457 cases. J Shoulder Elb Surg. 2007;16(2):e55.

[63] Antuna SA, Sperling JW, Cofield RH, Rowland CM. Glenoid revision surgery after total shoulder arthroplasty. J Shoulder Elb Surg. 2001;10(3):217–224.

[64] Klein SM, Dunning P, Mulieri P, Pupello D, Downes K, Frankle MA. Effects of acquired glenoid bone defects on surgical technique and clinical outcomes in reverse shoulder arthroplasty. J Bone Joint Surg Am. 2010;92(5):1144–1154.

[65] Melis B, Bonnevialle N, Neyton L, Lévigne C, Favard L, Walch G, et al. Glenoid loosening and failure in 11 Management of Failed Reverse Shoulder Arthroplasty 166 anatomical total shoulder arthroplasty: is revision with a reverse shoulder arthroplasty a reliable option? J Shoulder Elb Surg. 2012;21(3):342–349.

[66] Kelly JD, Zhao JX, Hobgood ER, Norris TR. Clinical results of revision shoulder arthroplasty using the reverse prosthesis. J Shoulder Elb Surg. 2012;21(11):1516–1525.

[67] Holcomb JO, Cuff D, Petersen SA, Pupello DR, Frankle MA. Revision reverse shoulder arthroplasty for glenoid baseplate failure after primary reverse shoulder arthroplasty. J Shoulder Elb Surg. 2009;18(5):717–723.

[68] Neyton L, Walch G, Nové-Josserand L, Edwards TB. Glenoid corticocancellous bone grafting after glenoid component removal in the treatment of glenoid loosening. J Shoulder Elb Surg. 2006;15(2):173–179.

[69] Elhassan B, Ozbaydar M, Higgins LD, Warner JJP. Glenoid reconstruction in revision shoulder arthroplasty. Clin Orthop. 2008;466(3):599–607.

[70] Norris TR, Kelly JD, Humphrey CS. Management of glenoid bone defects in revision shoulder arthroplasty: a new application of the reverse total shoulder prosthesis. Tech Should Elbow Surg. 2007;8(1):37–46.

[71] Scalise JJ, Iannotti JP. Bone grafting severe glenoid defects in revision shoulder arthroplasty. Clin Orthop. 2008;466(1):139–145.

[72] Boileau P, Morin-Salvo N, Gauci M O, Seeto BL, Chalmers PN, Holzer N, et al. Angled BZO-RSA (bony-increased offset–reverse shoulder arthroplasty): a solution for the management of glenoid bone loss and erosion. J Shoulder Elb Surg. 2017;26(12):2133–2142.

[73] Michael RJ, Schoch BS, King JJ, Wright TW. Managing glenoid bone deficiency-the augment experience in

anatomic and reverse shoulder arthroplasty. Am J Orthop (Belle Mead NJ). 2018; 47(3): 1–12.

[74] Jones RB, Wright TW, Roche CP. Bone grafting the glenoid versus use of augmented glenoid baseplates with reverse shoulder arthroplasty. Bull Hosp Joint Dis. 2015;73(Suppl 1):S129–S135.

第十二章　肩关节置换术后感染的诊断与治疗

Ryan L. Eschbaugh, Joseph P Iannotti, Eric T. Ricchetti

译者：刘飞

审校：唐康来，周游，周兵华，陈明亮

一、简介

在美国，全肩关节置换的手术量持续快速上升。针对 NIS 数据库的一项最新的回顾性研究估计，2002—2011 年，全美初次全肩关节置换的数量增长了 3 倍以上。同期全肩关节置换（TSA）术后感染的发生率保持恒定，略低于 1%。另一项研究也表明，初次全肩关节置换（TSA）术后感染率为 0.7%~1.8%，在所有非限制性全肩关节置换术后并发症中占比为 3%~5%。这一数据与其他文献说报道的数据相一致。已经被报道的反肩关节置换（RSA）术后感染率比非限制性全肩关节置换（TSA）要高。Zumstein 等做了一项针对 21 项研究（包含 782 例患者）的系统回顾，据报道，反肩关节置换术（RSA）术后至少 2 年的随访，感染率高达 3.8%（2.9% 初次，5.8% 翻修）。2011 年，Trappey 等报道他们 284 例接受反肩关节置换术（RSA）的患者中，感染率为 3%。最近，Walch 等继续研究了上述发现，并指出在将最近的一系列 RSA 病例与早期使用假体的系列进行比较时感染率降低（0.9%∶4.0%）。他们总结认为术者经验很可能在这种术后并发症的发展中，扮演了至关重要的角色。虽然肩关节置换术后感染的发生率仍然很低，但 PJI 对于患者、医生、医院，以及医疗保健系统仍将是巨大的负担。基于医院花费使用项目（Hospital Cost Utilization Project）

2011 年至今的数据估计，每一个肩关节术后假体周围感染病例住院治疗的平均机构开销达 7 193.57 美元。

尽管肩关节置换术后感染的数量在持续上升，但其诊断和治疗也在逐渐发展。最近的文献表明，最常见的培养病原微生物是痤疮丙酸杆菌（P. acnes）和凝固酶阴性葡萄球菌属（Coagulase-negative Staphylococcus Species）。因为这些病原菌的低毒性，使得其临床表现轻微导致诊断困难。常用于髋或膝关节假体周围感染的标准诊断试验在肩关节的表现不尽如人意，最常见的原因是这些检查对肩关节的敏感度较低。确诊后仍将缺乏一些证据，可以用来指导我们做出最佳治疗方案的决策。本章节，将回顾肩关节置换术后感染的诊断和治疗，尤其是低毒性感染，还包括患者评估和诊断策略，以及当前的治疗方法和结果。

二、诊断

1. 病史以及体格检查

全肩关节置换术后感染，一般按照急慢性程度分为急性（术后 3 个月之内），或者亚急性（术后 3~12 个月），晚期或者慢性（一般来说是术后超过 1 年）。非毒性的病原微生物，例如痤疮丙酸杆菌导致的感染，一般典型的是自术后即刻发生，但是却经常是在晚期慢性期才会被诊断。因为缺少临床的一些感染的标志，所以会导致诊断的延迟。因此，对于肩关节置换术后持续性疼痛的患者，医生需要非常警惕，而且对此类患者发生感染保持高度的怀疑。

完整的病史和有针对性的体格检查，是肩关节置换术后感染诊断的关键。医生应详细地询问：患者有无发热、切口周围皮温、有无皮疹红斑以及切口的脓性渗出情况。然而更多时候，因为一些病原菌低毒性的特性，尤其是痤疮丙酸杆菌，这些病原菌导致的肩关节术后感染并不会出现上述一些症状。当评估一个潜在的肩关节 PJI 的时候，至关重要的病史包括症状复发之前疼痛缓解持续的时间、术后关节僵硬、血肿形成、术后切口渗出、多次肩关节手术史、抗生素的使用以及吸烟史。肩关节置换术后的血肿形成，尤其被迫行冲洗或清创术的血肿形成，与培养阳性以及序贯发生的深度感染的发展相关。吸烟也与肩关节 PJI 直接相关。最近的一项研究评估了与吸烟相关的感染风险，发现在术后 1 个月内就吸烟的患者，他们的风险比为 7.27。与不吸烟的患者相比，那些之前吸烟的患者（术后 1 个月内并未吸烟），感染风险仍可达到 4.5 倍，在肩关节置换术后发生深部感染。Werthel 等最近也发现，肩关节置换之前做过其他肩关节手术的患者，其发生深部感染的风险是无既往手术史患者的 2 倍。最后，患者的全身健康情况也很重要，PJI 通常发生在有慢性系统疾病或无法进行免疫反应的患者中。Bala 和他同事们一项最新的研究表明，与健康对照组相比，HIV 阳性的患者，发生肩关节 PJI 的风险更高。

疼痛是肩关节置换术后感染患者最常见的主诉。确定疼痛开始的时间，持续的情况，发生的频率，将能够帮助明确感染的慢性化。疼痛的模式也能够帮助将感染性的疼痛与松动或不稳定这些无菌性的因素导致的疼痛分辨开来。肩关节置换术后 PJI 的患者可能会描述疼痛从术后即刻出现，而且随着时间的推移，并不会改善，或者术后早期有所改善，但接下来会进一步发展。感染患者会描述静息痛或者持续性疼痛伴有活动时加重，而典型的松动或不稳定导致的疼痛，只会与活动相关。极度的关节僵硬与疼痛和感染相关。患者可能会注意到术后活动度无法恢复，而这种关节僵硬将加重疼痛症状。

肩关节的物理检查应该从前次手术切口的视诊开始。明显的征象包括发红、局部蜂窝织炎、水肿、脓性渗出或者是形成窦道。更多的时候，低度或亚临床的感染，切口看起来是良好的。尤其是痤疮丙酸杆菌的感染，除了偶尔表现为皮温不高的红斑皮疹，极少有脓性渗出或者异常表现的切口。肌肉萎缩的征象，尤其是三角肌和肩袖肌肉的萎缩等关节其他问题，比如肩袖撕裂或者神经损伤可能的证据，也应该被注意到。关节触诊的时候压痛点可以被注意到，尤其是在盂肱关节关节线上的压痛点。肩关节活动度的检查将会显示僵硬的程度，典型的僵硬将出现在所有的平面。关节活动终末角度的疼痛通常和活动度的丢失相关。应该明确主、被动活动度的差异，能引起对相关的肩袖或神经损伤的关注。肩关节肌力的检查也能够提供可能存在的肩袖问题或神经损伤的证据。

2. 诊断检验

当前，在诊断肩关节 PJI 方面并没有任何一项单一的检查是足够可靠的，尤其是在低毒感染的情况下。低毒性感染的诊断极具挑战性，而且必须联合应用术前和术中的实验室检查以及影像学检查。术前最常获得的检查结果，包括血清学标记物；尤其是白细胞计数，C- 反应蛋白和血沉；关节穿刺，X 线片和高级影像学检查。在肩关节 PJI 的诊断中，最近有一些研究也在寻求利用滑膜标志物，包括白细胞脂酶，α- 防御素和一些细胞因子。如果翻修手术是必需的，应该在术中进行假体组件周围多点取材，同时行微生物学和病理学的分析。

在术后的早期阶段，血清 CRP 和 ESR 通常会升高，使得它们特异性不高。在肩关节置换术后，它们的水平何时会恢复正常，目前尚不可知。然而在髋关节和膝关节置换的文献当中，针对那些简单的手术，通常血清 CRP 的峰值会发生在术后的第 2 天，并会在 2 周之内恢复正常。ESR 的下降会慢很多，在譬如类风湿性关节炎这样的炎症性关节炎的患者当中，这两项指标的一项或两项，都可能会在很长一段时间内持续升高。在有炎症性疾病的患者亚组中，即便没有进行手术或者发生感染，他们的 CRP 和 ESR 仍通常高于正常水平，考虑其相对基线的上升非常重要。虽然在髋关节和膝关节置换的时候，CRP 和 ESR 表现出了很高的阴性预测值，但这并不能被推测到肩关节。在肩关节 PJI 中，这两项检查都会不一致地升高，很可能是因为最常见的孤立病原菌的低毒特性。Topolski 等和 Kelly、Hobgood 证实有较高比例的患者在翻修术中培养结果是阳性，但是在术前包括 WBC 计数、ESR 和 CRP 这些血清标志物，都是阴性的。Nodzo 和他的同事最近一项研究表明，在同一个研究机构，同样是痤疮丙酸杆菌，相对于髋关节和膝关节的 PJI，肩关节的 PJI 患者血清 ESR 和 CRP 升高的情况会变得少见。血清白介素 -6（IL-6）在髋关节和膝关节的 PJI 中受到了更多的关注，因为它在诊断中具有更高的敏感性和特异性，因此也在肩关节中被用来评估。Villacis 等学者前瞻性地评估血清白介素 -6（IL-6）水平的应用，表明在感染和非感染的肩关节置换术后的患者中白介素水平没有差异。他们也指出敏感性、特异性、阳性预测值、阴性预测值、准确度分别为 14%、95%、67%、61%、62%。在同一项研究中，针对这些指标，相比较而言，WBC 分别为 7%、95%、50%、59%、59%；ESR 分别为 21%、65%、30%、54%、47%；CRP 分别为 0、95%、0、57%、56%。在 Grosso 等系列的研究中，也得出了相似的结果，血清白介素 -6 的敏感性是 12%，特异性是 93%，其敏感性低于 ESR 和

CRP（分别为 42% 和 46%）。上升的 ESR、CRP 和 WBC，应该让我们更关注可能的肩关节 PJI，同时一个阴性的结果也不能够排除是肩关节置换术后的感染。因为没有额外的益处，所以血清白介素 -6，并不作为肩关节 PJI 诊断推荐的工具。

现已有多种影像学的研究被用来辅助肩关节 PJI 的诊断。当评估肩关节置换术后疼痛的时候，我们总是会获取 X 线片，而且经常能够帮助医生诊断肩关节 PJI。尤其重要的是仔细阅片，明确是否存在任何可能由感染引起的植入物周围的透亮带或一个或两个部件的严重松动。特别值得关注的是手术后早期出现的植入物透亮带或松动。骨膜下新骨形成也能够在肩关节 PJI 中被看到。CT 可以确定在 X 线片上看到的关于假体透光性线以及松动的证据，也能探测到在 X 线片所不能看到的更为细微的征象，尤其是利用了金属伪影消除技术的时候。当临床上有相关的考虑时，超声和 MRI 已成功地被用来检测积液。当严重的金属伪影导致 MRI 难以判读的时候，超声可能是最佳的检查方式。PET 扫描已经被证实能够帮助诊断髋关节的 PJI，但还没有评价其在肩关节 PJI 检测中应用的文献。锝 Tc-99 骨扫描和铟 In-111 标记的 WBC 扫描已被用于诊断髋关节和膝关节 PJI，对于肩关节 PJI 来说，如果其他检测结果不明确，则可能在有限的范围内有效。

关节穿刺可作为肩关节 PJI 诊断的另一种方法。然而，由于与膝关节和髋关节相比，肩关节无痛性 PJI 产生的关节液更少，因此抽吸出的液体量常常会妨碍进行多种关节液测试。据报道肩关节穿刺成功的概率为 38%~56%。如果穿刺引流成功，患者当前没有使用可能导致假阴性结果的抗生素，和穿刺液被培养了合适长度的时间，都是至关重要的。患者应该在至少 2~3 周的时间内停用抗生素，以获取一个准确的培养结果，而且厌氧培养应该长达 14 天，以增加检测出低毒性细菌（如痤疮丙酸杆菌）的可能性，尽管有报道称痤疮丙酸杆菌的培养时间高达 21 天。滑液与关节液的白细胞的差异已被证

明在髋关节和膝关节 PJI 的诊断中有用；然而，目前尚无关于肩关节 PJI 阈值水平的文献。

最近的一些研究评估了关节液生物标志物在诊断肩关节 PJI 中的应用价值。Frangiamore 等在一项对 35 例进行翻修手术的疼痛性肩关节置换术患者的研究中，对滑膜 IL-6 进行了前瞻性评估。利用受试者工作特征曲线法分析，临界值为 359.3 pg/mL 时，敏感性、特异性、阳性和阴性拟然比分别为 87%、90%、8.45 和 0.15。7 例术前检查阴性的患者在术中多点取材培养阳性后被诊断为感染，其中 5 例患者滑膜 IL-6 水平升高，平均水平为 1400pg/mL。在痤疮抗酸杆菌培养结果阳性的患者中，其实水平也有显著的升高。在一个类似的模型研究中，Frangiamore 等评估了 33 例进行翻修手术的疼痛性肩关节置换术患者的滑膜 α-防御素（Synovasure，CD 诊断）水平。其敏感性、特异性、阳性拟然比和阴性拟然比分别为 63%、95%、12.1 和 0.38、α-防御素水平

在痤疮丙酸杆菌培养阳性的患者中显著升高，与阳性术中培养物的数量呈中度相关。在这两项研究中，几乎所有培养阳性的病例，病原菌都是痤疮丙酸杆菌、凝固酶阴性的葡萄球菌或者其他的低毒性微生物。在这些单一的滑膜生物标志物研究之后，针对 75 例肩关节置换翻修病例，Frangiamore 等对 9 种关节液细胞因子的复合检测进行了前瞻性评估。在这项研究中，当评估单一细胞因子的时候，研究人员发现，滑膜 IL-1B、IL-6、IL-8 和 IL-10 对预测感染的综合敏感性和特异性最好（表 12.1）。然而，研究人员也评估了细胞因子组合的诊断性能，并发现使用 IL-6、TNF-α 和 IL-2 的 3 种细胞因子统计模型比单独使用任何单个滑膜细胞因子具有更好的诊断试验特征（表 12.1）。从该模型发展出一种列线图，根据特定的细胞因子水平预测特定患者感染的可能性。

表 12.1　滑膜细胞因子诊断检测感染特征

细胞因子	AUC[a]	最佳阈值[a]（pg/mL）	敏感性	特异性	PPV	NPV	LR+	LR-
IL-6	0.87	453.6	0.82	0.87	0.79	0.89	6.4	0.20
GM-CSF	0.70	1.5	0.54	0.85	0.68	0.75	3.6	0.55
IFN-γ	0.69	4.9	0.60	0.80	0.62	0.78	3.0	0.50
IL-1β	0.80	3.6	0.71	0.87	0.77	0.84	5.6	0.33
IL-12	0.60	6.0	0.36	0.94	0.77	0.71	5.6	0.69
IL-2	0.70	1.6	0.54	0.87	0.71	0.76	4.2	0.53
IL-8	0.78	1502.4	0.71	0.79	0.67	0.82	3.4	0.36
IL-10	0.76	28.1	0.72	0.82	0.69	0.84	4.0	0.34
TNF-α	0.60	4.5	0.92	0.33	0.43	0.88	1.4	0.24
联合 b	0.87	0.4	0.80	0.93	0.87	0.89	12.0	0.21

+：阳性, -：阴性, AUC：曲线下面积, GM-CSF：粒细胞-巨噬细胞集落刺激因子, IFN：干扰素, IL：白介素, LR：拟然比, NPV：阴性预测值, PPV：阳性预测值, TNF：肿瘤坏死因子

[a]：最佳阈值由受试者工作特征曲线确定。敏感性、特异性、PPV、NPV、LR+、LR- 由受试者工作特征曲线分析确定

[b] 代表被发现具有最佳预测能力的 3 种细胞因子（IL-6、TNF-α、IL-2）模型的诊断测试特征

白细胞酯酶是另一种关节液诊断试验，在髋关节和膝关节 PJI 中显示了可靠的结果。然而，Nelson 等对其在肩关节的应用进行了评估，其敏感性、特异性、阳性预测值和阴性预测值仅为 30%、67%、43% 和 83%。此外，含有血液的穿刺液必须在白细胞酯酶检测之前进行离心，在 29% 的情况中，即使在离心之后，血液仍然太多而无法进行分析。研究人员不建议在肩关节常规使用该测试。

如果肩关节置换术后疼痛患者的感染相关检查结果是阴性的，但没有其他翻修手术适应证，而 PJI 的可能性仍然很高，关节镜下组织活检可以考虑。可以在内植物的周围以及关节囊，提取多份组织样本用来培养，或者对其他可能导致疼痛的原因进行评估，比如假体的松动，或者肩袖肌腱的缺损。Dilisio 等回顾性地评估了 19 例在翻修手术前接受关节镜活检的肩关节置换术后疼痛的患者，其中 7 例（41%）培养出痤疮丙酸杆菌。敏感性、特异性、阳性预测值和阴性预测值均为 100%，所有关节镜下培养物均与翻修术中取的培养物相匹配。

如果患者因为翻修手术而被带进手术室，应该获得术中的冰冻切片和培养的结果。如前所述，这很重要，患者应该在术前 2~3 周避免抗生素的治疗。从既往研究来看，术中革兰氏染色被用来确定修订时是否存在细菌；然而它的价值已经受到了质疑，已经不再推荐其常规使用。应送检合适的培养物，并培养足够长的时间，包括需氧和厌氧的培养（培养至 21 天）、真菌（4 周）、分枝杆菌（8 周）。如上所述，建议将培养物在厌氧环境中培养 14 天，以增加检测出低毒细菌的可能性，因为在最近的研究中，肩关节置换翻修术中最常见的培养微生物是痤疮丙酸杆菌和凝固酶阴性葡萄球菌。在一些早期研究中，术中培养在其他临床确诊的肩关节置换术后感染的病例中呈阴性，这可能是因为不充足的组织样本，不适合的培养时长，术前仍然在使用抗生素或者未能尽早停用抗生素。最近的文献推荐的是在翻修手术的时候获取 4~5 份组织样本用来

培养。理想情况下，应从关节囊、肱骨和关节盂周围的假体 – 骨界面以及肱骨髓腔内获取组织样本。这些组织中的一部分也应该送检完成组织学检查。术中冰冻切片是另一个重要的感染诊断测试，标准是每高倍视野（400x）有 5 个以上的多形核白细胞（PMNs），通常认为在髋关节和膝关节置换术中 PJI 阳性。然而，这个阈值对于检测肩关节低毒细菌方面可能不够敏感，最近的一项研究调查了替代标准的使用。Grosso 等评估了 45 例在肩关节置换翻修术中接受冰冻切片组织学检查的患者，包括 18 例痤疮丙酸杆菌的感染和 12 例其他微生物导致的感染。以每高倍视野下 5 个 PMNs 为标准阈值，对于痤疮丙酸杆菌，其敏感性为 50%，其他感染的敏感性为 67%，特异性为 100%。在 5 倍高倍视野中，使用总数为 10PMNs 的新阈值，对痤疮丙酸杆菌感染的敏感性提高到 72%，对其他感染的敏感性提高到 75%，而特异性保持为 100%。

此外，还对植入物超声降解液培养进行了评估，希望通过从移植的假体部件培养生物膜来提高诊断的准确性。Piper 等研究表明，超声降解液培养与假体周围组织培养相比，对肩关节 PJI 的诊断敏感性显著提高，从 54.5% 提高到 66.7%。然而，这种培养的敏感度仍然相对较低，Grosso 等最近的一项研究发现，与标准的术中培养相比，超声降解液培养对诊断肩部 PJI 没有额外的益处。根据这两项研究的结果，以及进行这项试验所需的实验室支持的增加，研究机构没有常规地使用植入物超声诊断肩关节 PJI。

对于肩关节 PJI，目前还没有临床实践指南可用于检查和诊断，也没有公认的诊断标准。肌骨感染协会（Musculoskeletal Infection Society，MSIS）已经为髋关节和膝关节 PJI 规定了一致的标准，但也承认在肩关节 PJI 中占主导地位的低度感染当中，其中一些标准可能无法常规满足（表 12.2）。在研究中，会获得肩关节置换术后疼痛患者的血清 ESR 和 CRP，并尝试关节穿刺。如果关节液样本量足够大，

可以进行多种检测，也可以得到滑膜 α - 防御素和滑膜 WBC 的差值。在手术的时候，术中会获取组织样本和其他的关节液样本，行细菌培养和冰冻组织切片检查。冰冻组织切片检查可以帮助指导做出一期或二期翻修的决策，如果冰冻切片呈阳性，则可能是更严重感染的一个潜在指标，需要行二期翻修。常规在肩关节置换翻修术中从关节囊和假体周围肱骨及关节盂组织中获取 4~5 个组织标本进行培养，每份标本均进行长达 14 天的需氧和厌氧培养。

表 12.2 根据 2013 年国际共识组对假体周围关节感染的定义

当主要标准之一存在或 5 个次要标准中的 3 个存在时，PJI 发生	
主要标准	具有相同表型病原体的假体周围阳性培养物
	与关节相通的窦道
次要标准	1. 升高的血清 C- 反应蛋白和血沉
	2. 升高的关节液白细胞计数或白细胞酯酶试纸呈 "++" 变化
	3. 升高的关节炎中性粒细胞比例（PMN%）
	4. 假体周围组织组织学分析阳性
	5. 单一的阳性培养物

PJI 可能在不满足这些标准的情况下出现，特别是在毒性较低的病原体(如痤疮丙酸杆菌)的情况下。因此，临床医生应运用自己的判断力和临床敏锐度来达到对 PJI 的诊断

3. 痤疮丙酸杆菌诊断注意事项

痤疮丙酸杆菌是一种生长相对较慢的微生物，在标准培养时间的常规培养中难以分离，即使在允分消毒后仍可留在软组织中。Lee 等的研究表明，在皮肤准备后，10 名男性志愿者中有 7 人的活检结果为痤疮丙酸杆菌培养阳性。Matsen 等发现，10 例男性患者中有 3 例在初次关节置换术中，在皮肤准备和静脉注射抗生素后，从深层组织中生长出了痤疮丙酸杆菌。

许多人已经认识到，为了提高检测痤疮的能力，需要培养物培养的时间比标准培养时间 5 天更长，

并同时运用需氧和厌氧培养技术。Butler-Wu 等建议保持培养 13 天，因为在这之后生长的被认为是污染物。他们还指出，如果只将厌氧培养物进行长时间的培养，将会遗漏 29.4% 的痤疮丙酸杆菌分离株，并建议在这个时间段同时进行需氧和厌氧培养。最近，Matsen 等研究发现，在进行肩关节置换翻修术的患者队列中，获得 4 个深层组织标本并在 3 种不同培养基（有氧、无氧和肉汤）中培养至少 17 天的培养方案有 95% 的机会检测出所有痤疮丙酸杆菌培养物。其他因素也被证明会影响痤疮丙酸杆菌的治愈，包括翻肩关节置换翻修术前的抗生素保留（增加痤疮丙酸杆菌的治愈）和标本类型（术中组织标本的痤疮丙酸杆菌治愈率高于液体）。Ahsan 等也证实了在培养阳性肩关节置换翻修术病例中痤疮丙酸杆菌的分布不均匀，强调了在翻修手术时采集足够数量的培养样本以避免遗漏可能存在的痤疮丙酸杆菌的重要性。

在最近的多项研究中，首次进行开放式肩关节手术的患者报道了痤疮丙酸杆菌培养阳性。Levy 等在连续 55 例接受初次肩关节置换术的患者中培养了关节液和组织标本，并指出 41.8% 的患者痤疮丙酸杆菌培养阳性。虽然作者用 4 周的口服抗生素治疗了培养阳性的患者，但没有患者发生术后感染，并且感染率没有基于培养阳性率提高，提示痤疮丙酸杆菌可能是导致盂肱关节骨关节炎的一个可能原因。然而，其他最近的研究，使用严格的标本采集协议和（或）对照标本表明，首次肩关节手术期间，痤疮内酸杆菌培养阳性可能并不常见，而且至少有一部分可能代表污染物。Maccioni 等对 32 例接受初次肩关节置换术的患者采用了严格的标本采集方案，其中 5 份关节囊 / 滑膜标本进行培养，第 6 份标本进行组织病理学检查，发现仅有 3 例（9.4%）有痤疮丙酸杆菌生长，其中只有 1 例可见超过一份标本有病原菌生长。所有培养阳性病例的组织病理学检查均为阴性。Mook 和 Garrigues 最近也报道了首次接受开放性肩关节手术的患者中 17.1%（14/82

例）的痤疮丙酸杆菌培养阳性率，大多数病例表现为生长较晚的孤立结果（每例取 3 个关节囊标本）。此外，在本研究的所有前瞻性登记的患者中，均以一块无菌纱布海绵作为一份对照培养标本，其培养阳性率为 13.0%（7/54 例）（5/7 例阳性培养可见痤疮丙酸杆菌生长）。综上所述，这些研究表明痤疮丙酸杆菌阳性培养物的污染率，可能是由于这些标本的培养时间增加，以及由于培养时间延长，样品的处理时间增加。

在肩关节置换翻修术的背景下，应在整体临床表现的背景下对阳性痤疮丙酸杆菌培养结果进行解释。这应考虑其他阳性的术前和术中感染标志物，包括传统血清标志物（ESR 和 CRP）和术中冰冻切片发现，新的关节液生物标志物（如果有的话），以及阳性培养结果的特征自身，例如第一次阳性培养的时间和相对于所采用的培养物总数的阳性培养结果的数量。这些数据放在一起，可以帮助确定阳性培养物是否可能代表与污染相关的假阳性结果或与感染有关的真正阳性结果。Frangiamore 等最近的一项研究强调了这种方法。在 46 例接受肩关节置换翻修术且至少有一个阳性痤疮丙酸杆菌培养的患者中，根据培养结果和其他围手术期感染结果将病例分为两组，中的一组可能的真阳性培养组和可能的污染物组。与可能的污染物组相比，可能的真正阳性培养组中培养的痤疮丙酸杆菌生长时间显著缩短（5 天：9 天）。无论群体分类如何，在阳性培养物数量较高和阳性培养物比例较高的情况下，痤疮丙酸杆菌培养物生长的天数也明显减少。

三、治疗

1. 治疗选择

目前没有明确公认的指南来指导治疗肩关节的 PJI。治疗应该以消除感染，改善肩部功能和减轻疼痛为目标。各种患者特异性因素可以帮助指导外科

医生进行适当的治疗。这些因素包括术前检查结果，感染的慢性化分期，孤立的病原菌，植入物固定情况，患者的医疗状况，组织（肩袖、腋神经和三角肌）的状态以及剩余的骨量。肩部 PJI 的治疗选择包括长期抗生素抑制，植入物保留的冲洗和清创，使用抗生素浸渍骨水泥的一期翻修关节置换术，使用抗生素浸渍骨水泥水泥间隔器的两期翻修，有无放置永久性抗生素间隔器的切除性关节成形术，关节融合术和截肢术。

在髋关节和膝关节文献中，已采用全面的 PJI 分类来指导治疗。该分类基于手术后感染发作的时间，包括 4 种类型：1 型是在关节置换翻修术时存在阳性培养物；2 型是在关节置换术后 30 天内检测到的急性感染；3 型是一种可能在任何时间发生的急性血源性感染；4 型是慢性感染。鉴于肩部 PJI 的微妙表现，有时很难将这种分类应用于肩部 PJI。为了便于组织和提供一般框架，这些标准可以松散地应用于肩部。

肩关节 PJI 的非手术治疗最常用于因多种合并症而不适合手术的患者。还有一组患者认为他们的症状不适合再一次手术。对于这个亚组患者，长期抗生素抑制是一种选择。鉴于感染的低毒性和缺乏宿主免疫反应，长期抗生素抑制可能是一个合理的选择。目前没有关于肩关节长期抑制性抗生素结果的高质量数据。许多抗生素已被证明对从骨科植入物中分离的痤疮丙酸杆菌具有活性，抗生素选择和治疗应与感染疾病专家一起共同管理。

手术是那些愿意并且能够接受一次或多次额外手术的患者的主要治疗方法。如果感染在术后早期诊断出来或发展为急性血源性感染，那么冲洗和清创治疗以及内植物保留可能是一种合适的治疗策略。当选择了引流和清创手术时，重要的是对所有可能参与了感染过程的组织进行彻底和积极的清创。如果肱骨假体是组配式的，将头从柄上分离将能够增加关节盂的显露，同时增加在组配界面进行培养的能力。在 RSA 在位的情况下，聚乙烯内衬

和盂球的更换将实现相同的目标。手术后，患者应通过外周插入的中心静脉导管（PICC）使用培养特异性的静脉注射抗生素，持续6周。通常在感染疾病专家的指导下进行口服抗生素治疗。在培养阴性感染的情况下，应使用覆盖痤疮丙酸杆菌的抗生素。Dennison 等回顾性分析了9例患者的10例肩关节，这些患者接受了冲洗和清创术，并对术后急性或急性延迟性血源性肩关节PJI进行了部件保留。有一种假设是，由于诊断发生在感染发生的6周内，因此不会出现生物膜，灌溉和清创就足够了。本研究中的10例肩关节中有7例在灌洗和清创后保留了假体，平均随访4.1年。7例保留了组件的肩关节中的5例被使用长期抑制性抗生素。保留了假体的肩关节功能得以维持，所有的肩关节前屈＞110°，外旋＞40°。其他3个肩关节再次出现深部感染，随后进行了切除性关节成形术。

不幸的是，由于常见感染微生物的低毒性，在做出诊断之前，肩关节成形术后的大多数感染在很长一段时间内都是亚临床性的或不显著的。慢性低毒性感染的患者也可能在更保守的治疗方案失败后出现。在这些情况下，需要移除假体以根除感染。当临床情况允许时，内植物的一期或二期重新植入是治疗的目标；然而，在特殊情况下，单独切除性关节成形术可以作为最终手术。初始植入物移除的目标应该是，移除植入物，对骨骼和软组织进行积极的清创，以及去除所有骨水泥或其他异物。应该有各种仪器用于去除水泥以及去除植入物。专用的声波装置和细尖的高速毛刺可以与铰刀、咬骨钳、刮匙、锯和骨凿等器械一起使用，以帮助去除。在手术前通过先前的文件资料或X线片识别假体是有帮助的，因为许多公司都为他们的特定植入物开发了移除工具。在去除骨水泥和组件以观察周围骨骼以避免皮质穿孔或骨折时，X线透视是有帮助的。在某些情况下，需要纵向单皮质截骨术或皮质窗口来帮助移除植入物。纵向单皮质截骨术应切割成柄的长度，位于肱二头肌间沟的外侧，以尽量减少植入

物移除期间无意义的肱骨骨折的风险。可以用温柔的合页式开放裂口以松开肱骨柄并移除骨水泥，或者如果需要，可将裂口转换为皮质窗口，并在最后用单丝环扎固定以恢复。根据临床情况，通过冲洗和清创术去除植入物可能是最终的程序。其他选择是在移除时或以分阶段方式放置抗生素间隔物或再植入。

切除性关节成形术被保留用于肩关节置换术失败后患有顽固性感染的患者，没有足够骨量来支持假体或无法确保功能性假体的严重神经缺陷的患者，或具有妨碍进一步手术的合并症的患者。虽然可以获得显著的疼痛缓解，但这种技术应该仅作为补救选项使用，因为功能结果非常差。Muh及其同事回顾了26例接受切除性关节成形术治疗失败的初次全肩关节置换术患者，发现疼痛评分明显改善，功能无改变。他们指出，与去除反肩关节置换假体（RSA）的患者相比，去除解剖型植入物的患者的向前屈曲往往更好。Rispoli随访了18例切除性关节置换术患者（其中13例为关节置换术后感染）并且报道显示疼痛明显缓解，尽管5例患者仍有中度至重度疼痛。患者有明显的功能受限，平均上举70°，平均外旋31°，简单肩关节测试（SST）评分3.1分，美国肩肘外科医生（ASES）评分36分。尽管功能评分很低，Stevens等发现患者在补救的情况下切除手术往往感到满意，86%的患者表示会再次接受手术。

可以针对与切除性关节成形术相同的适应证进行抗生素水泥间隔物的永久放置。另外一组患者可能对最初作为两阶段方案的一部分而放置的间隔物的疼痛缓解和功能感到满意，并且可能不希望进行第二阶段再植入。一项针对9例抗生素间隔物植入患者的研究，这些患者由于对间隔物的满意而选择不进行再植入手术，报道了所有9例患者均表示满意，无疼痛或轻度疼痛以及ADLs的充分表现。平均外展为75°，平均外旋为25°，QDASH评分为37.5分。

虽然移除植入物可以缓解疼痛，但是实现令人

满意的功能结果的最可预测的方法是通过一期或二期地再植入。一期更换涉及在冲洗和清创时放植新假体。进行一期关节置换翻修术的患者也需要通过PICC系统使用约6周的培养特异性静脉内抗生素治疗。这种治疗方案最适合感染毒力较弱的器官的患者，例如痤疮丙酸杆菌，并且在一期关节置换翻修术后，通常也会出现意外的阳性培养结果。在这种临床情况下，由于无菌指征，缺乏明显的感染临床表现和阴性围手术期诊断测试，进行了一期翻修肩关节置换术，但术后可能会发生术中培养的情况。痤疮丙酸杆菌或其他低毒细菌的生长在意外的阳性培养结果中是常见的。

二期翻修关节置换术包括冲洗和清创植入物去除和抗生素水泥间隔物放置，然后静脉注射抗生素和延迟再植入（图12.1）。根据髋关节和膝关节文献，二期翻修是肩部PJI最常被接受的治疗方法，特别是在更具毒性的微生物感染中。关节内骨水泥间隔物的放置用于保持长度以防止软组织挛缩，以及向切除区域提供高浓度的抗生素。如果间隔器为关节提供足够的稳定性，则患者可以进行温和的运动度训练以进一步防止挛缩。抗生素浸渍的骨水泥间隔物可以由外科医生在手术时使用或不使用定制模具进行模塑，或者可以使用更新的预制设计（图12.1）。不同的研究中抗生素的浓度有所不同，但推荐用量为每40g聚甲基丙烯酸甲酯粉末加入1.2~4.8g妥布霉素，0.04~4.80g庆大霉素，1~6g万古霉素和4.5~6.0g头孢唑啉。

对于二期翻修，外科医生必须确保感染已经消除。在完成抗生素治疗后，患者通常在放置新的假体之前停用抗生素4~6周的时间。再次进行血清实验室评估（ESR、CRP），在该无抗生素期后进行关节穿刺，以确认实验室研究已正常，以及关节穿刺检查为阴性。与最初的切除性手术一样，在再植入之前，应该获得术中组织样本用于培养和病理学，包括冷冻切片。如果有迹象表明感染仍然存在，例如术前血液或穿刺液检查显示阳性结果，或者术中

冷冻切片结果呈阳性，则应进行重复清创手术并放置新的抗生素间隔物。

如果感染已被清除，则根据骨骼、肩袖和三角肌的状况来选择假体。如果关节盂的骨量充足，肩袖以及三角肌的功能良好且完整，解剖型全肩关节置换和肱骨头置换是可行的。在关节盂缺损导致解剖型关节盂组件无法放置和（或）软组织缺损，特别是肩袖缺损的情况下，应使用肱骨头置换术或RSA（反肩关节置换）。RSA也许可以提供最可靠的功能结果，特别是在肩袖缺损和严重关节盂骨丢失的情况下。术前CT检查可用于手术计划，以便更好地评估存在的关节盂骨丢失程度（图12.1）。

关节融合虽然很少进行，但对于腋神经或臂丛神经损伤，以及肩袖和三角肌联合丧失的患者来说，是一种选择。功能结果通常优于切除性关节成形术，因为它为远端功能提供了稳定的平台；然而，鉴于植入物移除后通常存在骨量丢失，这是一项技术要求严格的手术。Scalise和Iannotti报道了7例在关节置换术失败后接受关节融合术的患者，并指出3例患者需要带血管蒂的腓骨，4例患者需要后继的手术才能愈合。

2. 一期和二期置换的治疗效果

鉴于可获得的文献数量不多及其异质性，评估肩关节PJI的治疗结果有些困难。大多数关于关节置换翻修术的研究报道使用的是不同随访长度的非标准化治疗方案。可获得的证据主要是回顾性病例系列，通常涉及少数患者。目前已经有一些比较性研究，但尚未发表任何前瞻性数据。由于在研究中关于选择其中一种方法和在PJI的定义上缺乏统一的标准，比较一期和二期翻修方法的结果是困难的。功能结果也难以比较，因为大多数可用数据是基于肱骨头置换术做翻修，只有最近的数据包含用RSA来翻修。鉴于数据有限，很难得出具体治疗方法的结论。下面我们总结了一期和二期置换的结果。

（1）一期置换 Hsu及其同事最近比较了痤疮

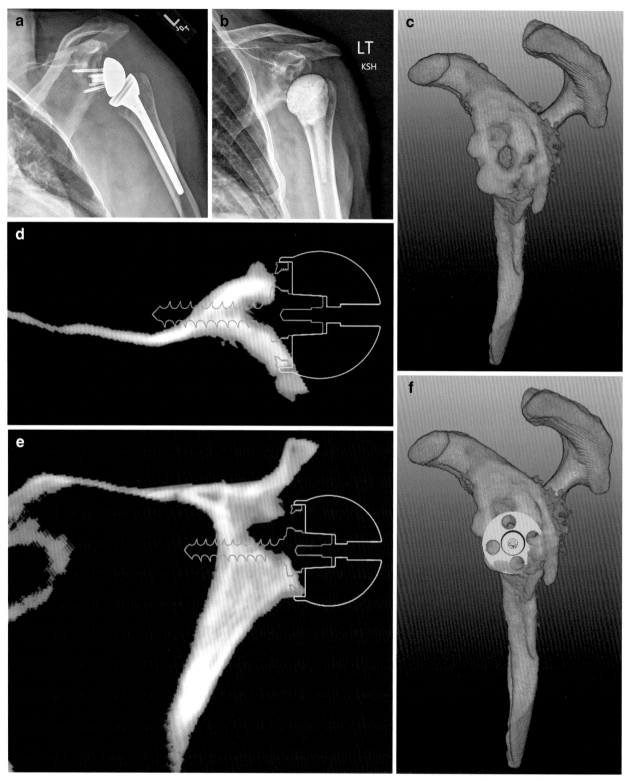

图 12.1 （a）左侧反肩关节置换术后 1 年的前后位（AP）X 线片，关节盂和肱骨组件周围均有透光线的迹象及假体松动。针对感染的术前检查显示 ESR 和 CRP 升高，患者接受翻修手术，高度怀疑感染。术中冰冻切片组织标本显示出与感染有关的急性炎症，术中培养随后培养出痤疮丙酸杆菌（7/9 培养阳性），患者接受二期翻修；（b）放置临时抗生素浸渍的水泥间隔器和 6 周的静脉抗生素疗程；（c）在再植入手术之前获得术前 3D CT 检查，并在先前的中心钉位点处显示了一个中央包容性关节盂骨缺损；（d~f）术前使用软件设计术中内植物的再植位置；（g）使用反向全肩关节置换术再次植入后的前后位 X 线片。使用松质骨同种异体移植骨碎片填充中央包容性关节盂骨缺损，并用含抗生素的骨水泥固定肱骨内植物

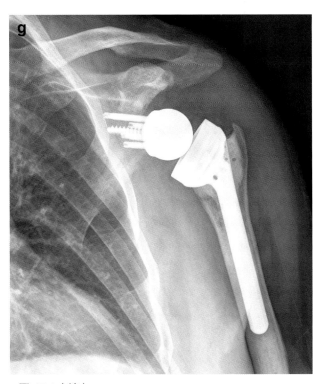

图 12.1（续）

丙酸杆菌培养阳性（＞1 处培养阳性）翻修手术（27 例）行一期置换组与没有培养生长或只有一处阳性痤疮丙酸杆菌培养（28 例）一期翻修对照组的结果。在翻修手术时，在使用抗生素、冲洗和清创术以及所有患者的关节置换术之前获得 5 组培养物。在他们的治疗方案中，所有多处阳性痤疮丙酸杆菌培养的患者接受为期 6 周的静脉注射抗生素疗程，然后给予 6 个月的口服抗生素。对照组患者在培养终结后 3 周停用抗生素。平均随访时间为 47.8 个月，两组的简单肩关节测试（SST）评分均有所改善，两组间疼痛、关节僵硬或组件松动无显著差异。在 27 个培养阳性肩关节中没有复发感染。

Incc 等报道了他们用于治疗肩关节置换术后感染的一期置换的经验。进行了 16 例，其中 15 例转为肱骨头置换，1 例转为 RSA。所有翻修植入物均用抗生素浸渍水泥黏合。两种最常见的分离病原菌是金黄色葡萄球菌属（8 例肩）或丙酸杆菌（4 例肩）。抗生素治疗的平均疗程仅为 8.6 天（范围为 5~14 天），并且一旦 CRP 开始下降就停止。其

中 9 例患者平均随访 5.8 年（范围为 1.1~13.25 年）。6 例患者对他们的结果感到满意。平均肩外展仅为 51.6°。平均 Constant 评分为 33.6 分，平均 UCLA 评分为 18.3 分（最高得分为 35 分）。其中有 3 例在并非最终随访的情况下需要翻修手术：1 例因为假体周围骨折，1 例因为肩峰假关节，1 例因为复发性不稳定。没有复发性感染，研究人员因此得出结论，通过一期交换可以消除感染。

最近，Beekman 等报道了一系列 11 例针对感染的反向 TSA 进行的一期翻修。所有患者均用抗生素浸渍骨水泥翻修为骨水泥 RSA。在翻修手术时没有初次反向 TSA 松动。分离的生物是痤疮丙酸杆菌（7 例肩），凝固酶阴性葡萄球菌（5 例肩），耐甲氧西林金黄色葡萄球菌（1 例肩）和大肠埃希菌（1 例肩），包括 2 例多重细菌感染。所有患者均接受至少 3 天的静脉抗生素治疗，抗生素治疗的最小整体疗程（联合静脉注射和口服）为 3 个月。当 ESR 和 CRP 正常 6 周后，停用抗生素。平均随访时间为 24 个月（范围为 12~36 个月）。尽管随后进行了两阶段交换，但仍有 1 例复发感染持续存在。该病原菌是丙酸杆菌属，并且在放置长期间隔器后患者最终清除了感染。总体而言，最终随访时平均 Constant 评分为 55 分。Klatte 等评估了 35 例接受单次翻修为各种不同植入物来治疗的患者，接受了平均 10.6 天的抗生素治疗。2 例患者（5.7%）发生复发性感染，并行切除性关节成形术治疗。肱骨头置换术的平均 Constant 评分为 43.3 分，双极肱骨头置换术的平均 Constant 评分为 56.0 分，RSA 为 61 分。

（2）二期置换　二期置换仍然是肩关节 PJI 中最常推荐的治疗选择，尽管这主要是从髋关节和膝关节文献中这种治疗选择的成功推断出来的。由于感染呈慢性、低毒表现，导致许多肩部 PJI 病例，可能并非所有情况下都需要进行二期置换，但需要进一步的数据来确定选择一期还是二期翻修的标准。

Strickland 等评估了 19 个用二期置换治疗深部

肩关节假体感染的病例。其中有 4 例患者在此之前接受了长期抗生素抑制治疗（2 例）或引流清创保留植入物治疗（2 例），未能根除感染。所有 19 例患者在植入物移除后接受抗生素浸渍间隔器的放置，并接受 4~6 周的病原菌特异性静脉抗生素治疗。最常见的分离病原菌是痤疮丙酸杆菌或凝固酶阴性葡萄球菌（10 例肩）和金黄色葡萄球菌（3 例肩）。用肱骨头置换（13 例肩）或 TSA（5 例肩）行再次植入的平均时间为关节切除术后 11 周（范围位 6~31 周）。平均随访时间为 35 个月（范围位 24~80 个月），平均肩关节上举达 89°，平均外旋转达 43°，平均内旋达平 L5 水平。术后疼痛明显改善（$P = 0.0001$），但结果在 13/19（68%）例肩关节中被评为不满意。再植入后有 14 例并发症和 5 例进一步手术，包括一名持续感染的患者所做的 2 次引流和清创术以及切除性关节成形术。感染被认为在 12/19（63%）例肩关节中被清除。基于 6 例由于对感染的持续关注而需要长期抗生素治疗的患者，以及 1 例需要行切除性关节成形术的患者，所以将这 7 例患者定义为复发感染。

Coffey 等报道了他们使用商业化生产的抗生素浸渍间隔器进行二期翻修治疗肩关节置换术后感染和原发性化脓性关节炎的经验。该系列包括 16 例肩关节，其中 11 例为肩关节假体感染。这包括 6 例肱骨头置换，3 例 RSA 和 2 例标准 TSA。16 例患者中有 12 例分离出病原菌，其中 3 例耐甲氧西林金黄色葡萄球菌，3 例表皮葡萄球菌，1 例痤疮丙酸杆菌。所有患者在植入物移除后接受商业化制造的庆大霉素浸渍间隔器的植入，并在术后接受培养特异性静脉抗生素治疗。平均静脉抗生素治疗时间为 5.6 周（范围为 2~6 周）。当植入物移除和间隔器放置后，当患者的血清 IL-6 水平降低或恢复正常达平均 11.2 周（范围为 6~30 周）时，再植入假体。9 例肩关节重新植入 RSA，2 例重新植入标准 TSA，1 例肩关节由于三角肌缺损而接受了关节固定术。4 例患者拒绝翻修并保留其抗生素间隔器。

在放置间隔器后平均随访时间为 20.5 个月（范围为 12~30 周）。疼痛得到改善，平均主动前屈从间隔器放置前的 65° 增加到最终随访时的 110°，平均主动外旋从 –5° 增加到 20°。平均 UCLA 评分为 26 分，平均简单肩关节测试（SST）评分为 6.6 分，平均 ASES 评分为 74 分，最终随访时平均 Constant 评分为 57 分。术前病因（肩关节置换术后感染与原发性化脓性关节炎）或最终翻修植入物，都未能分离出术后结果测量指标，没有复发性感染。

Sabesan 等评估了二期置换治疗肩关节置换术后感染的结果，其中再植入物是反向 TSA。因为肩关节 PJI 而经历二期再植入的 27 例肩关节被确认，其中 17 个被翻修为 RSA。最常见的分离细菌是葡萄球菌属（7 例肩）和痤疮丙酸杆菌（5 例肩）。患者术后接受病原菌特异性静脉抗生素治疗平均 6.3 周（范围为 4~54 周），取出植入物和再植入之间的中位数为 4.0 个月（范围为 1.8~61.0 个月）。平均随访时间为 46.2 个月（范围为 22~80 个月）。来自痤疮丙酸杆菌的 1 例复发感染最终通过第二次二期置换清除。在最终随访时（24.9~66.4 个月），Mean Penn 肩关节评分从术前水平显著改善，平均前屈 123°，平均外旋 26°。术后出现 7 种并发症，需要另外 7 次手术。1 例术后血肿发生，需要引流和清创。5 例手术因为不稳定，进行了聚乙烯垫片更换或盂球翻修。另一例额外手术为复发性感染的再次二期翻修。

最近，另外 2 项回顾性研究评估了肩关节 PJI 的二期翻修。Buchalter 及其同事回顾了 19 例患者的平均时间，从初次手术到 40 个月的翻修手术。基于血清实验室研究，临床表现和穿刺进行诊断。采用标准的二期翻修方案，给予切除和抗生素间隔器放置。所有患者均给予 6 周静脉注射抗生素，并咨询感染性疾病专家。当根据实验室研究和穿刺检查发现患者已经清除感染时，进行再植入。19 例患者中有 26% 复发了深部感染。总体并发症发生率为 42%，其中 2 例患者发生了无菌性松动，1 例患者发生骨折，5例出现复发性感染。二期翻修后前向抬高明显改善，但外旋没有改善。研究人员发现感染痤疮丙酸杆菌的患者的结果比没有分离出痤疮丙酸杆菌的患者差。在另一篇回顾性综述中，Assenmacher等通过二期翻修治疗了35例PJI患者。从肩部分离出的病原菌有13例痤疮丙酸杆菌，12例表皮葡萄球菌，2例耐甲氧西林金黄色葡萄球菌。其中4例无生长。VAS疼痛评分显著改善，从平均4.4分降至2分（满分5分）。平均前向抬高从64°改善到118°。平均外旋从14°提高到41°。结果在10分中表现优异，12分表示满意，依据Neer修正评定量表，10例患者术后结果表现优异，12例满意，13例不满意。功能和疼痛不因植入假体而改变。有6例再感染，其中3例是由于痤疮丙酸杆菌，2例是来自表皮葡萄球菌，另一例是耐甲氧西林金黄色葡萄球菌和肠球菌的多重细菌感染。虽然使用二期翻修，85%的患者根除感染，但不满意率接近40%。

（3）比较研究　一些研究直接比较了不同的治疗方法。Verhelst等评估了11例接受切除性关节置换术的患者和10例使用永久性间隔器的患者，并指出复发率或功能结果无差异。Codd等比较了5例行切除性关节成形术的患者与13例行再

植入术的患者。两组的疼痛缓解相似，但上举为66°：117°，外旋为27°：38°，内旋为平骶骨L2水平。Stine比较了使用永久性间隔器与30例患者的二期翻修。没有复发感染，功能结果也没有差异。Cuff等将10例患者的一期翻修与12例患者的两期翻修进行比较。各组之间没有复发感染，功能结果也没有差异；然而，7例肩发生了11个并发症。最近，Stone等回顾性比较了79例肩部PJI患者的一期和二期翻修情况，但将患者分为3组进行评估，即接受部分组件保留的不完全一期翻修的患者（15例患者），进行了完整的一期翻修（45例患者）和那些接受二期翻修的患者（19例患者）。各组之间的非感染性并发症，疼痛和功能改善无差异；但发现不完全一期翻修和金黄色葡萄球菌或凝固酶阴性葡萄球菌的生长，与感染导致的再次手术显著相关。Nelson等最近还对肩部PJI的治疗结果进行了系统回顾，对30项研究中的669例患者进行了评估。痤疮丙酸杆菌是纳入研究中最常报道的细菌。他们发现PJI在一期和二期翻修手术和切除性关节成形术中的根除率没有显著差异（均＞90%），而抗生素抑制（50%）和植入物保留的引流和清创术（68.6%），PJI根除率显著下降（表12.3）。

表12.3　感染的治疗策略及其效果

	仅使用抗生素	切除或行关节融合术	灌注和清理，假体保留	抗生素占位器	一期翻修术（包括未期望的细菌培养阳性）	一期翻修术（包括未期望的细菌培养阴性）	二期翻修术
合计（例）	8	90	35	31	282	72	97
治疗成功（例）	4	84	24	28	254	66	91
治愈率	50.0%	93.3%	68.6%	90.3%	90.1%	91.7%	93.8%
治疗失败（例）	4	6	11	3	28	6	6
失败率	50.0%	6.7%	31.4%	9.7%	9.9%	8.3%	6.2%

（4）意外的阳性培养结果的研究　一些研究评估了意外阳性培养病例的结果。Topolski等报道了

75例伴有意外阳性培养关节置换翻修术的病例。75例中有54例接受标准术后抗生素治疗。10例患者

接受了第二次翻修手术，其中只有 1 例是有记录的复发感染，但 10 例中有 7 例在第二次翻修时有阳性培养。Kelly 和 Hobgood 评估了 8 例意外阳性培养的患者，并指出 8 例患者中有 2 例发展为晚期感染。他们建议对所有翻修手术予以口服抗生素治疗，直到培养物呈阴性，培养阳性的患者应接受 6 周的静脉注射抗生素治疗。Grosso 等同样回顾了 17 例未接受长期抗生素治疗的意外阳性培养患者，并注意到 17 例中有 1 例出现复发感染。与感染的一期和二期翻修相比，这些患者的复发率或功能结果无差异。在迄今为止最大的系列中，Foruria 等评估了连续 107 例翻修肩关节置换术的结果，没有术前或术中感染的迹象，发现至少有一个阳性的术中培养物。其中 68 例（64%）患有痤疮丙酸杆菌。一期翻修之后，53 例患者接受了延长疗程的抗生素治疗，54 例未接受抗生素治疗。在 5.6 年的平均随访期间，11/107（10%）例病例通过穿刺或第二次翻修手术期间得到的序贯阳性培养结果，与初次翻修手术的培养结果相匹配。其中 10 例为痤疮丙酸杆菌阳性。抗生素治疗似乎没有降低第二次阳性培养结果的风险。

研究人员首选治疗方案 目前，当存在一个或多个围手术期感染迹象时，尤其是阳性血清 ESR 和 CRP、术前滑液穿刺阳性、术中感染总体表现阳性、以及术中冰冻切片阳性时，首选的肩关节慢性 PJI 治疗方法为二期再植入。然而，许多患有慢性低毒性感染的患者可能没有这些阳性的围手术期感染迹象，因此，按照无菌适应证进行肩关节置换一期翻修术。因此，对于所有假定的无菌肩关节置换翻修术病例，由于术中培养可能会出现术后生长，在术后常规维持口服抗生素直到所有培养均为阴性。在这种情况下，发现具有多个阳性术中培养物的病例用 6 周静脉抗生素进行治疗，根据临床表现转变为更长时间的口服抗生素疗程。如果只有一个术中培养阳性，且临床表现可能有污染结果，则不需要进一步的抗生素治疗。如果培养生长较晚并且在翻修手术中已取出所有先前的内植物，则尤其如此；然而，保留一些先前的内植物可能仍然是术后抗生素治疗的适应证。

四、结论

肩关节置换术后感染的诊断和治疗是一个复杂且具有挑战性的问题。对持续疼痛的肩关节置换术的评估应该从彻底的病史和体格检查开始，并且外科医生应高度怀疑感染。肩关节置换术后感染的血清实验室研究和其他标准诊断测试的敏感性，低于髋关节和膝关节，但如果获得阳性结果，仍可在诊断中发挥作用。较新的滑膜生物标志物测试已显示出诊断肩关节 PJI 的前景。大多数关于肩关节置换术后感染治疗结果的研究仅报道了少数患者，且通常采用了不同的治疗方案。治疗方法以及报道的结果评估方法缺乏统一性，使得难以就具体治疗方法得出明确的结论。由于肩关节 PJI 最常见的临床情况是涉及低毒性病原菌的慢性感染，因此对于一期翻修和二期翻修，特别需要进一步的数据来更好地确定适应证和结果。在术前或术中更好地识别痤疮丙酸杆菌和其他毒力较弱的病原菌的改进诊断测试可能有助于更清楚地定义一期翻修和二期翻修的适应证，以及发生了意外阳性培养结果的假定无菌一期翻修进行术后抗生素治疗的必要性。

本章着重强调了肩关节 PJI 的诊断和治疗缺乏精确算法。基于术前和术中检查结果以及术中培养结果的结合，对肩关节 PJI 的一致定义是开发此类算法的关键。肩关节置换术后疼痛的评估和治疗仍然存在很大差异，需要在多个方面做到标准化，比如术前手术部位准备、翻修手术中抗生素的选择和使用时机、翻修术中获得的术中培养的数量和类型、培养方法和培养的时间长度、术后抗生素治疗的选择和持续时间。PJI 的公认定义，评估和治疗的标准化方法将有助于开发和解释未来的研究，并最终将导致更精细的诊断方法和临床治疗途径。目前，每位患者的决策应基于术前检查的结果、关节置换术后的时间、感染病原体、患者合并症、植入物固定状态、关节盂和肱骨骨量，以及三角肌和肩袖的状态。

参考文献

[1] Kim SH, Wise BL, Zhang Y, Szabo RM. Increasing incidence of shoulder arthroplasty in the United States. https://doi.org/10.2106/JBJS.J.01994.

[2] Padegimas EM, Maltenfort M, Ramsey ML, Williams GR, Parvizi J, Namdari S. Periprosthetic shoulder infection in the United States: incidence and economic burden. J Shoulder Elb Surg. 2015. https://doi. org/10.1016/j.jse.2014.11.044.

[3] Kamal Bohsali BI, Wirth MA, Rockwood CA Jr. Complications of total shoulder arthroplasty. J Bone Joint Surg. 2006;88:2279–2292.

[4] Gonzalez JF, Alami GB, Baque F, Walch G, Boileau P. Complications of unconstrained shoulder prostheses. J Shoulder Elb Surg. 2011. https://doi. org/10.1016/j.jse.2010.11.017.

[5] Zumstein MA, Pinedo M, Old J, Boileau P. Problems, complications, reoperations, and revisions in reverse total shoulder arthroplasty: a systematic review. J Shoulder Elb Surg. 2011. https://doi.org/10.1016/j. jse.2010.08.001.

[6] Trappey GJ, O'Connor DP, Bradley Edwards T. What are the instability and infection rates after reverse shoulder arthroplasty? Clin Orthop Relat Res. 2011. https://doi.org/10.1007/s11999-010-1686-9.

[7] Walch G, Bacle G, Nove-Josserand L, John Smithers C. Do the indications, results, and complications of reverse shoulder arthroplasty change with surgeons experience? J Shoulder Elb Surg. 2012;21:1470–1477.

[8] Strickland JP, Sperling JW, Cofield RH, Sperling RJW. The results of two-stage re-implantation for infected shoulder replacement. J Bone Joint Surg Br. 2008;90:460–465. 12 Diagnosis and Management of the Infected Shoulder Arthroplasty 184

[9] Cheung EV, Sperling JW, Cofield RH. Infection associated with hematoma formation after shoulder arthroplasty. Clin Orthop Relat Res. 2008;466:1363. https://doi.org/10.1007/s11999-008-0226-3.

[10] Hatta T, Werthel J-D, Wagner ER, Itoi E, Steinmann SP, Cofield RH, Sperling JW. Effect of smoking on complications following primary shoulder arthroplasty. 2017. https://doi.org/10.1016/j.jse.2016.09.011.

[11] Werthel JD, Hatta T, Schoch B, Cofield R, Sperling JW, Elhassan BT. Is previous nonarthroplasty surgery a risk factor for periprosthetic infection in primary shoulder arthroplasty? J Shoulder Elb Surg. 2017;26:635. https://doi.org/10.1016/j.jse.2016.10.020.

[12] Bala A, Penrose CT, Visgauss JD, Seyler TM, Randell TR, Bolognesi MP, Garrigues GE. Total shoulder arthroplasty in patients with HIV infection: complications, comorbidities, and trends. J Shoulder Elb Surg. 2016;25:1971. https://doi.org/10.1016/j. jse.2016.02.033.

[13] Singh JA, Sperling JW, Schleck C, Harmsen WS, Cofield RH. Periprosthetic infections after total shoulder arthroplasty: a 33-year perspective. J Shoulder Elb Surg. 2012;21:1534. https://doi.org/10.1016/j. jse.2012.01.006.

[14] Saltzman MD, Marecek GS, Edwards SL, Kalainov DM. Infection after shoulder surgery. J Am Acad Orthop Surg. 2011;19:208.

[15] Coste JS, Reig S, Trojani C, Berg M, Walch G, Boileau P, Surgeon O. Shoulder the management of infection in arthroplasty of the shoulder. J Bone Joint Surg Br. 2004;86:65–69.

[16] Themistocleous G, Zalavras C, Stine I, Zachos V, Itamura J. Prolonged implantation of an antibiotic cement spacer for management of shoulder sepsis in compromised patients. J Shoulder Elb Surg. 2007;16:701. https://doi.org/10.1016/j. jse.2007.02.118.

[17] Pottinger P, Butler-Wu S, Neradilek MB, Merritt A, Bertelsen A, Jette JL, Warme WJ, Matsen FA. Prognostic factors for bacterial cultures positive for Propionibacterium acnes and other organisms in a large series of revision shoulder arthroplasties performed for stiffness, pain, or loosening. J Bone Joint Surg Am Vol. 2012;94:2075. https://doi.org/10.2106/ JBJS.K.00861.

[18] Millett PJ, Yen YM, Price CS, Horan MP, Van Der Meijden OA, Elser F. Propionobacter acnes infection as an occult cause of postoperative shoulder pain: a case series. Clin Orthop Relat Res. 2011;469:2824. https://doi.org/10.1007/ s11999-011-1767-4.

[19] Dodson CC, Craig EV, Cordasco FA, Dines DM, Dines JS, Dicarlo E, Brause BD, Warren RF. Propionibacterium acnes infection after shoulder arthroplasty: a diagnostic challenge. https://doi.org/10.1016/j.jse.2009.07.065.

[20] Nelson GN, Paxton ES, Narzikul A, Williams G, Lazarus MD, Abboud JA. Leukocyte esterase in the diagnosis of shoulder periprosthetic joint infection. J Shoulder Elb Surg. 2015;24:1421. https://doi. org/10.1016/j.jse.2015.05.034.

[21] Villacis D, Merriman JA, Yalamanchili R, Omid R, Itamura J, Hatch III GFR. Serum interleukin-6 as a marker of periprosthetic shoulder infection. https://doi.org/10.2106/JBJS.L.01634.

[22] Frangiamore SJ, Saleh A, Kovac MF, Grosso MJ, Zhang X, Bauer TW, Daly TM, Ricchetti ET, Iannotti JP. Synovial interleukin-6 as a predictor of periprosthetic shoulder infection. J Bone Joint Surg. 2015;97:63–70.

[23] Grosso MJ, Frangiamore SJ, Saleh A, Kovac MF, Hayashi R, Ricchetti ET, Bauer TW, Iannotti JP. Poor utility of serum interleukin-6 levels to predict indolent periprosthetic shoulder infections. J Shoulder Elb Surg. 2014;23:1277. https://doi.org/10.1016/j. jse.2013.12.023.

[24] Frangiamore SJ, Saleh A, Grosso MJ, Farias Kovac M, Zhang X, Daly TM, Bauer TW, Derwin KA, Iannotti JP, Ricchetti ET. Neer Award 2015: analysis of cytokine profiles in the diagnosis of periprosthetic joint infections of the shoulder. J Shoulder Elb Surg. 2017;26:186–196.

[25] White J, Kelly M, Dunsmuir R. C-reactive protein level after total hip and total knee replacement. J Bone Joint Surg Br. 1998;80–B:909–911.

[26] Della Valle C, Parvizi J, Bauer TW, et al. Diagnosis of periprosthetic joint infections of the hip and knee overview and rationale. J Am Acad Orthop Surg. 2010;18:760–770.

[27] Topolski MS, Chin PYK, Sperling JW, Cofield RH. Revision shoulder arthroplasty with positive intraoperative cultures: the value of preoperative studies and intraoperative histology. J Shoulder Elb Surg. 2006;15:402. https://doi.org/10.1016/j.jse.2005.10.001.

[28] Kelly JD, Hobgood ER. Positive culture rate in revision shoulder arthroplasty. Clin Orthop Relat Res. 2009;467:2343. https://doi.org/10.1007/ s11999-009-0875-x.

[29] Nodzo SR, Boyle KK, Bhimani S, Duquin TR, Miller AO, Westrich GH. Propionibacterium acnes host inflammatory response during periprosthetic infection is joint specific. HSS J. 2017;13:159. https://doi. org/10.1007/s11420-016-9528-2.

[30] Di Cesare PE, Chang E, Preston CF, Liu C. Serum interleukin-6 as a marker of periprosthetic infection following total hip and knee arthroplasty. J Bone Joint Surg Am. 2005;87:1921–1927.

[31] Chryssikos T, Parvizi J, Ghanem E, Newberg A, Zhuang H, Alavi A. FDG-PET imaging can diagnose periprosthetic infection of the hip. Clin Orthop Relat Res. 2008;466:1338. https://doi.org/10.1007/ s11999-008-0237-0.

[32] Codd T, Yamaguchi K, Pollock R, Flatow E, Bigliani L. Infected shoulder arthroplasties: treatment with staged reimplantations vs. resection arthroplasty. J Shoulder Elb Surg. 1996;5:2.

[33] Patel A, Calfee RP, Plante M, Fischer SA, Green A. Propionibacterium acnes colonization of the human shoulder. J Shoulder Elb Surg. 2009;18:897–902.

[34] Piper KE, Jacobson MJ, Cofield RH, et al. Microbiologic diagnosis of prosthetic shoul- R. L. Eschbaugh et al. 185 der infection by use of implant sonication. J Clin Microbiol. 2009;47:1878. https://doi.org/10.1128/ JCM.01686-08.

[35] Hsu JE, Gorbaty JD, Whitney IJ, Matsen FA III. Singlestage revision is effective for failed shoulder arthroplasty with positive cultures for Propionibacterium. J Bone Joint Surg. 2016;98:2047–2051.

[36] Frangiamore SJ, Saleh A, Grosso MJ, Farias Kovac M, Higuera CA, Iannotti JP, Ricchetti ET. α-Defensin as a predictor of periprosthetic shoulder infection. J Shoulder Elb Surg. 2015;24:1021–1027.

[37] Tischler EH, Cavanaugh PK, Parvizi J. Leukocyte esterase strip test: matched for musculoskeletal infection society criteria. J Bone Joint Surg Am Vol. 2014;96:1917. https://doi.org/10.2106/ JBJS.M.01591.

[38] Wetters NG, Berend KR, Lombardi AV, Morris MJ, Tucker TL, Della Valle CJ. Leukocyte esterase reagent strips for the rapid diagnosis of periprosthetic joint infection. J Arthroplast. 2012;27:8–11.

[39] Dilisio MF, Miller LR, Warner JJ, Higgins LD. Arthroscopic tissue culture for the evaluation of periprosthetic shoulder infection. J Bone Joint Surg Am Vol. 2014;96:1952. https://doi.org/10.2106/JBJS.M.01512.

[40] Della Valle CJ, Scher DM, Kim YH, Oxley CM, Desai P, Zuckerman JD, Di Cesare PE. The role of intraoperative Gram stain in revision total joint arthroplasty. J Arthroplast. 1999;14:500–504.

[41] Oethinger M, Warner DK, Schindler SA, Kobayashi H, Bauer TW. Diagnosing periprosthetic infection false-positive intraoperative Gram stains. 2010. https://doi.org/10.1007/s11999-010-1589-9.

[42] Morgan PM, Sharkey P, Ghanem E, Parvizi J, Clohisy

JC, Burnett RSJ, Barrack RL. The value of intraoperative gram stain in revision total knee arthroplasty. J Bone Joint Surg Am Vol. 2009;91:2124. https://doi. org/10.2106/JBJS. H.00853.

[43] Sperling JW, Tomasz KW, Hanssen AD, Cofield RH. Infection after shoulder arthroplasty. Clin Orthop Relat Res. 2001;382:206–2116.

[44] Matsen FA III, Butler-Wu S, Carofino BC, Jette JL, Bertelsen A, Bumgarner R. Origin of Propionibacterium in surgical wounds and evidencebased approach for culturing Propionibacterium from surgical sites. J Bone Joint Surg. 2013;95–A:e1811–e1817.

[45] Cuff DJ, Virani NA, Levy J, Frankle MA, Derasari A, Hines B, Pupello DR, Cancio M, Mighell M. The treatment of deep shoulder infection and glenohumeral instability with debridement, reverse shoulder arthroplasty and post-operative antibiotics. J Bone Joint Surg Br. 2008;90:336–342.

[46] Grosso MJ, Frangiamore SJ, Ricchetti ET, Bauer TW, Iannotti JP. Sensitivity of frozen section histology for identifying Propionibacterium acnes infections in revision shoulder arthroplasty. J Bone Joint Surg. 2014;96:442. https://doi.org/10.2106/JBJS.M.00258.

[47] Grosso MJ, Frangiamore SJ, Yakubek G, Bauer TW, Iannotti JP, Ricchetti ET. Performance of implant sonication culture for the diagnosis of periprosthetic shoulder infection. J Shoulder Elb Surg. 2018;27:211. https://doi.org/10.1016/j.jse.2017.08.008.

[48] Parvizi J, Jacovides C, Zmistowski B, Kwang Am Jung. Definition of periprosthetic joint infection is there a consensus? 2011. https://doi.org/10.1007/ s11999-011-1971-2.

[49] Parvizi J, Gehrke T. Definition of periprosthetic joint infection. J Arthroplast. 2014;29:1331.

[50] Lee MJ, Pottinger PS, Butler-Wu S, Bumgarner RE, Russ SM, Matsen FA. Propionibacterium persists in the skin despite standard surgical preparation. J Bone Joint Surg Am Vol. 2014,96:1447–1450.

[51] Matsen FA, Russ SM, Bertelsen A, Butler-Wu S, Pottinger PS. Propionibacterium can be isolated from deep cultures obtained at primary arthroplasty despite intravenous antimicrobial prophylaxis. J Shoulder Elb Surg. 2015;24:844. https://doi.org/10.1016/j. jse.2014.10.016.

[52] Butler-Wu SM, Burns EM, Pottinger PS, Magaret AS, Rakeman JL, Matsen FA, Cookson BT. Optimization of periprosthetic culture for diagnosis of Propionibacterium acnes prosthetic joint infection. J Clin Microbiol. 2011;49:2490. https://doi. org/10.1128/JCM.00450-11.

[53] Ahsan ZS, Somerson JS, Matsen Iii FA. Characterizing the Propionibacterium load in revision shoulder arthroplasty a study of 137 culture-positive cases. J Bone Joint Surg. 2017;99–A:150–154.

[54] Levy O, Iyer S, Atoun E, Peter N, Hous N, Cash D, Musa F, Narvani AA. Propionibacterium acnes: an underestimated etiology in the pathogenesis of osteoarthritis? J Shoulder Elb Surg. 2013;22:505. https:// doi.org/10.1016/j.jse.2012.07.007.

[55] Maccioni CB, Woodbridge AB, Balestro J-CY, Figtree MC, Hudson BJ, Cass B, Young AA. Low rate of Propionibacterium acnes in arthritic shoulders undergoing primary total shoulder replacement surgery using a strict specimen collection technique. 2015. https://doi.org/10.1016/j.jse.2014.12.026.

[56] Mook WR, Klement MR, Green CL, Hazen KC, Garrigues GE. The incidence of Propionibacterium acnes in open shoulder surgery a controlled diagnostic study. https://doi.org/10.2106/JBJS.N.00784.

[57] Frangiamore SJ, Saleh A, Grosso MJ, Alolabi B, Bauer TW, Iannotti JP, Ricchetti ET. Early versus late culture growth of Propionibacterium acnes in revision shoulder arthroplasty. https://doi.org/10.2106/ JBJS.N.00881.

[58] Assenmacher AT, Alentorn-Geli E, Dennison T, Baghdadi YMK, Cofield RH, Sánchez-Sotelo J, Sperling JW. Two-stage reimplantation for the treatment of deep infection after shoulder arthroplasty. J Shoulder Elb Surg. 2017;26:1978. https://doi. org/10.1016/j.jse.2017.05.005.

[59] Verhelst L, Stuyck J, Bellemans J, Debeer P. Resection arthroplasty of the shoulder as a salvage procedure for deep shoulder infection: does the use of a cement spacer improve outcome? J Shoulder Elb Surg. 2011;20:1224. https://doi.org/10.1016/j. jse.2011.02.003. 12 Diagnosis and Management of the Infected Shoulder Arthroplasty 186

[60] Rispoli DM, Sperling JW, Athwal GS, Schleck CD, Cofield RH. Pain relief and functional results after resection arthroplasty of the shoulder. J Bone Joint Surg Br. 2007;89:1184–1187.

[61] Braman JP, Sprague M, Bishop J, Lo IK, Lee EW, Flatow EL. The outcome of resection shoulder arthroplasty for recalcitrant shoulder infections. J Shoulder Elb Surg. 2006;15:549. https://doi.org/10.1016/j. jse.2005.11.001.

[62] Beekman PDA, Katusic D, Berghs BM, et al. Onestage revision for patients with a chronically infected reverse total shoulder replacement. J Bone Joint Surg Br. 2010;92:817–822.

[63] Ince A, Seemann K, Frommelt L, Katzer A, Loehr JF. One-stage exchange shoulder arthroplasty for peri-prosthetic infection. J Bone Joint Surg Br. 2005;87:814–818.

[64] Sabesan VJ, Ho JC, Kovacevic D, Iannotti JP. Twostage reimplantation for treating prosthetic shoulder infections. Clin Orthop Relat Res. 2011;469:2538. https://doi.org/10.1007/s11999-011-1774-5.

[65] Coffey MJ, Ely EE, Crosby LA. Treatment of glenohumeral sepsis with a commercially produced antibiotic-impregnated cement spacer. J Shoulder Elb Surg. 2010;19:868. https://doi.org/10.1016/j. jse.2010.01.012.

[66] Stine IA, Lee B, Zalavras CG, Hatch G, Itamura JM. Management of chronic shoulder infections utilizing a fixed articulating antibiotic-loaded spacer. J Shoulder Elb Surg. 2010;19:739. https://doi. org/10.1016/j.jse.2009.10.002.

[67] Buchalter DB, Mahure SA, Mollon B, Yu S, Kwon YW, Zuckerman JD. Two-stage revision for infected shoulder arthroplasty. J Shoulder Elb Surg. 2017;26:939. https://doi.org/10.1016/j.jse.2016.09.056.

[68] Segawa H, Tsukayama DT, Kyle RF, Becker DA, Gustilo RB. Infection after total knee arthroplasty a retrospective study of the treatment of eighty-one infections*. J Bone Joint Surg Am. 1999;81:1434–1445.

[69] Khassebaf J, Hellmark B, Davidsson S, Unemo M, Nilsdotter-Augustinsson Å, Söderquist B. Antibiotic susceptibility of Propionibacterium acnes isolated from orthopaedic implant-associated infections. Anaerobe. 2015;32:57–62.

[70] Ricchetti ET, Frangiamore SJ, Grosso MJ, Alolabi B, Saleh A, Bauer TW, Iannotti JP. Diagnosis of Periprosthetic infection after shoulder arthroplasty: a critical analysis review. JBJS Rev. 2013;1:1–9.

[71] Dennison T, Alentorn-Geli E, Assenmacher AT, Sperling JW, Sánchez-Sotelo J, Cofield RH. Management of acute or late hematogenous infection after shoulder arthroplasty with irrigation, débridement, and component retention. J Shoulder Elb Surg. 2017;26:73. https://doi.org/10.1016/j. jse.2016.05.018.

[72] Sperling JW, Cofield RH. Humeral windows in revision shoulder arthroplasty. J Shoulder Elb Surg. 2005;14:258. https://doi.org/10.1016/j. jse.2004.09.004.

[73] Stevens NM, Kim HM, Armstrong AD. Functional outcomes after shoulder resection: the patient's perspective. J Shoulder Elb Surg. 2015;24:e247–e254.

[74] Muh SJ, Streit JJ, Lenarz CJ, et al. Resection arthroplasty for failed shoulder arthroplasty. J Shoulder Elb Surg. 2013;22:247. https://doi.org/10.1016/j. jse.2012.05.025.

[75] Klatte TO, Junghans K, Al-Khateeb H, et al. Singlestage revision for peri-prosthetic shoulder infection outcomes and results. Bone Joint J. 2013;9595:391–395.

[76] McGoldrick E, McElvany MD, Butler-Wu S, Pottinger PS, Matsen FA. Substantial cultures of Propionibacterium can be found in apparently aseptic shoulders revised three years or more after the index arthroplasty. J Shoulder Elb Surg. 2015;24:31. https:// doi.org/10.1016/j.jse.2014.05.008.

[77] Foruria AM, Fox TJ, Sperling JW, Cofield RH. Clinical meaning of unexpected positive cultures (UPC) in revision shoulder arthroplasty. J Shoulder Elb Surg. 2013;22:620. https://doi.org/10.1016/j. jse.2012.07.017.

[78] Jaeblon T. Polymethylmethacrylate: properties and contemporary uses in orthopaedics. J Am Acad Orthop Surg. 2010;18:297–305.

[79] Scalise JJ, Iannotti JP. Glenohumeral arthrodesis after failed prosthetic shoulder arthroplasty. https://doi. org/10.2106/JBJS.G.00203.

[80] Stone GP, Clark RE, O'Brien KC, Vaccaro L, Simon P, Lorenzetti AJ, Stephens BC, Frankle MA. Surgical management of periprosthetic shoulder infections. J Shoulder Elb Surg. 2017;26:1222. https://doi. org/10.1016/j.jse.2016.11.054.

[81] Nelson GN, Davis DE, Namdari S. Outcomes in the treatment of periprosthetic joint infection after shoulder arthroplasty: a systematic review. J Shoulder Elb Surg. 2016;25:1337–1345.

[82] Grosso MJ, Sabesan VJ, Ho JC, Ricchetti ET, Iannotti JP. Reinfection rates after 1-stage revision shoulder arthroplasty for patients with unexpected positive intraoperative cultures. J Shoulder Elb Surg. 2012;21:754. https://doi.org/10.1016/j. jse.2011.08.052.

第十三章　肩关节置换术后不稳定的诊断、治疗和预防

Alexander Martusiewicz，Aaron Chamberlain

译者：朱威宏

审校：王洪，周兵华，扶世杰，刘飞

一、简介

人体肩关节具有多种结构，这些结构有助于维持关节稳定性，其稳定性具体取决于负荷的大小。肩关节置换术改变了相关解剖结构，因此在肩关节置换术中必须注意植入物的尺寸、位置以及软组织平衡。保持稳定性可能很困难，且不稳定是全肩关节置换术和反式肩关节置换术后的主要并发症。全肩关节置换术（TSA）报道的不稳定率为1.0%~31.0%。与TSA相比，尽管反式肩关节置换术（RSA）的设计受到更多的限制，但其不稳定发生率仍有2.7%~4.7%。

正如复发性肩关节不稳定的高发生率所示，肩关节置换术后不稳定是最难治疗的并发症之一。即使在经历翻修术后，超过2/3的患者也会出现症状复发。当翻修手术仅限于软组织修复时，只有24%的病例有良好或令人满意的结果。即使在假体翻修后，满意结果的比率也仅提高到48%。

本章的目的是讨论肩关节不稳定的风险因素，以及如何通过适当的肩关节置换术术前计划和术中决策来预防并发症。本文还将回顾如何准确诊断关节置换术后的不稳定性，以确定其病因并进行适当的管理。

二、肩关节置换术后不稳定的诊断

一项对过去10年的回顾性研究结果表明，肩关节置换术后不稳定的总体发生率已经下降，但仍然很常见。亚型分析显示，肩关节不稳定是RSA后最常见的并发症，并且是解剖型TSA后第三常见的并发症（其次是关节盂松动和关节盂磨损）。大多数专家认为，防止肩关节置换术后不稳定最重要的因素是术中精准的技术。然而，当肩关节置换术后出现不稳定症状时，需要通过详细询问病史和进行体格检查，以及利用合适的影像学手段来了解和诊断不稳定的病因。

有几种不同的因素可能会导致肩关节置换术后发生不稳定的情况。软组织失去平衡是解剖型TSA后不稳定的主要原因，并且存在于大多数情况下，但是假体错位也是其原因之一。肩关节上方和下方的不稳定性可能是由于（TSA）肩袖损伤或RSA后肱骨长度和软组织张力的不恰当恢复。

肩关节前方和后方不稳定性的相关因素尚未确定。在解剖型TSA后，关节囊破坏和肩胛下肌功能不全可导致肩关节前方不稳定。肱骨假体的型号和头部偏移也会影响矢状面的稳定性。尽管导致解剖学和反式肩关节置换术后不稳定的因素有重叠部

分，还有其他植入物因素导致反向肩关节置换术后的不稳定，例如内收撞击和肩峰撞击导致肱骨假体远离关节盂的杠杆作用。

在再次翻修术前确定初次肩关节置换术后出现不稳定的风险因素是预防术后不稳定最重要的步骤之一。2016 年 Boileau 等发现肱骨或关节盂骨与软组织缺损是 RSA 后不稳定的危险因素。由于骨折或畸形导致的肱骨短缩可能导致无法恢复肱骨正常长度。在关节盂骨缺损的情况下，关节线过度内移也可能导致不稳定。软组织病理学检查显示肩胛下肌或肩袖缺损和三角肌萎缩也是促成因素。与初次反向肩关节置换术相比，翻修术的不稳定率较前者高 3 倍。

肩关节不稳定的临床表现和症状可能是明显的（例如锁定脱位），但肩关节不稳定的症状也可能并不明显。可能存在与运动范围和力量的减少一致的非常轻微的肩关节疼痛或查体结果。一些专家还强调了体格检查以定向评估肩关节平移或脱位的重要性。沟槽征、前方恐惧试验、加载移位试验可以帮助做出诊断。

肩部的影像学评估应包括肩胛骨正位片（Grashey）、腋位片和肩胛骨冈上肌出口位 X 线片，以评估假体的整体位置。腋轴位对于评估肱骨相对于关节盂磨损和半脱位倾向是必不可少的。该信息可以告知外科医生是否有足够的关节盂骨质来容纳解剖型关节盂假体。了解术前盂肱关节半脱位情况可提供解剖型 TSA 向后半脱位倾向相对风险的背景。在严重的关节盂磨损和（或）半脱位的情况下，应考虑进行反式肩关节置换术。对侧测量的肱骨 X 线可能有助于在 RSA 环境中确定肱骨长度及肩关节下方不稳定性，因为无法恢复肱骨长度是已知的复发性不稳定风险因素。

诸如肩关节 CT 或超声成像检查可用于评估解剖型 TSA 后肩袖的完整性。这些方式可以量化肩袖损伤程度、软组织质量和肩袖肌肉萎缩程度。超声波不受金属伪影的影响，也可以评估肩关节置换术后的肱二头肌肌腱异常、肩峰下或三角肌下滑囊炎。在分析骨性畸形和异位骨化时，CT 检查提供的额外细节可以明确可能导致撞击和假体磨损的原因。

三、解剖型全肩关节置换术中不稳定的处理

在准确诊断肩部不稳定的类型后，管理是基于其方向和病因。对不稳定方向进行分类指导治疗。最常见的不稳定方向是前部、后部和上部（前上部）。半肩关节置换如果植入位置过低也会导致下方不稳。如前所述，大多数不稳定的情况与不适当的软组织平衡和假体错位有关。需要仔细检查和纠正这两个因素。

1. 前方不稳定

在 TSA 后 0.9% 的病例发生前方不稳定，并且通常是由于急性事件所导致。肩胛下肌破裂或功能障碍可能是其中的原因；用过大的肱骨头可导致肩胛下肌过度紧张导致手术失败；过度的前倾（< 20° 的后倾）或肱骨头的前向偏移也会增加肩胛下肌的张力。Miller 报道先前的肩胛下肌 "Z" 形延长或内移也是破裂的危险因素。最常见的是肩胛下部采用肌腱切断术、剥离术或小结节截骨术治疗。虽然没有一级证据证明这些技术具有较好的临床疗效，但生物力学研究显示，与腱切断术相比，小结节截骨术具有较高手术失败风险。文献报道了肩胛下肌腱切断术修复失败率高达 40%。然而，这与临床检查无关。在 4 年的随访中发现使用经骨质修复术（30% 失败率）可降低腱切断修复术的失败率。在一级研究中，Lapner 等发现术后 24 个月的肩胛下肌力量在西安大略肩关节炎评分指数（WOOS）、美国肩肘外科医生（ASES）评分中没有差异。最近的研究发现 LTO（90%）与肩胛下肌剥离术（70%）相比，lift-off 试验的发生率更高。

前三角肌功能障碍可能是前向不稳定中一个比

较少见的因素。这可能是由于肌腱损伤或腋神经损伤所致。未能修复过度的前关节盂或聚乙烯磨损也可能是原因之一，尤其是在不稳定性关节病的情况下。

治疗 TSA 后前方不稳定可使用 MERSILENE 线带或同种异体跟腱移植增强术。通过将同种异体肌腱从关节盂颈部固定到肱骨头来形成一种静态约束；然而，其数据是有限的。Ianotti 等随后描述了使用 ITB 的关节囊重建，并在 7 例患者中取得了成功。Sanchez-Sotelo 报道了假体翻修、肩袖修复、关节囊重叠缝合术和肩袖间隙关闭的联合方法。7 个前向肩不稳定的肩关节中有 3 个需要再次手术。与后方不稳定相比，前方不稳定也与较高的失败率相关。在 19 个被认为是失败的肩关节手术（56%）中，有 14 个被诊断前方不稳定。

肌腱转位术可控制前方稳定性。比较成熟的一种肌腱转位法是胸大肌腱转移。胸大肌转位的变化包括对关节肌腱表面或深处的转位以及完全或部分的转位（仅包括插入的一个肌腱头部）。Konrad 等进行生物力学分析，比较联合肌腱上方或下方的胸大肌转位。胸大肌腱转移到联合腱深面恢复了盂肱关节的生物力学，与完整肩胛下肌起到了一样的作用。Ahrens 等对不稳定的 TSA 中修复肩胛下肌并完成胸大肌转位。33 个不稳定肩部中有一半以上在术后复发不稳定。然而，有 3 个转为反式肩关节置换术并没有出现不稳定性的复发。同样地，Elhassan 等报道在 TSA 中进行胸大肌转位术对于前方不稳定并无明显效果，从而提出了一种可靠且可预测的解决方案：反式肩关节置换术。

2. 研究人员建议的治疗方式：解剖型 TSA 术后的前方不稳定性

解剖学 TSA 后前方不稳定的最常见原因之一，是与肩胛下肌功能不全有关。关于是否进行肩胛下肌修复与反式肩关节置换术应取决于肩关节不稳的病因、患者年龄以及合并症。如果在手术后 6 周内

出现急性肩胛下肌断裂，则应考虑行翻修术。如果在腋位 X 线片上发现前方半脱位，则建议增强修复力度。在翻修时也应首先考虑肱骨头置换术或假体组件的翻修，特别是在初次手术放置了超大的肱骨头假体。在老年患者中或与慢性肩胛下肌损伤相关的前方不稳定中，反式肩关节置换术提供了可靠的预后并且将成为首要手术选择。

鉴于缺乏令人信服的数据支持关节囊重建术、关节囊折叠缝合术和胸大肌腱转术，这些手术应该为逐渐增多的年轻人准备，因为他们不可能进行肩胛下肌重建修复术，且并非是反式肩关节置换术的最佳候选人。然而，鉴于反式肩关节置换术生存率的增加和可预测的临床结果，即使在有适当手术指征的年轻人群中也应考虑反式肩关节置换术。

3. 后方不稳定

后方不稳定发生的概率与前方（1% 发生率）大致相同。解剖型 TSA 后的后方不稳定性最常发生在术后早期。然而，它也可能是慢性症状，表现为术前肩关节向后半脱位。B 型关节盂磨损模式与 TSA 后不稳定的风险增加相关。骨关节炎患者常有关节盂后方骨性缺损伴挛缩、前关节囊和肩胛下肌紧张。关节盂后倾增加和后方肱骨头平移的联合作用可使患者容易发生肩关节后方不稳定。Sanchez-Sotelo 报道了一组 14 例患有后方不稳定的患者。后方关节囊功能障碍、假体错位、关节盂后方骨性缺损和关节囊松弛的组合被确定为易患肩关节后方不稳定的危险因素。

在安装假体时，过度的肱骨后倾（> 45°）和（或）关节盂后倾（> 20°）与后方不稳定有关。肱骨小结节处的肩胛下肌挛缩或在偏外侧畸形愈合给肱骨头一个向后的应力。这突出了围绕肩胛下肌的松解以及小结节解剖复位的重要性。

为了解决盂肱关节后方不稳定，必须再次评估软组织张力和假体位置。如果假体型号超出上述参数，则应进行翻修术。在肱骨型号差异较小

的情况下，肱骨补偿性相对前倾已被证明对显著改变旋转中心或解决后方不稳定无明显效果。向前偏移肱骨头使肱骨头假体相对于关节盂假体上处于居中位置，这样肱骨头假体向后移位则需要更大的应力。Hsu 等报道了在一个少量肱骨头后向不稳的患者病例的队列研究，通过将肱骨头假体的偏心位置放在前位而不是平时的后位可以矫正之前的后方不稳。

后方关节囊折叠缝合术是解决持续性盂肱关节后方不稳定的有效手段。在术中可以观察到，去除发生肱骨头假体并将肱骨外侧牵拉可暴露后方关节囊。然后可以在肱骨上方向外侧牵拉的情况下使用不可吸收的缝合线进行"8"字缝合。然后不再牵拉肱骨上部，让其复位后再将缝线打结，这样可使后方关节囊充分紧张。Alentorn-Geli 显示 71% 的肩部软组织平衡重建术会发生持续的术中后方不稳定。Gee 还描述了使用 2 枚缝合锚钉进行关节镜下关节囊折叠缝合术作为后方不稳定的唯一治疗方法。该术式恢复了 38 例肩部中的 27 例（71%）的软组织平衡，其余 11 例肩部有残余向后半脱位的证据，其中 2 例完全脱位。

有几种技术可对关节盂进行纠正并提高其稳定性。关节盂上方（前侧）的磨锉、植骨或增强关节盂均可用于恢复解剖结构或接近正常的解剖关节盂后倾。使用这些技术的有关数据还受到一定的限制。还有一种技术，通过使用关节镜技术将骨块向后放置以提高稳定性。同样，该技术的临床结果数据也非常有限。

如果存在肩胛下肌挛缩，可以通过对肌腱周围的所有瘢痕组织和盂肱韧带进行彻底的 360° 松解来改善其活动。还可以选择肌腱的"Z"形延长法，尽管这可能会对组织造成伤害。当发现严重的前内挛缩时，肩胛下肌内移术（在肩胛下剥离的情况下）将减少肱骨头上的后向力。

在缝合切口之前，应评估相对于关节盂的肱骨平移。如果在没有"反弹"的情况下存在大于 50% 的平移，则可以通过横向缝合来闭合肩袖间隙以增加稳定性。

尽管经过肱骨侧假体翻修、关节盂植骨和后关节囊折叠缝合术治疗，Sanchez-Sotelo 报道仍有 36% 的患者会发生肩关节持续不稳定。虽然与前方不稳定相比，这些结果有所改善，但它再次表明了治疗这种并发症的困难性。术后进行外旋位固定有助于后方软组织在适当的张力下愈合。

4. 研究人员建议的治疗方式：解剖型 TSA 术后后方不稳定

在盂肱关节后方不稳定的情况下采用系列处理措施是很重要的。在术中，应将确定假体位置作为首要任务。应首先使用关节盂上方磨锉或关节盂植入技术（植骨或增强假体）对关节盂后倾进行部分或完全矫正。

然后应根据适当的肱骨头部尺寸选择肱骨假体。然后可以用试模测试稳定性。如果需要，肱骨头的高度可以略微增加；但是应注意避免"过度填充"，因为这会导致肩袖过度紧张。如果持续的后方不稳定持续存在，则在前方调整肱骨头假体的偏心距（与正常的后部解剖偏移相反），以便向前平移旋转中心并使肱骨头假体的中心位于关节盂假体上。

如果在关节盂和肱骨头参数优化后，仍存在后方不稳定性，则如上所述行后关节囊重叠缝合术。再次试验稳定性，如果存在轻度的后向平移，则可以通过闭合肩袖间隙来解决这个问题。如果术者仍然存在对不稳定的担心，可以考虑将肩部固定在相对外旋的位置，并考虑改变术后康复方式以避免在术后前 6 周前屈上举。如果在手术时注意到没有出现"反弹"的过度后向偏移，那么在某些患者中，反式肩关节置换术是可靠且临床效果可预期的选择。

5. 上方不稳定（前上脱位）

全肩关节置换术后，肩关节不稳定的最常见方向是上方（发生率为3%）。肩袖缺损是影响上方不稳定的主要因素。尽管明显的肩袖撕裂是最常见的原因，但 Young 等发现冈下肌的脂肪浸润与 TSA 中肱骨假体的近端移位有关。撕裂大小和近端迁移的风险也存在相关性。

导致前上位移的其他因素包括喙肩弓功能不全、前三角肌功能障碍和骨折后结节愈合失败。上方肱骨头部位置不正或肱骨头较大所致"过度填充"也会增加肩袖的压力并导致最终撕裂。

处理上方不稳定的方法涉及重建软组织和调整假体位置。有人报道过使用同种异体跟腱移植重建喙肩弓术，但是临床疗效的数据有限。Galatz 报道在前上脱位的情况下行喙突下胸大肌转位术取得了巨大的成功。然而，预测结果最可靠的翻修术是反式肩关节置换术，78% 的患者被评价为获得优异或良好结果，前屈上举活动度持续改善，从 50° 改善到 130°。

自 2003 年 FDA 批准在美国施行反式肩关节置换术以来，反式肩关节置换术已经证明是 TSA 术后肩袖损伤导致盂肱关节不稳定的可靠解决方案。对假体增加的约束，以及长度和偏心的选择，反式肩关节置换术的这些优点使得其更容易被选择应用。Abdel 最初报道了良好的短期结果，在 33 个不稳定的解剖型肩关节置换术中，31 个在 3.5 年后行反式肩关节置换翻修术后仍保持稳定；另外 2 个分别在术后 2.5 周和 3 个月时发生脱位。他们还表现出不断改善的前屈活动度，平均超过 50°。Hernandez 显示出相似的结果，术后 2 年（87%）和 5 年（79%）时没有发生脱位。BMI> 35 和之前经历半肩关节置换术增加了术后不稳定风险。

采用 RSA 翻修有助于解决 TSA 后肩袖缺损及其相关不稳定的问题。然而，必须注意确保正确的假体植入，因为不稳定是反式肩关节置换术后最常见的并发症。

6. 研究人员建议的治疗方式：解剖型 TSA 后的前上不稳定性

TSA 后的前上不稳定性最常见于肩袖损伤。这可能包括肩胛下肌修复失败和（或）后上肩袖的破损。在伴有或不伴有肩胛下肌损伤的显著后上肩袖破损的情况下，几乎没有外科手术方式为前上关节脱位提供可靠和可预测的处理。在这种情况下，研究人员建议采用反式肩关节置换术，如上所述，由于反肩关节假体其固有的自稳定性，它最有可能产生可靠的且可预测的结果。

7. 下方不稳定

下方不稳定最常发生在急性骨折治疗的并发症中。肱骨干的过度短缩和肱骨假体放置的位置过低导致了不适当的三角肌张力。由于三角肌相对功能障碍不能维持肱骨假体的轴向稳定性。虽然腋神经麻痹或肩袖间隙缺损也可能导致下方不稳定，但较为少见。

为了解决肩关节下方不稳定，将肱骨干重建到适当的高度是至关重要的。

术中胸大肌腱可作为肱骨高度的标志。这个肌腱的上缘位于距肱骨头顶部平均 5.64cm 处。Lo 建议使用术中 X 线透视来确认肱骨假体的适当高度和位置。肱骨颈和肩胛颈连接起来的弧线可用于评估肱骨颈与肩胛颈的解剖关系。大结节与肱骨头的相对高度也可用作术中标志 [（8±3）mm]。理想情况下，植入假体后，肱骨头应随着牵引力移位到关节盂上 1/3 的位置。

四、对反式肩关节置换术中的不稳定的管理

尽管在过去 10 年中，反式全肩关节置换术后的脱位率已从 15% 降至 3%，但仍可改善多种因素

以避免并发症。适当的假体选择以及偏心角度和假体颈长度对于种植体稳定性至关重要。Kohan 等据报道，不稳定的两个主要因素是不适当的软组织平衡和由于撞击或衬垫失效引起的不稳定。3 个月后，80% 的脱位 RSA 由于内收撞击而脱位，有异位骨化或不对称聚乙烯磨损的证据。

Padegimas 报道翻修反式全肩关节置换术（比值比为 7.5）和较高的体重指数（比值比为 1.09）是 RSA 脱位的独立危险因素。他们的结果也与先前的研究一致，即男性、翻修手术和肩胛下肌功能不全是 RSA 后不稳定的风险因素。

盂肱关节不稳定早期行闭合复位具有 44%~62% 的成功率，所以早期可以尝试复位，但如果不稳定仍然存在，则应该手术解决。

1. 撞击

RSA 后的撞击可发生在多个位置，包括后部、前部和下部，所有这些都应在翻修期间对不稳定的 RSA 进行彻底评估。骨赘的不完全切除，尤其是在接近可能更困难的后部，可能导致假体撬动。后方非愈合的大结节骨块也可能是撞击源。即使在假体颈最短的大偏心角度的假体也可能发生肩峰下撞击。在颈干角外翻的假体，特别是在体型偏瘦的患者中，可引起内收撞击。内收时产生的下方撞击可导致不稳定，并且通常是沿着肩胛骨外侧缘和关节盂颈部形成的异位骨化以及下方瘢痕组织所致。

在任何关节置换术中，可以通过增加骨或植入物接触发生的角度以引起杠杆作用来解决撞击的问题。适当切除骨赘或异位骨化应该是最初考虑的重点解决办法。

然后应评估假体的位置。关节盂旋转中心的下方放置和（或）偏外放置可以防止沿下方关节盂颈部的内收冲击。假体位置靠下也可以增加与肩峰的距离，以避免近端撞击。应注意减少肱骨的颈干角度，因为虽然这会减少撞击，但也会由于植入物的生物力学性质而增加不稳定性。

只要肱骨杯深度直径比合适，使用更大直径的假体可以改善稳定性和运动范围。肱骨头和关节盂假体偏心的不同以及聚乙烯垫片几何形状的不匹配也会导致撞击效应（内收撞击时出现）。与 Grammont 设计相比，假体偏外侧放置将降低撞击。根据撞击是在近端还是内收状态，选择具有适当颈干角的肱骨假体可以防止植入物与我们重点关注区域的撞击。

2. 三角肌功能障碍

反式肩关节置换术之所以起作用是最大化了三角肌力臂的作用。假体位置错误会使该原则失效，对三角肌的任何损伤都会导致 RSA 的不稳定。

三角肌张力不佳通常是不正确的手术技术所导致的。肱骨假体高度不够，关节盂基座上方的倾斜或关节盂关节线过度内移都是影响因素。解决这些问题涉及重新放置假体于合适的位置。

三角肌功能障碍也可能发生在术中损伤腋神经或导致三角肌撕裂的医源性创伤。移位的肩峰骨折和随后移位的肩峰骨折也可导致三角肌功能障碍。根据三角肌受伤的程度，可以考虑是否进行三角肌修复；然而，考虑到这些骨折手术治疗结果不可预测，这些损伤通常采取保守治疗。

腋神经损伤是一种罕见但相当严重的并发症。在手术的每个阶段放置合适的牵开器，对于保护神经至关重要。检查神经的张力非常重要，特别是在关节盂暴露期间和种植假体后，预防是避免这种并发症的关键。

3. 肩胛下肌状态

对肩胛下肌的处理仍然存在争议，因为它与 RSA 的前部不稳定性有关。一些数据表明，脱位更常见于既往手术或存在无法修复的肩胛下肌。其他数据表明，肩胛下肌的状态与 RSA 的稳定性无关。需要进一步研究以真正明确肩胛下肌修复是否会使 RSA 后的不稳定性最小化。

4. 其他翻修选择

切除关节成形术作为次选，可用作 RSA 后难治性不稳定的补救性手术。限制性固定型 RSA 也是一种选择。这种类型的假体需要关注增加了骨 / 骨水泥 / 植入物界面处的压力，以及不会有太好的功能和运动范围。虽证据有限，但初步结果显示癫痫患者和复发性不稳定患者 RSA 后的功能是可以接受的。

5. 术后康复

为了促进软组织愈合并防止复发性不稳定的出现，应在 RSA 翻修后加强康复锻炼。根据不稳定的方向，可以利用定制的支架或吊带将手臂固定在相对的内旋或外旋的位置。在术中评估运动范围（如修复允许）可提供有关术后康复计划调整的信息。这可以指导运动范围以促进软组织愈合。根据最终植入假体的稳定性，延迟运动和加强锻炼也是合适的。

五、预防肩关节置换术后不稳定

如前所述，由于肩关节置换术后不稳定存在复发可能，处理肩关节不稳定性是一项很困难的任务。在肩关节置换术中，预见术后不稳定的风险是关键。在解剖型全肩关节置换术中，细致的解剖是重点。在肱骨头截骨术期间以及随后在关节盂暴露期间，保护肩袖也是至关重要的。

放置假体时，应测试合适的型号和尺寸。过度的肱骨头假体前倾可导致前向不稳定并且对肩胛下肌造成过度紧张；过度的后倾还可能导致后向不稳定。如果出现肩袖缺损，放置超大的肱骨头会使肩袖拉伤并导致肩关节置换术后不稳定。如果在测试假体时存在过度移位，则假体特殊型号可能有助于维持稳定。调整肱骨头偏心的方向也有助于提高稳定性。

在测试期间，通过使用各种软组织标志可以确认合适的肱骨头高度。大结节和胸大肌可用作术中标志物，胸大肌腱的上缘位于距肱骨头顶部平均 5.64 cm 处。

还应评估关节盂畸形的适当矫正。使用 2D CT 检查后修正后图像或三维模板软件进行术前计划可以帮助改善关节盂假体定位和畸形矫正。这些现代工具在评估骨缺损和磨损形式方面具有重要的价值。可以使用之前讨论的技术，例如关节盂打磨、植骨或增强型假体，具体情况取决于畸形的程度。CT 可以通过区分骨赘和天然关节盂解剖结构来帮助选择关节盂假体的最优位置。

在放置肱骨和关节盂假体后，应评估假体异位和肩关节的活动范围。如果假体移位过多（＞50%），则可以用缝合线向外侧闭合肩袖间隙。如果存在持续的不稳定性或假体间隙，后方关节囊折叠缝合术可作为维持假体位置的辅助手段。

在反式肩关节置换术中，解剖型肩关节置换中的原则同样适用。骨赘彻底切除和正确的假体位置是避免术后发生撞击以及假体间早期出现缺损的关键。在关节盂侧和肱骨侧上平衡高度和偏心对于适当的三角肌张力是重要的。在手术切口缝合之前，应进行肩关节各个平面的活动测试。在肱二头肌短头和喙肱肌也应该有合适的张力。轴向牵引应该有最小的间隙。通过将手指放在内侧肱骨假体内侧并向外侧施以应力使肩关节脱位，如果肱骨假体只向外侧移位说明假体是稳定的。如果假体存在不稳定性，可以使用填充物或限制性垫片。如果在完成 RSA 之前不稳定性仍然存在，则应根据上述原则重新评估。

六、结论

肩关节置换术后不稳定的发生率随着时间的推移而降低，但仍然是一种潜在的并发症。详细询问病史和体格检查有助于明确肩关节置换术后不稳定的诊断和病因。先进的成像也可能有助于翻修手术的诊断和规划。已经开发了几种技术来解决盂肱不稳定所致解剖型全肩关节置换术失败，但是假体位置正确的 RSA 在恢复肩关节功能方面结果有更好的预期。大多数外科医生都认为精细的手术技术和合适的假体安放是手术中预防并发症最重要的因素。在假体安放后测试发现不稳，通过调整假体位置和矫正软组织不平衡可以避免造肩关节置换术后出现不稳定。

参考文献

[1] Wirth M, Rockwood C. Complications of total shoulder-replacement arthroplasty. J Bone Joint Surg. 1996;78-A(4):603–616.

[2] Cofield RH, Edgerton BC. Total shoulder arthroplasty: complications and revision surgery. Instr Course Lect. 1990;39:449–462.

[3] Bohsali I, Wirth A, Rockwood C. Complications of total shoulder arthroplasty. J Bone Joint Surg. 2006;88:2279–2292.

[4] Bohsali K, Bois A, Wirth M. Complications of shoulder arthroplasty. J Bone Joint Surg. 2017;99:256–269.

[5] Kohan EM, Chalmers PN, Salazar D, Keener JD, Yamaguchi K, Chamberlain AM. Dislocation following reverse total shoulder arthroplasty. J Shoulder Elb Surg. 2017;26:1238–1245.

[6] Zumstein MA, Pinedo M, Old J, Boileau P. Problems, complications, reoperations, and revisions in reverse total shoulder arthroplasty: a systematic review. J Shoulder Elb Surg. 2011;20:146–157.

[7] Sanchez-Sotello J, Sperling J, Rowland C, Cofield R. Instability after shoulder arthoplasty: results of surgical treatment. J Bone Joint Surg. 2003;85A(4):622–631.

[8] Cofield RH, Chang W, Sperling JW. Complications of shoulder arthroplasty. In: Iannotti JP, Williams GR, editors. Disorders of the shoulder. Philadelphia: Lippincott; 1999.

[9] Kany J, Jose J, Katz D, Werthel J, Sekaran P, Amaravathi R, Valenti P. The main cause of instability after unconstrained shoulder prosthesis is soft tissue deficiency. J Shoulder Elb Surg. 2017;26:e243–e251.

[10] Boileau P. Complications and revision of reverse total shoulder arthroplasty. Orthop Traumatol Surg Res. 2016;102:S33–S43.

[11] Walch G, Wall B, Mottier F. Complications and revision of the reverse pros-thesis: a multicenter study of 457 cases. Reverse shoulder arthroplasty. Montpellier: Sauramps Médical; 2006. p. 35–52.

[12] Moeckel B, Altchek D, Warren R, Wickiewicz T, Dines D. Instability of the shoulder after arthroplasty. J Bone Joint Surg. 1993;75-A(4):492–497.

[13] Warren R, Coleman S, Dines J. Instability after arthroplasty: the shoulder. J Arthroplast. 2002;17(4-1):28–31.

[14] Sofka CM, Adler RS. Original report. Sonographic evaluation of shoulder arthroplasty. AJR Am J Roentgenol. 2003;180:1117–1120.

[15] Wiater BP, Moravek JE, Wiater JM. The evaluation of the failed shoulder arthroplasty. J Shoulder Elb Surg. 2014;23:745–758. 13 Diagnosis, Management, and Prevention of the Unstable Shoulder Arthroplasty 196

[16] Miller BS, Joseph TA, Noonan TJ, Horan MP, Hawkins RJ. Rupture of the subscapularis tendon after shoulder arthroplasty: diagnosis, treatment, and outcome. J Shoulder Elb Surg. 2005;14:492–496.

[17] Iannotti JP, Antoniou J, Williams GR, Ramsey ML. Iliotibial band reconstruction for treatment of glenohumeral instability associated with irreparable capsular deficiency. J Shoulder Elb Surg. 2002;11(6):618–623.

[18] Konrad G, Sudkamp N, Kreuz P, Jolly J, McMahon P, Debski R. Pectoralis major tendon transfers above or underneath the conjoint tendon in subscapularis-deficient shoulder. J Bone Joint Surg Am. 2007;89:2477–2484.

[19] Ahrens P, Boileau P, Walch G. Anterior and posterior instability after unconstrained shoulder arthroplasty. In: Walch G, Boileau P, Molé D, editors. 2000 shoulder prostheses: two to ten year follow-up. Montpellier: Sauramps Medical; 2001. p. 359–393.

[20] Elhassan B, Ozbaydar M, Massimini D, Diller D, Higgins L, Warner JJP. Transfer of pectoralis major for the treatment of irreparable tears of subscapularis: does it work? J Bone Joint Surg Br. 2008;90(8):1059–1065.

[21] Kim H, Chacon A, Andrews S, Roush E, Cho E, Conaway W, Kunselman A, Lewis G. Biomechanical benefits of anterior offsetting humeral head component in posteriorly unstable total shoulder arthroplasty. J Orthop Res. 2016;34:666–6674.

[22] Alentorn-Geli E, Assenmacher AT, Sperling JW, Cofield

RH, Sanchez-Sotelo J. Plication of the posterior capsule for intraoperative posterior instability during anatomic total shoulder arthroplasty. J Shoulder Elb Surg. 2017;26:982–989.

[23] Gee A, Angeline M, Dines J, Dines D. Shoulder instability after total shoulder arthroplasty: a case of arthroscopic repair. Hosp Spec Surg J. 2014;10:88–91.

[24] Galvin J, Eichinger J, Boykin R, Szollosy G, Lafosse L. Posterior shoulder instability following anatomic total shoulder arthroplasty: a case report and review of management. Int J Should Surg. 2015;9(4):131–134.

[25] Keener JD. Subscapularis management in total shoulder arthroplasty. World Clin Orthoped. 2014;1(1):1–15.

[26] Williams G, Yamaguchi K, Ramsey M, Galatz L. Complication of shoulder arthroplasty. Shoulder and elbow arthroplasty, vol. 16. 1st ed. Philadelphia: Lippincott Williams & Wilkins; 2005. p. 235–242.

[27] Lo E, Moen T, Burkhead W. Instability failure in total shoulder arthroplasty. Semin Arthroplast. 2013;24:28–32.

[28] Young A, Walch G, Pape G, Gohlke F, Favard L. Secondary rotator cuff dysfunction following total shoulder arthroplasty for primary glenohumeral osteoarthritis: results of a multicenter study with more than five years of follow-up. The J Bone Joint Surg Am. 2012;94:685–693.

[29] Haines F, Trail IA, Nuttall D, Birch A, Barrow A. The results of arthroplasty in osteoarthritis of the shoulder. J Bone Joint Surg Br. 2006;88:496–501.

[30] Galatz LM, Connor PM, Calfee RP, Hsu JC, Yamaguchi K. Pectoralis major transfer for anterior-superior subluxation in massive rotator cuff insufficiency. J Shoulder Elb Surg. 2003;12(1):1–5.

[31] Walker M, Willis MP, Brooks JP, Pupello D, Mulieri P, Frankle MA. The use of reverse shoulder arthroplasty for treatment of failed total shoulder arthroplasty. J Shoulder Elb Surg. 2012;21(4):514–522.

[32] Hernandez NM, Chalmers BP, Wagner ER, Sperling JW, Cofield RH, Sanchez-Sotelo J. Revision to reverse total shoulder arthroplasty restores stability for patients with unstable shoulder prostheses. Clin Orthop Relat Res. 2017;475(11):2716–2722.

[33] Abdel MP, Hattrup SJ, Sperling JW, Cofield RH, Kreofsky CR, Sanchez-Sotelo J. Revision of an unstable hemiarthroplasty or anatomical total shoulder replacement using a reverse design prosthesis. J Bone Joint Surg Am. 2013;95-B:668–672.

[34] Torrens C, Corrales M, Melendo E, Solano A, Rodríguez-Baeza A, Cáceres E. The pectoralis major tendon as a reference for restoring humeral length and retroversion with hemiarthroplasty for fracture. J Shoulder Elb Surg. 2008;17:947–950.

[35] Iannotti JP, Gabriel JP, Schneck SL, Evans BG, Misra S. The normal glenohumeral relationships. An anatomical study of one hundred and forty shoulders. J Bone Joint Surg Am. 1992;74:491–500.

[36] Gallo R, Gamradt S, Mattern C, et al.; Sports Medicine and Shoulder Service at the Hospital for Special Surgery, New York, NY. Instability after reverse total shoulder replacement. J Shoulder Elb Surg. 2011;20(4):584–590.

[37] Chalmers P, Rahman Z, Romeo A, Nicholson G. Early dislocation after reverse total shoulder arthroplasty. J Shoulder Elb Surg. 2014;23(5):737–744.

[38] Padegimas E, Zmistowski B, Restrepo C, Abboud J, Lazarus M, Ramsey M, Williams G, Namdari S. Instability after reverse total shoulder arthoplasty: which patients dislocate? Am J Orthop. 2016;45(7):E444–E450.

[39] Teusink M, Pappou I, Schwartz D, Cottrell B, Frankle M. Results of closed management of acute dislocation after reverse shoulder arthroplasty. J Shoulder Elb Surg. 2015;24(4):621–627.

[40] Favard L, Levigne C, Nerot C, Gerber C, De Wilde L, Mole D. Reverse prostheses in arthropathies with cuff tear: are survivorship and function maintained over time? Clin Orthop Relat Res. 2011;469(9):2469–2475.

[41] Kowalsky MS, Galatz LM, Shia DS, Steger-May K, Keener JD. The relationship between scapular notching and reverse shoulder arthroplasty prosthesis design. J Shoulder Elb Surg. 2012;21:1430–1441. A. Martusiewicz and A. Chamberlain 197

[42] Huri G, Familiari F, Salari N, Petersen S, Doral M, McFarland E. Prosthetic design of reverse shoulder arthroplasty contributes to scapular notching and instability. World J Orthop. 2016;7(11):738–745.

[43] Edwards TB, Williams MD, Labriola JE, Elkousy HA, Gartsman GM, O'Connor DP. Subscapularis insufficiency and the risk of shoulder dislocation after reverse shoulder arthroplasty. J Shoulder Elb Surg. 2009;18(6):892–896. Epub 2009 Mar 17.

[44] Clark JC, Ritchie J, Song FS, Kissenberth MJ, Tolan SJ, Hart ND, Hawkins RJ. Complication rates, dislocation, pain, and postoperative range of motion after reverse

shoulder arthroplasty in patients with and without repair of the subscapularis. J Shoulder Elb Surg. 2012;21(1):36–441. Epub 2011 July 31.

[45] Thangarajah T, Higgs D, Bayley J, Lambert S. Constrained fixed-fulcrum reverse shoulder arthroplasty improves functional outcome in epileptic patients with recurrent shoulder instability. World J Orthop. 2016;7(7):434–441.

[46] Chalmers PN, Salazar D, Chamberlain A, Keener JD. Radiographic characterization of the B2 glenoid: the effect of computed tomographic axis orientation. J Shoulder Elb Surg. 2017;26(2):258–264.

第十四章　肩关节假体周围骨折的治疗

Benjamin J. Lindbloom, Michael C. Cusick, Mark A. Mighell

译者：张青松

审校：唐康来，周游，黄玮，杨睿

一、简介

肩关节置换术后肱骨假体周围骨折是一种严重的并发症。虽然此类骨折发生率相对较低，发病率仅 0.6%~3.0%，但其治疗常充满挑战。大多数此类骨折发生于手术中，全肩关节置换术比半肩置换术更常见，常是因为暴露关节盂的过程所致。假体周围骨折的危险因素包括骨质减少、高龄、女性和类风湿性关节炎。随着关节置换术适应证的不断扩大和手术数量的增多，了解肩关节假体周围骨折及其治疗方法的重要性日益突出。肱骨假体周围骨折通过合适的治疗方法可取得良好的临床疗效和较高的骨性愈合率。

二、分型

针对肱骨假体周围骨折，目前有好几种分类体系。其中，使用最广泛的是由 Wright 和 Cofield 于1995 年引入的一种分类体系。这一分类主要基于骨折相对于肱骨柄的位置来描述骨折类型。具体而言，Ⅰ 型骨折始于肱骨柄周围，并向近端延伸。Ⅱ型骨折开始于肱骨柄周围，并延伸到尖端。Ⅲ型骨折开始并集中在肱骨柄尖的远端。既往一项研究表明，观察者间信度较差（第 1 轮 Kappa 系数为0.24，0.50），但观察者自身信度较好（kappa 系数

为 0.69）。临床医生提出的 Wright 和 Cofield 分类法的另一常见问题在于缺乏对肱骨柄固定的优良程度以及剩余骨质和骨量的描述。

Campbell 等基于 4 个特定区域的骨折位置对假体周围肱骨近端骨折进行了分类。在该类分类中，1 区骨折累及肱骨大小结节。2 区骨折发生于肱骨干骺端和肱骨外科颈。3 区骨折涉及肱骨近端骨干，而 4 区骨折涉及中、远端骨干。骨折位置根据骨折线的最远端延伸程度进行分类。

与此同时，骨折形态和特征也是治疗和预后的重要考虑因素。横形和短斜形骨折的固有骨折稳定性较低，可供愈合表面积较小，因此与长斜形或螺旋骨折相比，骨不愈合的发生率更高。此外，在肱骨假体周围骨折中，大于 2mm 的骨折间隙也与较高的骨不愈合发生率有关。

肱骨假体周围骨折时，剩余骨量这一因素至关重要。Campbell 等曾报道过在术前 X 线片上评估骨质稀少的方法。在其研究中，研究人员对肱骨干中骨干皮质的联合宽度与骨干直径的比值进行了计算。该比值 > 50% 时为骨量正常，25%~50% 为轻度骨量减少，< 25% 为重度骨量减少。剩余骨量对于最终重建方式的选择尤为关键。例如，锁定螺钉、角钢板和同种异体皮质骨板可提供更大强度和支撑，因而可应用于骨质疏松症患者。

另一关键因素是植入物的稳定性。虽然植入物

是否固定良好是在手术中最终确定的，但一些影像学特征已被报道有助于外科医生根据术前射线照片预测稳定性。例如，Sperling 等曾报道压配型植入物周围的 8 个 X 线照相区域，并确定当 8 个区域中的 3 个及 3 个以上区域出现 ≥ 2 mm 的透亮线时，肱骨组件可能存在松动的风险。当组件倾斜或下沉时，肱骨组件也被认为存在松动。Sanchez-Sotelo 等的研究结果表明，这些具有较高精度的参数同样适用于骨水泥型肱骨假体。

在本研究中，尽管骨折位置是上述两类主要分类讨论的关键因素，但仍需考虑的最重要的临床参数是植入物的稳定性和骨存量。后两个因素：植入物选择、手术方法和固定结构影响显著，将在下一章中讨论。

三、治疗

肱骨假体周围骨折的治疗要慎重考虑的因素包括骨折特点、骨存量、植入物稳定性和患者自身等因素。骨折支具或矫形器等非手术治疗可用于治疗假体固定良好（移位或不移位均适用）的假体周围骨折。肱骨骨折的对位良好定义为：屈、伸成角 ≤ 20°、内外翻成角 ≤ 30° 和旋转成角 ≤ 20°。

手术策略主要通过考虑骨折所累及的部位来制定。Campbell 等报道了 4 种骨折位置。区域 1 为大结节和（或）小结节的孤立性骨折。这些骨折采用环扎法缝合或钢丝固定，将结节牢固地固定于标准"骨折型"肱骨柄；区域 2 骨折是发生于结节下方干骺端的骨折。区域 2 骨折通常采用标准或肱骨长柄植入物髓内固定治疗，柄要延伸至骨折远端至少 3 个皮质宽度；区域 3 骨折发生在近端骨干区域。此类骨折可通过肱骨长柄植入物进行髓内固定治疗。在上述几类骨折中，骨存量也必须考虑其中，而且通常这些骨折可能需要异体骨移植，类似于以同种异体骨修复复合材料或同种异体骨性支撑辅以钢板和环扎固定；区域 4 骨折发生在肱骨中、远端骨干，

在假体柄远端区域，植入物的稳定性是主要考虑因素。在假体松动的情况下，需要使用肱骨长柄植入进行修复，并可能辅以同种异体骨植骨和钢板固定，类似于区域 3 骨折所述治疗方案。如果假体在 4 区骨折中固定良好，则可使用假体周围"柄躲避"皮质螺钉、单皮质锁定螺钉和 / 或环轧钢线的钢板固定重建骨折，以实现近端骨折碎片固定。

外科医生确定骨折手术的方法需要根据其对骨折特点和固定装置结构的了解上。前外侧入路具有一定的可延展性，患者可保持仰卧头抬高姿势，并可创建肩关节入路以矫正松动的假体。肱骨近端的后入路可直接观察桡神经，有助于无菌止血带的使用，且非常适合于发生于固定良好肱骨柄远端的区域 4 骨折的固定。后路入路的主要缺点是与俯卧或侧位相关的操作难度和手术风险较大，以及不方便进行关节置换术翻修和进入肩关节区域。

在肱骨假体周围骨折的治疗中，固定材料也需要重点关注。在临床实践中，应考虑是单个钢板还是多个小钢板形成角固定，以便为固定点提供更多的可能性，尤其针对骨存量不足或较大直径肱骨柄的患者，同种异体骨皮质骨板也可能是一种有用的辅助材料，用于螺钉或环扎固定，以恢复或改善不良骨存量。然而，尽管同种异体骨在骨丢失情况下具有一定作用，但其已被证实可增加感染风险。因此，如果不存在大量骨丢失且操作目的在于优化骨折愈合生物环境，我们更倾向于应用自体骨移植方案。在肱骨周围进行环扎固定时，应始终从外侧向内侧移动，并注意术野桡神经走行，避免损伤。

在肱骨周围进行环扎固定存在"安全区"：高于肱骨手术颈靠近结节处的水平面，位于腋神经上方，以及背阔肌肌腱水平面，因为其位于腋神经和桡神经间。在其他层面上操作时，须小心谨慎并掀起骨膜，不要捆进软组织，以降低神经血管结构损伤的风险。此外，放置牵开器时也须谨慎；同时，鉴于桡神经走行，长杆拉钩（如 Homans）应该避免放置在三角肌肱骨结节的外侧远端。

在假体也存在松动的情况下，人工关节翻修术治疗假体周围肱骨骨折须考虑多方面的注意事项。在大面积近端骨丢失情况下，可在操作台上构建一种骨水泥同种异体假体复合材料。为降低旋转外力的影响，可对局部肱骨骨干和同种异体移植物进行阶梯式切割。宿主骨与同种异体骨段的交错接合将有助于提高同种异体骨假体结构的稳定性。

四、结论

全肩关节置换术中假体周围骨折是肩外科医生在临床中一种很少遇见而操作难度大的骨折类型。多数此类骨折发生于手术过程中，且可在手术中处理，但随着肩关节置换术开展的增加，创伤性假体周围骨折发生率也逐渐增加。治疗上，外科医生需要了解和正确分类骨折、评估骨质量、评估植入物的稳定性，这些对于制定手术策略和手术入路至关重要。假体周围骨折的治疗方式包括非手术治疗、切开复位内固定和关节翻修术。通过恰当的治疗，大多数骨折均能获得满意疗效和可靠的骨愈合（图14.1~图14.3）。

五、研究人员首选的治疗方法

1. 翻修或初次关节置换术中发生的结节骨折

术中发生假体周围结节骨折时，须对其进行鉴别，确定骨折碎片进行解剖复位。在研究中，将改用骨折型假体柄式肱骨假体。操作过程：将3条缝线（使用 Arthrex Fibertape）以简单缝合引入肌腱－骨连接处的后方肩袖（冈下肌和小圆肌）中，而第4条缝线引入前方冈上肌，用作牵引缝线，以辅助复位。置入假体柄前，在肱二头肌间沟外侧和肱骨外科颈下方钻一个前后向2.0mm的钻孔。使用 Hewson 缝线穿引器，将 FiberTape 和 FiberWire 缝线穿过肱骨，作为垂直肢体固定缝线。而后将肱骨

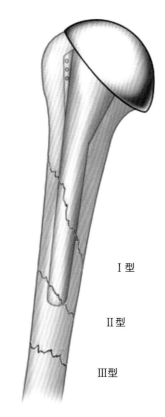

I 型
II 型
III 型

图 14.1　肱骨假体周围骨折的 Wright 和 Cofield 分型

柄和肱骨组件缝合在一起，将结节复位至假体部位，并用3条缝线固定。垂直的两条缝合线分别遵循"前－后"和"后－前"顺序依次穿过，沿肱骨假体侧面形成"8"字张力带内固定。上述操作均在患者肩外展体位下收紧。前述肩外展体位极为关键，因为当手臂放下时，缝合线可进一步紧绷，收紧大结节骨碎片，进而实现坚实固定。在这之后，使用常用的肩部外固定支具进行为期4周的固定，并告知患者避免练习任何摆幅运动。

2. 需翻修长柄组件的肱骨中段骨折

对于发生中段且需翻修长柄的肱骨骨折，在植入肱骨柄时保持充分的骨折复位是件非常挑战性的。对于在研究人员所在医院收治的骨折患者，在手术操作中通常将患者保持仰卧位并将影像检查部位的床上局部抬高30°，C臂从患者头部摆入。采用三角肌外侧入路，并将其延伸至肱骨前外侧入路。在此类操作时，希望在植入肱骨长柄植入物

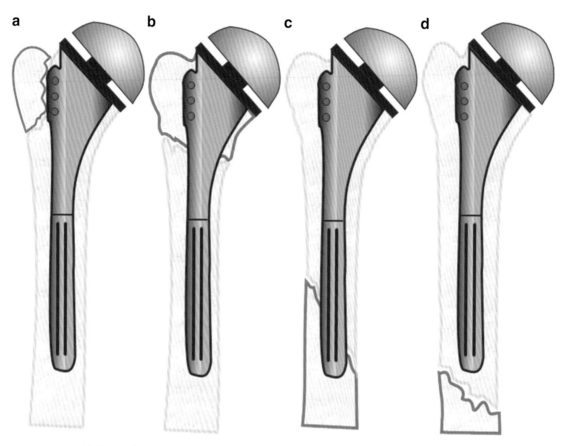

图 14.2　Campbell 等基于 4 个不同位置的分型法

前，能在骨折部位获得临时复位和稳定性。通常情况下，这种稳定性可通过同种异体胫骨皮质骨移植物实现，其可视作"骨板"，并采用皮质螺钉固定于近端和远端骨折碎片上。除稳定骨折外，这一技术还可在不良骨质或骨丢失情况下提供额外骨量。另一技术是应用单皮质锁定钢板对骨折进行桥接。这一操作可通过较大（4.5mm）钢板或小钢板（3.5mm）完成。完成肱骨长柄植入后，可在钢板内使用"柄刮骨"皮质螺钉，以增加最终固定的刚性。

3. 发生于固定良好的肱骨柄远端的肱骨髁上骨折

　　对于固定良好的肱骨假体柄远端或髁上骨折，通常采用豆袋坐垫保持患者侧向固定位，将患臂放置于垫柱上，以进行后侧或三头肌分离入路。对于这些骨折，更倾向于用平行钢板固定来增加固定强度，尤其在肱骨远端有关节内延伸的情况下。这一

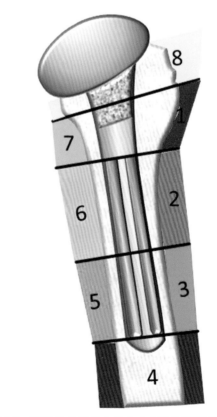

图 14.3　评价肱骨骨长入的 8 个 X 线片照相区

方法的局限性在于，如果假体固定不佳，这个体位和入路不能对假体进行任何翻修。

参考文献

[1] Williams GR, Iannotti JP. Management of periprosthetic fractures: the shoulder. J Arthroplast. 2002;17(4):14–1 6. https://doi.org/10.1054/arth.2002.32683. Fig. 14.3 Eight radiographic zones to evaluate humeral ingrowth 14 Treatment of Periprosthetic Fractures of the Shoulder 204

[2] Steinmann SP, Cheung EV. Treatment of periprosthetic humerus fractures associated with shoulder arthroplasty. J Am Acad Orthop Surg. 2008;16(4):199–207. http://www.ncbi.nlm.nih.gov/pubmed/18390482

[3] Wagner ER, Houdek MT, Elhassan BT, Sanchez-Sotelo J, Cofield RH, Sperling JW. What are risk factors for intraoperative Humerus fractures during revision reverse shoulder arthroplasty and do they influence outcomes? Clin Orthop Relat Res. 2015;473(10):3228–3234. https://doi.org/10.1007/s11999- 015-4448-x.

[4] Wright TW, Cofield RH. Humeral fractures after shoulder arthroplasty. J Bone Joint Surg Am. 1995;77(9): 1340–6. https://doi.org/10.2106/00004623-199509000- 00008.

[5] Andersen JR, Williams CD, Cain R, Mighell M, Frankle M. Surgically treated humeral shaft fractures following shoulder arthroplasty. J Bone Joint Surg Am. 2013;95(1):9–18. https:// doi.org/10.2106/JBJS.K.00863.

[6] Campbell JT, Moore RS, Iannotti JP, Norris TR, Williams GR. Periprosthetic humeral fractures: mechanisms of fracture and treatment options. J Shoulder Elb Surg. 1998;7(4):406–413. http://www.ncbi.nlm. nih.gov/pubmed/9752653

[7] Sperling JW, Cofield RH, O'Driscoll SW, Torchia ME, Rowland CM. Radiographic assessment of ingrowth total shoulder arthroplasty. J Shoulder Elb Surg. 2000;9(6):507–513. https://doi.org/10.1067/ mse.2000.109384.

[8] Sanchez-Sotelo J, Wright TW, O'Driscoll SW, Cofield RH, Rowland CM. Radiographic assessment of uncemented humeral components in total shoulder arthroplasty. J Arthroplast. 2001;16(2):180–187. https:// doi.org/10.1054/ arth.2001.20905.

[9] Sanchez-Sotelo J, O'Driscoll SW, Torchia ME, Cofield RH, Rowland CM. Radiographic assessment of cemented humeral components in shoulder arthroplasty. J Shoulder Elb Surg. 2001;10(6):526–531. https://doi.org/10.1067/ mse.2001.118482.

[10] Kim DH, Clavert P, Warner JJP. Displaced periprosthetic humeral fracture treated with functional bracing: a report of two cases. J Shoulder Elb Surg. 2005;14(2):221–223. https://doi.org/10.1016/j. jse.2004.05.006.

[11] Kumar S, Sperling JW, Haidukewych GH, Cofield RH. Periprosthetic humeral fractures after shoulder arthroplasty. J Bone Joint Surg Am. 2004;86-A(4):680–689. https://doi.org/10.2106/00004623-199509000-00008.

第十五章　肩关节置换术后失败补救方案：肩关节融合术和肱骨头切除成形术

Jason Scalise

译者：金涛

审校：唐康来，周兵华，扶世杰，刘飞

一、简介

肩关节置换术，包括半肩置换、解剖型全肩关节置换术（TSA）和反式全肩关节置换术（RSA）已被证实是盂肱关节炎的有效治疗方案。在过去 15 年中，这些手术技术在全球范围内被迅速接受，并大量开展。相应而来的关节置换术失败率也有所上升，并将在未来继续上升。

在许多情况下，在翻修手术中需要植入新的假体来治疗失败的肩关节置换的同时就可以发现上次手术失败的原因。针对肩关节置换术后失败病例，应周全考虑如何维持盂肱关节功能；但是，在盂肱关节骨质严重缺损、三角肌和肩袖缺失或存在顽固性感染的病例中，肩关节翻修取得满意效果的可能性非常低。在这些情况下，盂肱关节融合术或肱骨头切除关节成形术可能是唯一的手术选择。

二、肩关节融合术

如果处理不当，失败的肩关节置换会使肩关节功能很差。肩关节疼痛和活动功能障碍将影响日常生活。随着反肩置换术的出现，这种假体成功应用于许多翻修患者，在一系列的研究中，临床疗效令人满意。

然而，在某些情况下，反肩关节假体翻修术并不是合适的选择方案。这其中包括三角肌功能完全障碍、无法根除的感染、骨量不足以维持稳定植入的肩关节假体，或其他可能妨碍肩关节持久稳定或肩关节功能的神经肌肉疾病。尽管盂肱关节融合术在特定的肩关节完整的患者中得到了验证，效果稳定，恢复了部分功能。但对于关节置换术失败的病例，肩关节融合效果无法与前者相提并论。在关节置换术失败的情况下，骨质条件差、有时大面积的骨缺损和较差的肩周软组织条件都会使肩关节补救手术更具挑战性。

在肩关节置换术失败的情况下，关节融合术的基本适应证是难以缓解的肩部疼痛，同时仍有肩关节水平上举功能障碍。成功的关节融合术可达到持续缓解疼痛，以及为使用上肢提供稳定的平台。因此，希望患肢可以进行额外的、中度体力活动的年轻患者，关节融合术可以被考虑。

关节置换术失败后而决定行关节融合术患者，通常见于严重三角肌功能障碍，无法进行 RSA 的翻修。严重的三角肌功能障碍多见于腋神经损伤、臂丛病变、原发性肌肉功能障碍或其他点损裂。然而，应该注意的是，三角肌功能部分存在的情况下，RSA 仍可取得满意的疗效，关节融合术或肱骨头切除成形术仅用于三角肌功能完全或接近完全丧失的情况。

持续的假体周围感染是翻修假体植入的禁忌

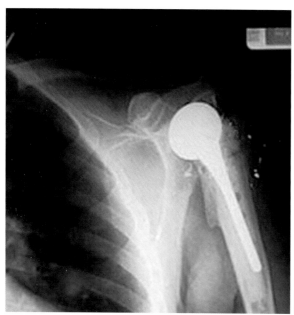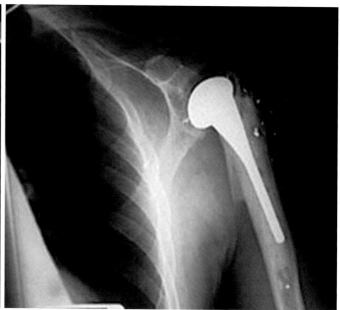

图 15.1 　一位 53 岁警官行肩关节置换术后出现疼痛，手术失败的 X 线片。患者因为枪伤和之后的数次手术，导致三角肌缺失

证。在这种情况下，通常在多次尝试感染治疗失败后，如果感染得到控制且不再活动，关节融合术仍然是挽救治疗选择。

非限制性或反肩置换术后顽固性假体失稳，是一个非常具有挑战性的问题。当软组织稳定手术或关节翻修术也不能解决不稳，关节融合术便是可能的适应证（图 15.1）。

决定是否进行关节融合术相关的因素包括：患者的健康状况、患者的术后期望、融合的可行性以及患者配合术后康复计划的能力。如果存在其他合理的重建选择，就不对失败的全肩关节置换进行盂肱关节融合术。应首先考虑所有可施行的重建选择，这是由关节融合术只用于最后的补救的特点决定的。患有可能导致斜方肌、前锯肌或肩胛提肌瘫痪的进行性神经系统疾病的患者，是关节固定术的禁忌证，因为融合肩关节依靠这些肌肉通过肩胛 - 胸壁关节活动上肢。

患者的整体健康状况会妨碍其进行较大的手术，也不建议进行关节融合术。在许多情况下，假体关节置换术失败后需要进行多次关节融合术才能实现骨性融合。

1. 技术

外科医生和患者应认识到，对假体置换失败的患者行盂肱关节融合术，是一项技术要求很高的手术。假体和骨水泥取出、适当的骨移植技术和正确的手臂位置都是息息相关的。必须获得一套完整的肩关节至肘关节的肱骨影像学资料。当肩关节周围软组织条件不佳时，还应评价是否需要使用皮瓣覆盖缺损。

术前应该确定是否需要植骨和植骨类型。在近端的肱骨结节完整时，只要将自体肱骨和关节盂去皮质后置于合适的位置并保持接触，这种非血管化植骨方式即可。如果需要大块结构性移植物，并且不能单独从患者髂嵴处获得足够骨量。通常，要达到上述结构植骨需求需要一个大的异体股骨头。自体移植松质骨可以从髂嵴获得。在一些严重的病例中，大、小结节缺失或未附着于肱骨干，肱骨近端大部分缺损，需要代血管蒂的腓骨自体移植，为这种水平的骨丢失提供重建解决方案。这些情况与重建肩部肿瘤病例中的许多方面都十分类似。

患者被置于沙滩椅体位，同时术侧肩关节被置于手术台边缘，以便允许肩关节可以进行各个平面的活动以及暴露整个手术区域。如果要取髂嵴植骨，髋关节区域也必须消毒铺巾。如果需要吻合血管的腓骨，则消毒双侧下肢从腹股沟到脚趾。在某些情况下可能需要取隐静脉桥接移植。

切口在肩胛冈上方，向前绕至肩峰上方。当向远端延切口时，会与先前手术三角肌胸肌入路的瘢痕重合。三角肌-胸肌入路延至锁骨，三角肌的前中部从锁骨和肩峰骨膜下剥离，然后向远端反折，从而显露整个肱骨近端。取出假体，并评价残余骨量和软组织缺损情况。切除术区肱骨表面瘢痕以暴露整个骨面，以备软组织以后的附着。手术需要暴露整个关节盂、盂缘和肩峰下表面，以保证移植物的最佳植入。

2. 肢体位置

肩关节融合的最佳位置存在争议。对失败的关节置换术而言，肩关节融合术后合适的关节功能，需要在剩余肱骨和关节盂合适的位置与最佳的骨性接触、稳定性和最终的融合效果这些因素之间找到一个合适的平衡点。鉴于要达到上述平衡，融合位置选择在外展 10°~20°、屈曲 10°~20° 和内旋 35°~45°。这种融合位置患者一般可触及其口、腰部、后口袋和对侧肩部，可以满足日常生活活动要求。在体型较大的患者中，较大程度的前屈或外展仍允许患者舒适地将手臂置于体侧，并允许更大限

度的主动前屈。当残留足够的肱骨骨量（大、小结节完整）时，通过肩峰、肱骨近端和关节盂，使用 3mm 克氏针进行交叉临时固定，允许进行适当的关节活动测试，确保手臂能够置于体侧、触及腹股沟、口或前额。当达到最佳位置时，可进行最终位置固定。

如果大、小结节完好无损，可以通过最低程度的成形来满足肩盂适配。完整的肱骨结节及其原本血供，增加了融合的概率。肱骨大结节与关节盂之间的固定应使用较粗的松质骨螺钉单独固定。带垫圈的 4.5mm 螺钉提供了关节盂与结节骨块间的稳定，并且起到加压作用。使用更大直径螺钉固定肱骨大结节可能存在大结节骨折风险。应清除肩峰下的软组织，并轻轻刨平其下表面，以提供平整的融合面。在使用螺钉初步固定后，再将结构性同种异体移植物成形，使其在结节-肩峰和结节-肱骨之间适配。使用带垫圈的 6.5mm 加压螺钉可在肱骨干与肩胛盂之间提供牢固、独立的固定。选择骨盆重建钢板塑形后，从肩胛冈、肩峰、移植骨直至肱骨干进行固定（图 15.2）。鉴于需要塑形的程度和跨越融合块所需的长度，通常使用 12 孔或 14 孔接骨板。尽管融合部位两侧至少使用 3 枚螺钉进行固定，但骨块间加压螺钉对于结构的完整性起到至关重要的作用，抵消了接骨板的部分作用力。因此，螺钉的广泛分布增强了结构的强度。如果可行，重建钢板的螺钉也可直接穿过肱骨、移植物和肩盂来完成固

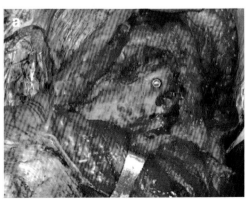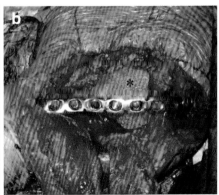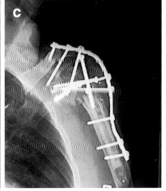

图 15.2 （a）显示术中肱骨和肩胛盂的初始固定；（b）显示重建钢板固定肱骨干、肩峰、肩胛冈。＊显示置于钢板和肱骨干之间的大块异体移植骨；（c）肩关节融合术后 X 线片

定。术中透视对于确认螺钉位置以及骨质结构完整性非常重要。

如可取自体骨的数量或质量都不足时（补救手术情况下可能遇到），可考虑使用骨移植产品，如脱钙骨基质和（或）重组骨形态发生蛋白，以增加骨融合所需的骨量。然而，这些骨移植产品不能替代坚强的加压和稳定，所以需要通过正确的固定来获得良好的加压与稳定。

3. 带血管蒂腓骨移植

当需要使用带血管蒂的自体腓骨移植时，最好有两个手术团队。在移植物的获取同时，重建团队进行假体取出和骨床准备。通过牵引手臂至正常或接近正常的手臂长度，来测量骨缺损间隙。切取的腓骨移植物，要比测量的骨缺损（关节窝顶部至肱骨干近端）至少长 6cm。准备肱骨髓腔，以便将腓骨放置在髓腔内，并将至少 2 枚皮质（4.5mm）螺钉穿腓骨，与肱骨干固定。确定最佳手臂位置，并顺近端腓骨的角度在关节盂中刻出一个隧道，以便将腓骨锁定到关节盂或与关节盂紧密地侧 – 侧接触。将 2 枚 4.5mm 皮质骨螺钉植入腓骨近端，然后以嵌插方式植入关节盂穹隆。如果腓骨尺寸较小，则应考虑直径较小的螺钉（例如 3.5mm）以尽量减少腓骨骨折的风险。将骨盆重建所用较长钢板塑形，使其与肩峰脊和肱骨远端贴服，然后用螺钉固定。然后由血管显微团队进行腓骨血管再通。血管吻合成功后，在近端和远端骨融合部位使用松质骨移植。

术后将肩关节固定在支具中，支具将保持新的手臂位置或"人"字形石膏固定 12~16 周或直至影像学显示明确融合迹象。融合完成后，方开始肩胛骨活动范围和力量练习。如果术后 3~4 个月缺乏骨性愈合，应在内固定失效和固定丧失之前重新植骨术。

4. 结果

鉴于肩关节融合术只是肩关节置换失败后的

补救手段，术后临床疗效应该基于有限的手术目标来考虑。缓解肩关节疼痛，为肘关节和手功能提供一个稳定平台是盂肱关节融合术的主要目标，并允许通过肩胛骨运动，完成一些肩关节主动上举活动。

在不适合肩关节假体翻修的情况下，建议进行肩关节融合术。然而，假体关节置换术失败后专门针对肩关节融合术的评价数据有限，由于该手术的实施相对较少，肩关节融合术的许多结果包含在针对不同人群、不同适应证实施的汇报中。

在 1 项包含 43 例肩关节融合术的研究中，2 例肩关节融合是在肩关节假体置换失败并取出假体后完成的。其中 1 例患者，因腋神经麻痹导致三角肌功能障碍和随后的关节盂假体脱位而实施了关节融合术。1 例未使用骨移植的肩关节融合患者，出现了假关节。研究人员认为，在此类大量骨缺损的情况下，肩关节融合术中使用骨移植有助于避免骨不连。在另一项 15 例融合病例的报告中，2 例因关节置换术失败而行融合术，该系列中唯一 1 例骨不连来自这 2 例患者中的 1 例。另一项回顾性研究中，包含有 57 例盂肱关节融合术，其中 2 例是因 TSA 失败才实施了肩关节融合手术。其中 1 例患者出现术后骨不连，需要在此手术，最终后骨移植才实现融合。

在只有少量病例的关节置换术失败后关节融合术结果的系列研究中，有 8 例肩进行了肩关节融合手术。所有患者在关节融合术前均接受过多次手术。因为大量骨缺损，3 例患者接受了带血管蒂腓骨移植手术，另外 5 例患者需要同种异体结构性植骨或髂嵴自体移植或两种技术都实施。在该组中观察到 2 例骨不连，4 例患者需要 2 次或更多次手术以获得融合。8 例患者只能中 7 例临床功能获得改善。

外科医生和患者都需要意识到，在假体取出后可能需要进行多次手术以获得融合，但与关节融合前状态相比，肩关节功能会改善。

三、关节切除成形术

在某些特定患者中，取出失败的肩关节置换假体，而不实施进一步重建，被视为一种可行的选择。切除成形术的功能结局可能更难以预测。然而，健康状况相对较差或功能要求很低的患者可能是该手术的候选者。在某些情况下，这些既往接受过多次手术的患者希望避免再次手术，以及因为手术而需要延长康复时间，并且术后可能肩关节功能不佳的可能性仍然相对较高。但是该选择在技术上更容易完成，并可避免并发症（如骨不连或内固定器械失效）的发生。

切除关节成形术对于既往已经尝试根除，对有耐药的慢性感染患者而言，提供了一个治愈机会。在三角肌功能仍然存在的患者中，无法保证可以使用另一种关节置换术（如半肩置换或 RSA）来进行肩关节翻修，一些系列的结果已经证明，当进行适当的三角肌强化锻炼，并结合适当的患者预期及选择，切除关节成形术的临床结果是可接受的。

与关节融合术一样，切除关节成形术的主要目标是缓解疼痛。这些患者的功能需求通常较低，甚至部分患者存在认知障碍。肩关节周围的深部感染经所有合理治疗后仍顽固难愈，通常是切除关节成形术的适应证，与关节融合术一样，切除关节成形术应被视为一种挽救手术。因此，该手术的目的是提供一种可改善肩关节疼痛，并允许患者避免复杂的治疗或术后漫长康复的简单易行的手段。

1. 技术

患者被安置在沙滩椅位。如果可能，使用之前的切口。如果存在诊出的窦道，设计切口以便切除窦道和病变皮肤。如果存在感染，则取出之前植入的所有骨水泥和其他内植物，以降低感染复发的可能性。死骨或感染骨也将被清除。关节盂同样需要进行清创，在这些情况下通常需要暴露充分。彻底清创和冲洗后，可将任何残余的前关节囊或肩胛下肌肌腱固定到肱骨前方，以增加前方稳定性。

术后患者使用一个简单的吊带，2 周后患肢开始钟摆练习。如果三角肌功能存留，只要患肢无不适，就可以开始温和循序渐进的三角肌锻炼。三角肌力量和控制的改善可能最终对患者的肩关节功能有所获益。

2. 结果

目前，已有一些关于切除关节成形术的文章报道。一项研究表明，11 例因肩关节置换术失败而接受切除关节成形术的患者中，其中 10 例患肢疼痛减轻。在另一项不同的研究中，尽管肩关节功能仍然有限，但 7 例患者中，有 6 例在切除关节成形术后获得了显著或接近完全的疼痛缓解（10 分视觉模拟评分量表的术前平均疼痛评分从 7.8 分降至 3.3 分）。在另一项研究中，对 7 例患者进行了随访，所有患者的肩关节功能均可以完成基本的日常活动，舒适度也得到改善。从而得出结论：对于不适合进行其他重建手术的特定患者，肩关节切除关节成形术可以作为一种选择。随访时，平均前屈 28°（范围为 0°~80°），平均外旋 8°（范围为 −20°~−40°）；切除后平均 ASES 评分（49.75 ± 26.10）分（图 15.3）。

四、结论

在肩关节置换术失败后，其他合理重建方式无法获得保证的情况下，肩关节融合固定术和切除关节成形术均被认为是此类患者的补救手术。选择合适的患者，加上对手术细节的处理，是手术成功的关键。肩关节融合术是一种技术上具有挑战性的手术方式，融合部位骨不连的发生率相对较高，尤其是肱骨骨缺损严重的情况下。然而，成功的肩关节融合术后可以实现持久的疼痛缓解；以及在胸廓平面上良好的活动功能；并为患肢提供一个稳定的关节，允许患者使用患肢从事一些活动，临床疗效满

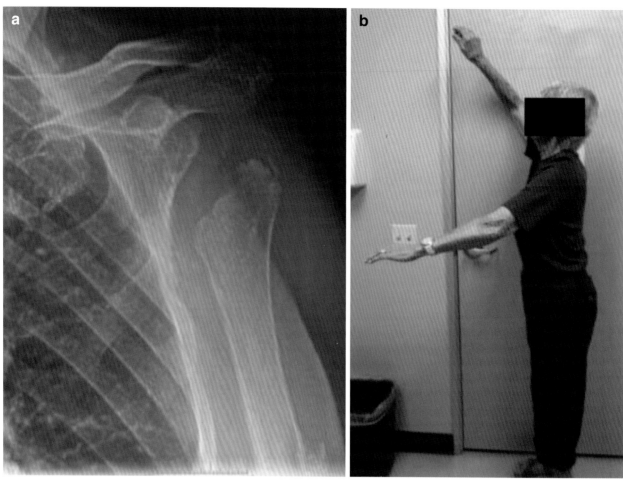

图 15.3 （a）82 岁女性患者，反肩关节置换术后因难以控制的深部感染而失败，进一步行关节切除成形术，术后的肩关节 X 线正位片；（b）关节切除成形术后复诊的照片显示左肩前屈仅达腰部，但患者满意度提高

意。肩关节切除成形术通常适用于不同的患者人群，在这些患者中，肩关节功能要求低，且不愿承受额外的手术和康复，可在植入物取出后获得较好的疼痛缓解。

参考文献

[1] Issa K, Pierce CM, Pierce TP, Boylan MR, Zikria BA, Naziri Q, et al. Total shoulder arthroplasty demographics, incidence, and complications-a Nationwide inpatient sample database study. Surg Technol Int. 2016;39:240–246.

[2] Trofa D, Rajaee SS, Smith EL. Nationwide trends in total shoulder arthroplasty and hemiarthroplasty for osteoarthritis. Am J Orthop (Belle Mead NJ). 2014;43(4):166–172.

[3] McLendon PB, Cox JL, Frankle MA. Large diaphyseal-incorporating allograft prosthetic composites: when, how, and why: treatment of advanced proximal humeral bone loss. Orthopade. 2017;46(12):1022–1027.

[4] Merolla G, Wagner E, Sperling JW, Paladini P, Fabbri E, Porcellini G. Revision of failed shoulder hemiarthroplasty to reverse total arthroplasty: analysis of 157 revision implants. J Shoulder Elb Surg. 2018;27(1):75–81.

[5] Stephens BC, Simon P, Clark RE, Christmas KN, Stone GP, Lorenzetti AJ, et al. Revision for a failed reverse: a 12-year review of a lateralized implant. J Shoulder Elb Surg. 2016;25(5):e115–e124.

[6] Alentorn-Geli E, Clark NJ, Assenmacher AT, Samuelsen BT, Sanchez-Sotelo J, Cofield RH, et al. What are the complications, survival, and outcomes after revision to reverse shoulder arthroplasty in patients older than 80 years? Clin Orthop Relat Res. 2017;475(11):2744–2751.

[7] Hernandez NM, Chalmers BP, Wagner ER, Sperling JW,

Cofield RH, Sanchez-Sotelo J. Revision to reverse total shoulder arthroplasty restores stability for patients with unstable shoulder prostheses. Clin Orthop Relat Res. 2017;475(11):2716–2722.

[8] Porcellini G, Combi A, Merolla G, Bordini B, Stea S, Zanoli G, et al. The experience of the RIPO, a shoulder prosthesis registry with 6-year follow-up. Musculoskeletal Surg. 2017;(Dec):1–10.

[9] Scalise JJ, Iannotti JP. Glenohumeral arthrodesis after failed prosthetic shoulder arthroplasty. Surgical technique. J Bone Joint Surg Am. 2009;91(Suppl 2):30–37.

[10] Scalise JJ, Iannotti JP. Glenohumeral arthrodesis after failed prosthetic shoulder arthroplasty. J Bone Joint Surg Am. 2008;90(1):70–77.

[11] Dubina A, Shiu B, Gilotra M, Hasan SA, Lerman D, Ng VY. What is the optimal reconstruction option a b Fig. 15.3 (a) X-ray of the left shoulder of an 82-year-old female after resection of failed reverse shoulder arthroplasty for intractable deep infection and (b) clinical photo of the left shoulder after resection demonstrating waistlevel elevation but with improved comfort 15 Salvage Options for Failed Arthroplasty: Arthrodesis and Resection 212 after the resection of proximal humeral tumors? a systematic review. Open Orthop J. 2017;11:203–211.

[12] Viehweger E, Gonzalez J-F, Launay F, Legre R, Jouve J-L, Bollini G. Shoulder arthrodesis with vascularized fibular graft after tumor resection of the proximal humerus. Rev Chir Orthop Reparatrice Appar Mot. 2005;91(6):523–529.

[13] Ladermann A, Walch G, Denard PJ, Collin P, Sirveaux F, Favard L, et al. Reverse shoulder arthroplasty in patients with pre-operative impairment of the deltoid muscle. Bone Joint J. 2013;95–B(8):1106–1113.

[14] Schneeberger AG, Muller TM, Steens W, Thur C. Reverse total shoulder arthroplasty after failed deltoid flap reconstruction. Arch Orthop Trauma Surg. 2014;134(3):317–323.

[15] Ruhmann O, Schmolke S, Bohnsack M, Flamme C, Wirth CJ. Shoulder arthrodesis: indications, technique, results, and complications. J Shoulder Elb Surg. 2005;14(1):38–50.

[16] Stark DM, Bennett JB, Tullos HS. Rigid internal fixation for shoulder arthrodesis. Orthopedics. 1991;14(8):849–855.

[17] Richards RR, Beaton D, Hudson AR. Shoulder arthrodesis with plate fixation: functional outcome analysis. J Shoulder Elb Surg. 1993;2(5):225–239.

[18] Braman JP, Sprague M, Bishop J, Lo IK, Lee EW, Flatow EL. The outcome of resection shoulder arthroplasty for recalcitrant shoulder infections. J Shoulder Elb Surg. 2006;15(5):549–553.

[19] Debeer P, Plasschaert H, Stuyck J. Resection arthroplasty of the infected shoulder: a salvage procedure for the elderly patient. Acta Orthop Belg. 2006;72(2):126–130.

[20] Muh SJ, Streit JJ, Lenarz CJ, McCrum C, Wanner JP, Shishani Y, et al. Resection arthroplasty for failed shoulder arthroplasty. J Shoulder Elb Surg. 2013;22(2):247–252.

[21] Stevens NM, Kim HM, Armstrong AD. Functional outcomes after shoulder resection: the patient's perspective. J Shoulder Elb Surg. 2015;24(9):e247–e254.

[22] Verhelst L, Stuyck J, Bellemans J, Debeer P. Resection arthroplasty of the shoulder as a salvage procedure for deep shoulder infection: does the use of a cement spacer improve outcome? J Shoulder Elb Surg. 2011;20(8):1224–1233.

[23] Sperling JW, Kozak TK, Hanssen AD, Cofield RH. Infection after shoulder arthroplasty. Clin Orthop Relat Res [Internet]. 2001;382:206–16. Available from: http://www.ncbi.nlm.nih.gov/ pubmed/11153989.

第三部分

肩关节置换术后

翻修的技巧

第十六章　肩关节翻修术的术中暴露

Jason S. Klcin，Charles L. Getz

译者：李皓桓

审校：唐康来，周游，周兵华，黄玮

一、简介

肩关节置换术首次被文献记载于 1893 年，被用于治疗结核性关节炎。自此，随着人们对于肩关节理论知识的深入探讨，肩关节置换术的进步，肩部假体制造的改良，假体可选用性的增加，以及成功病例数量的累积，极大地提升并拓展了外科医生治疗各种肩部疾病的能力范围。此外，随着晚期肩关节 OA 发病率的增加，肩关节置换手术的数量也对应地显著增加（2000—2008 年增加了 11%），以满足因寿命延长而上升的 OA 发病率老年人群的治疗需求。自 2003 年肩关节置换翻修术被 FDA 批准在美国使用后，肩关节置换术的可用性增加和适应证的范围扩大也进一步促进了肩关节置换术的应用。

与其他关节重建手术类似，置换后的肩关节不可能永久在体存在。以肩关节的再次置换作为其使用终点，全肩关节置换术远期可用率在 5 年时约为 95%，10 年为 90%~95%，15 年为 79%~92%。虽然翻修置换后关节存活数据令人振奋，但肩关节置换术应用的数量增加的同时，也导致了需要针对并发症进行再翻修手术的数量增加。此前有报道称，5 年后和 10 年后的再翻修率分别为 2%~20% 和 3%~27%。在对 2001—2010 年全国医院的院外调查数据库的回顾分析中，Schwartz 等注意到：在这 10 年中，肩关节置换后再翻修手术的数量增加了 4 倍。预计在未来的几年内，肩关节置换后翻修术将继续呈上升态势。因此，必须准备好迎接翻修手术的挑战。

置换后翻修手术的适应证与多种因素相关：包括软组织相关的愈合失败（肩袖撕裂或不稳定、僵硬或粘连）、骨性结构的愈合失败（骨折、骨折畸形愈合、骨折不愈合）、假体的愈合失败（松动、脱位、聚乙烯材料磨损）及感染等。翻修关节置换术在技术上比初次关节置换术要求更高，而并发症也更多。翻修关节置换术的术后效果也具有不可预测性，与初次关节置换术相比，翻修关节置换术的预后较差。部分原因是前次手术所导致的解剖结构改变、肌肉挛缩、瘢痕形成及粘连、骨丢失、软组织功能障碍、患者身体机能状况的下降、翻修手术时年龄的增加、以及失血增加 / 输血需求的增加等。

个性化分析每个单独病例的失败原因对于患者的后续治疗成功十分关键。通过全面了解手术术野的暴露和操作技巧，明确失败的原因对于优化患者的预后至关重要。本章将重点讲述失败关节置换术的术前检查以及如何进行翻修手术的暴露。

二、术前评估

只有完成全面的术前评估后，才可以考虑肩关节置换翻修术。完整的病史应包括对原始疾病的诊断和手术指征的了解。此外，医生也必须对前次的手术记录和术后护理进行回顾；还应回顾以前的手术方法记录、使用的植入物类型、康复方案、对治疗的反应和患者的依从性等方面的内容，以便了解患者使用了何种技术及其对治疗的反应。术后早期切口愈合问题应予以注意。对肩部的检查应包括前次手术的切口愈合情况、肩部的整体皮肤问题（痤疮、红斑、肿胀）、活动范围、力量、稳定性和神经血管状况等当前的状况。运动功能、疼痛、结构不稳定和力量不足等方面的并发症均应予以详细的记录。医生应同患者讨论对于翻修手术的目标和期望。最后，需要对整个上肢进行综合检查，颈椎、肩胛关节和患侧胸部也需要检查。

即使不考虑潜在感染（如发热、寒战、红斑或既往感染史）的发生，实验室检查也应包含有对炎症标志物（血细胞沉降率、C- 反应蛋白）的评估以及对代谢相关指标的检查，从而确定是否具有代谢性骨病。若仍然怀疑有感染的可能，则需抽取滑膜液培养 14 天以上，以确定痤疮丙酸杆菌是否存在。包括轴位影像在内的完整的肩部 X 线片需要与以前的 X 线片进行比较，分析组件是否存在植入位置不良、下陷、骨溶解、松动和骨折的情况。进一步的影像学检查包括超声和 CT 检查，用于评估肩袖和软组织机能以及骨量的丢失。尽管改进的金属伪影抑制技术增加了 MRI 在关节置换术后的应用，但是由于金属伪影的确存在，MRI 的应用相对较少。若需要手术，这些检查结果将对手术计划有指导作用。对于疑似神经损伤的病例，应完成肌电图 / 神经传导检查，记录现有的神经病变，并计划如何实施神经或肌腱移位。最后，在手术前应进行医疗评估与分析，以最大化减少患者的并发症。

三、关节置换翻修手术技术

与其他任何手术一样，做切口前需要对手术室

进行术前准备。术前要确认翻修工具及假体。典型的工具及设备包括假体取出工具、软刀和刚性截骨刀具、微型矢状锯、磨钻、钻头、钛缆捆绑系统以及同种异体移植物（支柱和体块）（表 16.1）。手术需要进行透视影像。如发现可能的血管或软组织损伤，应在术前同相关专业医生沟通协调，以便在手术中需要时提供及时的专业处理。翻修手术与并发症发生率升高有关，其中包括神经损伤。因此，神经监测可以在手术时使用，也可以根据具体医生的偏好来实施。

表 16.1　手术室准备

术前准备用具
置换系统专用托盘（初次及翻修假体）
翻修假体
通用假体取出工具
截骨刀具（硬刀及软刀）
钻头和钻头架
高速磨钻
矢状锯
钛缆
同种异体骨
X 线透视机
高强度不可吸收缝线
单极和（或）双极电刀
Hewson 缝合器
骨水泥提取器
骨水泥和骨水泥髓腔塞
培养拭子和标本管

研究人员倾向于使患者保持 45° 沙滩椅体位，骨突处予以软衬垫进行保护，屈膝以保护坐骨神经（图 16.1a）。先采用酒精或碘伏消毒皮肤，然后再使用葡萄糖酸氯己定溶液进行清洗。用 Ioban 抗菌粘胶布（3M）覆盖肢体以封闭无菌手术区域。

如可能，应尽可能使用原切口；如肩部皮肤血供良好，做邻近辅助切口，以降低切口愈合不良的风险。可延长原有切口，以增加术野暴露范围，并

有助于在正常解剖结构区域进行解剖。如以前的入路不是通过三角肌胸大肌间隙，则应该使用一个新的前方切口。切口的近端起于喙突，沿着三角肌的前缘向远处延伸，直至其在肱骨的附着处。绝大多数翻修性关节置换术是可以通过单独的三角肌胸大肌间隙来完成的。一旦切开皮肤，在术野中的前次手术缝合伤口可引导术者正确地进入三角肌胸大肌间隙。仔细解剖软组织可降低创面开裂或三角肌失神经/功能障碍的风险，这两种情况都对翻修手术的成功至关重要，决定了是否可以使肩部的功能和稳定性达到最大化。

喙突是肩关节的关键标志，它可以引导医生到达三角肌胸大肌间隙的近端，特别是在头静脉缺失或难以识别头静脉的时候（图 16.1b）。如果不能安全地将头静脉从周围的瘢痕组织中游离出来，则需要对该静脉进行结扎止血以保持术野的清晰。暴露的术野是贯穿的整个切口，直至创口的底部。应保证近端的锁骨易于发现，而在远端，三角肌的嵌入应得到充分暴露。术者应尽可能减少对喙突内侧的解剖。三角肌和胸大肌之间的组织常会因前次手术而发生瘢痕化。通过电刀刺激肌腹收缩可以对该部位肌肉加以区分。通常该间隙的近端在初次手术中并未被损伤，翻修手术可以从此处开始进行解剖。在三角肌上使用耙状拉钩或 Senn 拉钩维持软组织张力，完成从近端到远端的间隙内解剖。联合肌腱应该是之后解剖过程中需要接近的结构，它的外侧通常存有瘢痕，所以在该间隙的外侧进行解剖可以避免误伤联合肌腱及其附近的神经血管结构。

在解剖打开三角肌胸大肌间隙时，应注意展开三角肌下间隙和肩峰下间隙。自胸大肌肌腱至喙肩韧带，在联合腱的外侧切开锁胸筋膜（图 16.1c）。切开锁胸筋膜时，应避免损伤其深层的肩胛下肌。将 Mayo 剪插入肩锁韧带下方松解其下粘连的肩峰下间隙（图 16.1d）。如果肩峰和冈上肌之间的肩峰下间隙仍然完整，则将 Browne 三角拉钩置于肩峰下间隙。注意不要将拉钩直接放置在肩袖间隙内，

这样操作容易损伤后上方的肩袖结构。

此时，可以轻微地外展和内旋手臂，以便于识别前三角肌。虽然有些人认为首先在远端解剖展开三角肌下间隙是最简单易行的，但研究人员更喜欢从肩峰下间隙开始。通过钝性剥离或使用 Cobb 剥离器从近端到远端清除附着组织。如果三角肌的前缘与肱骨紧密粘连，则可直接使用手术刀或电刀紧贴肱骨并剥离出三角肌，注意避免切断三角肌、腋神经或肩袖。如有必要，可以对三角肌的前部加以松解。然而，三角肌松解应作为最后的保留手段，如要进行也应在手术结束时予以修复，以最大限度地发挥三角肌功能。三角肌可以从锁骨、肩锁关节和肩峰处松解（在手术结束时再次修复），以便在某些极端病例中得到暴露，尽管研究人员实践中并没这样操作过。在肩袖完好的情况下，可以部分切开喙肩韧带，从而改善术野暴露情况；然而，在非限制性假体的关节置换术中应避免完全松解，以避免形成前上方的关节脱位。在反式全肩关节置换术中，肩锁韧带可以被切除而不会产生任何不良后果。

接下来解剖喙突下间隙。首先需要识别喙突和联合肌腱。胸大肌常同联合肌腱形成瘢痕组织。因此，应仔细解剖这些结构，以便更好地改善术野暴露。打开联合肌腱和肩胛下肌肌腱之间的间隙，识别并保护腋神经。通过肩关节内收、内旋及屈肘可减小联合肌腱张力而改善肩胛下肌与联合肌腱的暴露。由于前次肩胛下肌修复术后存在有明显的瘢痕、粘连和缝合材料，常常使得这些翻修病例复杂化，所以此时进行解剖应特别小心谨慎。

当肩胛下肌完整时，仔细解剖联合肌腱的深层表面，注意不要解剖其内侧，以免造成神经血管损伤。肩胛下肌断裂时，其深层的解剖则更为困难。研究人员倾向于从喙突的底部开始解剖，识别残留的关节囊或肌腱结构。如果可能，使用牵引线或 Kocher 钳将肩胛下肌向外侧牵引。如果没有可识别的平面，则找到位于联合肌腱内侧的 Erb's 点，解剖臂丛，以允许对其进行安全的松解和瘢痕或包膜

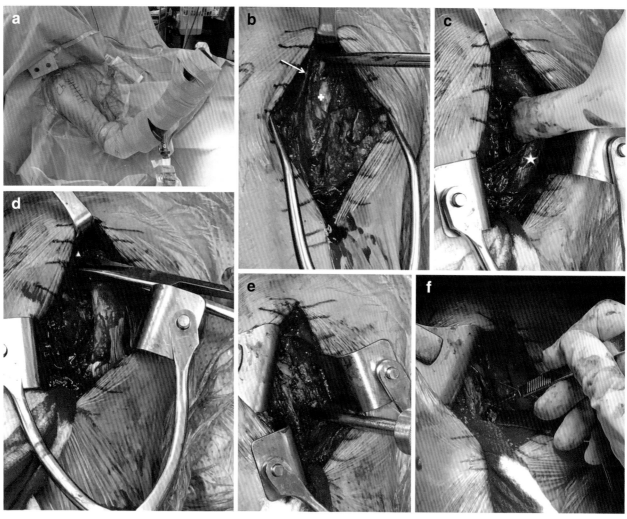

图 16.1 （a）将患者斜放呈沙滩椅体位，与水平面方向成 45°。手臂可以用手臂定位器予以固定，也可以将其放在 Mayo 托盘上。将计划使用的切口标记出来，本病例采用先前的手术切口。标记出前次手术切口的末端，以确定前次切口的范围，便于在需要改善术野暴露和（或）进行松解时可以延长切口；（b）通过对皮下组织的切开和解剖，在喙突浅层安装 Army Navy 牵引器。在此图中，剪刀指向喙突，当仔细进行瘢痕解剖时，喙突对其远端的三角肌胸大肌间隙起到引导指示作用。将有瘢痕的头静脉（箭头）向外侧方牵开。图中 "+" 号标记联合肌腱；（c）切掉残留的联合肌腱锁胸筋膜和瘢痕组织，钝性解剖喙突下间隙。如果腋神经仍然完整的话，其应位于浅层的联合肌腱（星形符号）与深层的肩胛下肌腱之间；（d）通过在喙肩韧带（三角形符号）下方插入剪刀解剖展开肩峰下间隙。一旦完成此间隙的解剖，可向远端继续解剖进入三角肌下间隙，去除肱骨近端后部的粘连，以便放置三角肌拉钩；（e，f）打开肩袖间隙并向下牵开肩胛下肌后，沿肱骨颈下方安置 Cobb 剥离器，以协助完成对肱骨的松解和脱位；（g）在进行关节盂显露和滑膜 / 瘢痕清理之前，应再次确认位于钳夹尖端处的腋神经。在联合肌腱的后方和肩胛下肌的下方识别向后方走行的腋神经；（h）找到肩胛下肌，以便从下关节囊剥离肩胛下肌，开始在肩胛盂周围松解和清创；（i）在完成关节囊和肩胛下肌之间间隙的解剖后，在肩胛下肌后部和腋神经前方之间放置一个钝性的 Hohmann 拉钩以保护神经，然后将关节囊松解直至肩胛盂穹隆处。这样完成了下方的松解，便于将肱骨牵拉向后方而改善术中肩胛盂的暴露；（j）为了改善肩胛下肌的游移度和肩胛盂的暴露，沿着肩胛盂前方小心地放置一个 Cobb 剥离器，以改善对粘连的松解。肩胛下肌用箭头标出，关节囊上有 "*" 标记

切除。除了臂丛探查，其他的策略包括：（1）识别肩胛下肌的下边界，并在近端解剖。尽管上边界难以愈合，但下边界却通常可以愈合；（2）不在肩胛下肌前方识别腋神经，而在暴露肩胛盂时在其下方识别。肩胛下肌下边界常有瘢痕存在，但进行下缘解剖时，旋肩血管的残余部分可指导进行内侧结构的解剖。

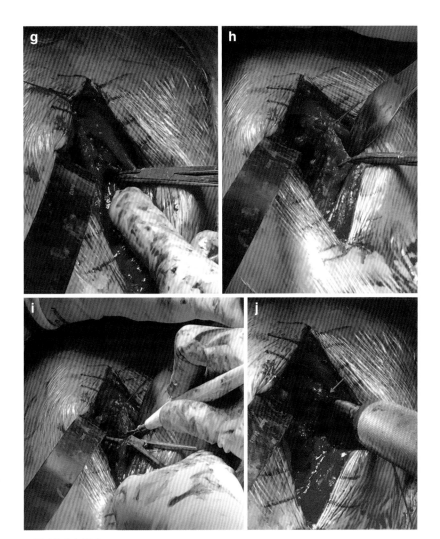

图 16.1（续）

注意不要切入联合肌腱，因为肌皮神经在这个水平容易被误伤。如果神经只能在肩胛盂下方得以识别，则解剖需从肱骨松解囊的外侧到内侧进行分离，再到肩胛盂下缘，从腋窝神经表面进行分离。

对于存在慢性前脱位的肩关节，对联合肌腱松解和（或）延长有时是必要的。这样做可以改善手术暴露。在血管损伤的情况下，为了最快地显露腋动脉，也可以松解联合肌腱。进行翻修关节术的医生应该熟悉这种术野暴露。最简单的联合肌腱松解方法是将其从喙突连同小的骨块一同切下，或者用电刀直接将其从喙突上切掉。其后，可在肌腱近端 1.5cm 处用 5 号高强度缝线，以 Krackow 缝合方式修复该肌腱，并通过骨桥利用钻孔同剩余喙突进行修复固定。

随着上述 3 个间隙的显露完成，其后可开展对关节内病变的处理。研究人员习惯使用的方法是：识别肱二头肌间沟并将肩袖间隙开放到肩胛盂的水平，完成对周围结构的检查。翻修手术中对肩袖间隙的识别是一个挑战，因为其前部与上部肩袖常常融合成为一层薄层组织结构。了解肩胛下肌上缘位于喙突下方有助于识别该间隙，可有效避免损伤冈上肌或肩胛下肌或肌腱。术者可以依据自己喜好的方式向下牵引肩胛下肌。在牵开肩胛下肌之前或之后，在残余的关节囊与肩胛下肌腱、肌腹之间展开解剖平面。

改善术中暴露和术后活动范围需要广泛地进行肱骨侧的松解。肩胛下肌附着位置和下方关节囊需要在肱骨下方 6 点钟方向进行松解。除了松解胸大肌肌腱的上缘，还可以通过松解背阔肌肌腱来辅助暴露。通过外旋、内收和前屈肱骨以及沿肱骨颈处放置牵开器（Darrach）来辅助肱骨的松解。此时，所有的肩袖间隙都可以被充分松解，因为内侧肩袖间隙组织可以将冈上肌缠绕在肩胛下肌之上，而限制肱骨头的后方移位（图 16.1 e，f）。

在肩峰下间隙，沿着肱骨颈，在盂肱关节处，用牵开器将手臂向外旋转并伸展以完成关节脱位。术中应注意不要造成大结节骨折或撕裂后上方的肩袖。如果存在明显的困难，应进行进一步的松解。在这个阶段，肱骨假体可以采用几种技术移除，这将在本书后面的章节中予以讨论。然而，如果需要进行肱骨滑膜切除或开骨窗，可能需要松解胸大肌和三角肌的附着点，以改善术野暴露和施行截骨操作。

去除肱骨后，进行关节盂部显露。将 Fukuda 或双尖 Bankart 拉钩放置在关节盂的后方，将肱骨近端向外侧和后牵引，从而提高对前方及下方关节囊的术野暴露。手臂被放置到旋转中立位，用于最开始的关节盂松解。如图 16.1g 所示，在完成对腋神经的识别后，可使用钝的 Hohmann 拉钩放置在腋神经和残留关节囊 / 肩胛下肌之间以保护神经。解剖展开关节囊和覆盖在肩胛下肌之间的平面。在保护腋神经的同时，可将关节囊切开至关节盂下方，完成对其下方的松解。完成上述操作后，钝性 Hohmann 拉钩可以重新放置在下方的关节盂处。然后将前部关节囊从覆盖的肩胛下肌和前方肩胛盂中松解，完成如图 16.1h 所示的前部解剖结构的松解。然后，将双尖 Bankart 拉钩放置在肩关节的前侧进行牵引，以达到最佳的暴露效果。此时，肩胛下肌的所有 4 个表面都被松解，可以完成其移动度的检查。反复对肩袖间隙、浅层及深层的解剖松解，可最大限度改善其活动度。

手臂外展和外旋后可使拉钩向后方推开肱骨头，以改善关节盂显露。应该避免过度的手臂外展，因为这可能造成臂丛神经过度牵伸而导致瘫痪。滑膜和肥厚组织应予以切除，以改善关节盂暴露。在保护腋神经的同时需切除瘢痕组织，这样有助于术后手臂抬高功能的恢复。

使用 Cobb 剥离器可以松解位于关节囊和前方肩胛颈处的残余粘连，从而改善肩胛下肌的移动度、活动性及对关节盂的暴露。从肩胛下肌窝沿肩胛颈前部松解肩胛下肌是安全的，操作对神经血管损伤的可能性较低。如果需要增加对肩胛盂的显露，可以通过松解后方关节囊来改善肱骨的向后活动性。为了保证术后功能及关节稳定，在不影响术野暴露的情况下，我们应尽量少松解任何软组织，如完整的小圆肌附着点或后方关节囊等结构。

在翻修性关节置换术中，通常需要沿着肱骨前外侧入路将切口向远端延伸，以方便暴露相关结构。因此，术前应小心地对整个手臂进行消毒铺巾，以便术中可以暴露上臂的中远段。早些时候，讨论了胸大肌松解的潜在必要性，因其可以改善暴露和（或）避免神经血管结构的损伤。有时可能还需要松解胸大肌，进行肱骨截骨的准备，以最终取出假体。利用电刀可以将胸大肌从肱骨上松解出来，并在肱骨上保留 5mm 长的附着残端，以便其后使用 Ethibond 非吸收缝合线或其他不可吸收缝线吻合修复。采用肱骨前外侧入路进行延伸，可以处理假体周围骨折，对长柄假体进行钢板、螺钉固定、植骨支撑和（或）钛缆捆绑固定操作。

基于术者不同的选择或前次手术切口，还有一些其他的入路可以用于肩关节置换翻修术。术者可以选择三角肌劈开入路，后 Judet 入路，或锁骨截骨三角肌胸大肌上方延伸入路。然而在进行肩关节翻修、关节切除或关节融合手术时，研究人员并不认为上述入路更容易，或有必要完成对肩关节的完全暴露。在通过三角肌分离技术用侧向锁定钢板或半髋关节置换术治疗肱骨近端骨折后骨不连的情况下，采用分离三角肌的入路，这将使得对腋神经的识别保护以及对盂肱关节的暴露变得更加困难，该入路也难以进行反式肩关节置换翻修。研究人员的经验是，按照前文所述步骤，通过三角肌胸大肌入路对肩关节进行细致的解剖和暴露，并在术前检查所发现的初次肩关节置换失败原因的基础上手术，是安全、充分地进行肩关节翻修手术的根本。

四、结论

随着肩关节置换术开展的不断增加，对肩关节置换翻修手术的需求会在未来 10 年显著增加。最近的肩关节置换翻修手术经验表明，它是一个具有挑战性的手术，且其结果难以预测，常常效果不佳。在这些病例中，确定关节置换术失败的原因并制订手术计划是成功的关键。为了优化手术结果和避免并发症，在复杂病例中应用系统的术野暴露方法至关重要。

参考文献

[1] Lugli T. Artificial shoulder joint by Pean (1893): the facts of an exceptional intervention and the prosthetic method. Clin Orthop Relat Res. 1978;133:215–218.

[2] Jain NB, Higgins LD, Guller U, et al. Trends in the epidemiology of total shoulder arthroplasty in the United States from 1990–2000. Arthritis Rheum. 2006;55:591–7.

[3] Kim SH, Wise BW, Zhang Y, Szabo RM. Increasing incidence of shoulder arthroplasty in the United States. JBJS. 2011;93:2249–2254.

[4] Trofa D, Rajaee SS, Smith EL. Nationwide trends in total shoulder arthroplasty and hemiarthroplasty for osteoarthritis. Am J Orthop (Belle Mead NJ). 2014;43:166–172.

[5] Fox TJ, Cil A, Sperling JW, et al. Survival of the glenoid component in shoulder arthroplasty. J Shoulder Elb Surg. 2009;18:859–863.

[6] Singh JA, Sperling JW, Cofield RH. Revision surgery following total shoulder arthroplasty. J Bone Joint Surg (Br). 2001;93-B:1513–1517.

[7] Young A, Walch G, Boileau P, et al. A multicentre study of the long-term results of using a flat-back polyethylene glenoid component in shoulder replacement for primary osteoarthritis. J Bone Joint Surg (Br). 2011;93:210–216.

[8] Fevang BT, Lie SA, Havelin LI, Skredderstuen A, Fumes O. Risk factors for revision after shoulder arthroplasty: 1825 shoulder arthroplasties from the Norwegian Arthroplasty Register. Acta Orthop. 2009;80:83–91.

[9] Khan A, Bunker TD, Kitson JB. Clinical and radiological follow-up of the Aequalis third-generation cemented total shoulder replacement: a minimum ten-year study. J Bone Joint Surg (Br). 2009;91-B:1594–1600.

[10] Martin SD, Zurakowski D, Thornhill TS. Uncemented glenoid component in total shoulder arthroplasty: survivorship and outcomes. J Bone Joint Surg Am. 2005;87-A:1284–1292.

[11] Sperling JW, Cofield RH, Rowland CM. Neer hemiarthroplasty and Neer total shoulder arthroplasty in patients fifty years old or less: long-term results. J Bone Joint Surg Am. 1998;80-A:464–473.

[12] Tammachote N, Sperling JW, Vathana T, et al. Longterm results of cemented metal-backed glenoid components for osteoarthritis of the shoulder. J Bone Joint Surg Am. 2009;91-A:160–166.

[13] Thomas SR, Wilson AJ, Chambler A, Harding I, Thomas M. Outcomes of Copeland surface replacement shoulder arthroplasty. J Shoulder Elb Surg. 2005;14:485–491.

[14] Schwartz BE, Savin DD, Youderian AR, Mossad D, Goldberg BA. National trends and perioperative outcomes in primary and revision total shoulder arthroplasty. Int Orthop. 2015;39:271–276.

[15] Hollatz MF, Stang A. Nationwide shoulder arthroplasty rates and revision burden in Germany: analysis of the national hospitalization data 2005 to 2006. J Shoulder Elb Surg. 2014;23(11):e267–e274.

[16] Ankem HK, Blaine TA. Revision shoulder arthroplasty. Tech Should Elbow Surg. 2005;6(4):189–198.

[17] Cofield RH, Edgerton BC. Total shoulder arthroplasty: complications and revision surgery. Instr Course Lect. 1990;39:449–462.

[18] Cofield RH. Revision procedures in shoulder arthroplasty. In: Morrey BF, editor. Reconstructive surgery of the joints. 2nd ed. New York: Churchill Livingstone; 1996. p. 789.

[19] Hassan SS, Leith JM, Campbell B, Kapil R, Smith KL, Matsen FA 3rd. Characteristics of unsatisfactory shoulder arthroplasties. J Shoulder Elb Surg. 2002;11:431–441.

[20] Kalandiak SP, Wirth MA, Rockwood CA. Complications of shoulder arthroplasty. In: Williams Jr GR, Yamaguchi K, Ramsey ML, Galatz M, editors. Shoulder and elbow

arthroplasty. Philadelphia: Lippincott Williams and Wilkins; 2005. p. 229–250.

[21] Wirth MA, Rockwood CA Jr. Complications of total shoulder-replacement arthroplasty. J Bone Joint Surg Am. 1996;78:603–616.

[22] Saltzman BM, Chalmer PN, Gupta AK, Romeo AA, Nicholson GP. Complication rates comparing primary with revision reverse total shoulder arthroplasty. J Should Elb Surg. 2014;23:1647–1654. J. S. Klein and C. L. Getz 223

[23] Wall B, Nove-Josserand L, O'Connor DP, Edwards TB, Walch G. Reverse total shoulder arthroplasty: a review of results according to etiology. J Bone Joint Surg Am. 2007;89:1476–1495.

[24] Deutsch A, Abboud JA, Kelly J, et al. Clinical results of revision shoulder arthroplasty for glenoid component loosening. J Shoulder Elb Surg. 2007;16:706–716.

[25] Melis B, Bonnevialle N, Neyton N, Walch G, Boileau P. Aseptic glenoid loosening or failure in total shoulder arthroplasty. In: Walch G, Boileau P, Mole D, Favard L, Levigne C, Sirveaux F, editors. Shoulder concepts 2010: the glenoid. Paris: Sauramps Medical; 2010. p. 299–312.

[26] Walker M, Willis MP, Brooks JP, Pupello D, Mulieri PJ, Frankle MA. The use of the reverse shoulder arthroplasty for treatment of failed total shoulder arthroplasty. J Should Elb Surg. 2012;21:514–522.

[27] Werner CM, Steinmann PA, Gilbart M, Gerber C. Treatment of painful pseudoparesis due to irreparable rotator cuff dysfunction with the Delta III reverseball- and-socket total shoulder prosthesis. J Bone Joint Surg Am. 2005;87:1476–1486.

[28] Boileau P, Watkinson DJ, Hatzidakis AM, Balg F. Grammont reverse prosthesis: design, rationale, and biomechanics. J Shoulder Elb Surg. 2005;14:147S–161S.

[29] Dines JS, Fealy S, Strauss EJ, Allen A, Craig EV, Warren RF, Dines DM. Outcomes analysis of revision total shoulder replacement. J Bone Joint Surg Am. 2006;88:1494–1500.

[30] Antuna SA, Sperling JW, Cofield RH, et al. Glenoid revision surgery after total shoulder arthroplasty. J Shoulder Elb Surg. 2001;10:217–224.

[31] Carroll RM, Izquierdo R, Vazquez M, et al. Conversion of painful hemiarthroplasty to total shoulder arthroplasty: long-term results. J Shoulder Elb Surg. 2004;13:599–603.

[32] Cheung EV, Sperling JW, Cofield RH. Revision shoulder arthroplasty for glenoid component loosening. J Shoulder Elb Surg. 2008;17:371–375.

[33] Petersen SA, Hawkins RJ. Revision of failed total shoulder arthroplasty. Orthop Clin North Am. 1998;29:519–33.

[34] Strickland JP, Sperling JW, Cofield RH. The results of two-stage re-implantation for infected shoulder replacement. J Bone Joint Surg Br. 2008;90:460–465.

[35] Topolski MS, Chin PY, Sperling JW, Cofield RH. Revision shoulder arthroplasty with positive intraoperative cultures: the value of preoperative studies and intraoperative histology. J Shoulder Elb Surg. 2006;15(4):402–406.

[36] Wang B, Toye B, Desjardins M, Lapner P, Lee C. A7-year retrospective review from 2005 to 2011 of Propionibacterium acnes shoulder infections in Ottawa, Ontario, Canada. Diagn Microbiol Infect Dis. 2013;75:195–199.

[37] Sonnaband D, Mohammed KD. Revision shoulder arthroplasty. J Shoulder Elb Surg. 1999;8:553.

[38] Moeckel BW, Warren RF, Dines DM, et al. The unstable shoulder arthroplasty. In: Freedman RJ, editor. Arthroplasty of the shoulder. New York: Thieme; 1994. p. 254–263.

第十七章　大面积肩盂骨缺损的处理：骨移植和假体增强部件

Peter N. Chalmers

译者：杨睿

审校：王洪，周兵华，周游，刘飞

一、简介

2011—2012 年，美国就有超过 10 万例肩关节置换术，肩关节置换术正变得越来越普及，进而肩关节翻修置换术的发生率也在增加。这些手术通常涉及大量骨质缺失，并且通常需要结构性骨移植或假体增强部件。尽管关节盂假体基座松动并不常见，但是一旦发生，三角肌张力产生的剪切力会导致关节盂假体固定基座角度结构的近端移位，进而在破坏关节盂假体基座稳定性之前对肩盂骨质产生损害，所以与关节盂骨损失密切相关。所以保持关节盂假体最佳的位置和稳定性，对于解决肩盂骨缺损并避免术后问题至关重要。上方关节盂假体组件的位置错误可能导致关节盂假体下方的撞击，关节盂下方的骨缺损和假体不稳定，而反肩关节置换术（RTSA）内侧关节盂假体组件位置不佳可能导致软组织张力不足。因此，肩关节外科医生在肩关节置换术中必须熟练掌握肩关节盂骨缺损的评估方法以及治疗方法。

术前计划。全面的术前评估对于关节盂骨缺损开辟最佳治疗方案的判断至关重要，包括创伤史、保守治疗史和手术治疗史等完整的患者病史。如果可能，最好得到前期的手术记录，以确定失败的植入物尺寸。特别是全肩关节置换术中越来越多地采用中央为楔形钉的关节盂假体，这需要在关节盂中

央钻一个更大的中心孔，这就使之后出现空洞型骨缺损成为可能。在反肩关节置换中，中心柱 / 螺栓通常为 8~9mm，但是越来越多地包含直径达 15mm 的柱形结构。许多反肩关节假体组件还包括一个直径达 9.5mm 的大型中心螺钉。去除这些成分可能会产生严重骨质缺陷（图 17.1）。由于关节盂假体部件越来越稳定，翻修起来也越来越困难。翻修术前应进行肩关节全面检查，包括检查先前的切口、活动范围、力量、神经血管检查、触痛和触诊等体检。在所有接受过肩关节手术的患者中，应考虑并评估感染的可能性。第五章回顾了肩关节置换术中感染的诊断，感染是大多数关节盂重建的绝对禁忌证。

评估这些关节盂的骨性缺损较为复杂，需要高质量的 3 个角度的 X 线片，以及 3D CT 检查。通常畸形是双平面的，外科医生必须通过残留的解剖结构来确定畸形前的解剖结构（图 17.2）。现有软件已允许虚拟植入假体并用于术前计划，未来的软件会根据统计数据计算生成出现畸形前的关节盂解剖，并自动建模。这些细节具有重要的临床指导意义，因为关节盂骨丢失意味着正常的盂肱关节空间关系的改变并导致的软组织失衡。然而，由于金属伪影导致的 CT 图像扭曲，导致翻修关节置换术前关节盂畸形难以充分评估。

重建关节盂骨缺损有多种选择，包括偏心打磨，使用关节盂假体增强部件和骨移植技术。什么

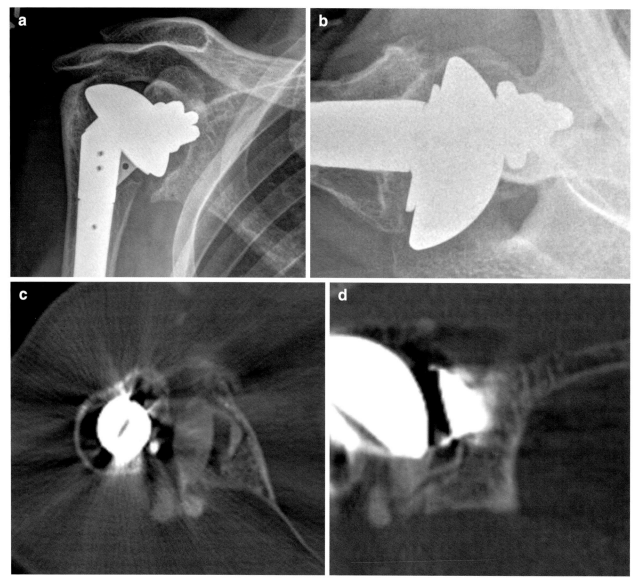

图17.1 （a）肩关节X线片正位片；（b）腋轴位片；（c）CT轴位；（d）CT重建冠状位片。展示了关节盂松动和全肩置换时经常会发生的严重骨质缺损

是最佳的重建技术，仍存在很大争议（表17.1）。肩关节外科医生必须掌握每项技术，因为肩关节翻修术是肩关节置换术中最困难，且最不容有失的选择，主要是因为肩关节骨量有限，暴露非常困难，并且正常解剖标志难以准确识别（第三章详细介绍了Glenoid暴露情况，因此，本章将不再涉及）。然而，外科手术第一步也是关键一步就是术中显露，翻修术大多数技术同样需要良好的关节盂暴露，没有充分暴露和止血，下面描述的技术都不可能。所以需

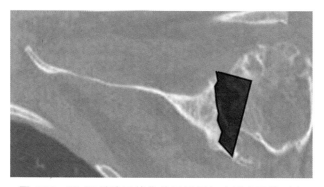

图17.2 3D CT重建冠状位片显示了初次反肩置换时上方的骨质缺损。三角形区域显示出可能的缺损部分

要全面显露前、后，尤其是下关节盂边缘，尽可能显露肩胛骨嵴，掌握手指沿着关节盂缘前表面触摸

辨认解剖结构的能力。

表 17.1 不同技术的优点和缺点

选择	优点	缺点
同种异体股骨头移植 BIO-RSA	简单快速的移植骨修整 现有的移植物 易于个体化选择	同种异体移植物 非结构性植骨 基座并非直接贴附于原肩胛骨骨质
自体髂骨移植 BIO-RSA	结构性植骨 自体骨移植	供区相关问题 基座并非直接贴附于原肩胛骨骨质 骨皮质为同种异体移植物
同种异体股骨颈 / 自体松质骨	自体骨移植 结构性植骨	基座并非直接贴附于原肩胛骨骨质 较少的个体化选择
结构性植骨	原始标记的中心点 自体骨移植 结构性植骨 基座可直接贴附于原肩胛骨骨质	技术难度较高 耗时较长
增强型基座	没有骨移植相关的问题 手术专用器械 基座直接贴附于原肩胛骨骨质	没有恢复原有骨量 较少的个体化选择 潜在的生物力学劣势 花费的增加

BIO-RSA：植骨偏心反肩关节置换术

二、解剖全肩关节置换术

历史上，骨移植技术曾用于解剖全肩关节置换术的翻修，其结果并不理想，假体下沉率从 20% 到接近 50%。因此，许多医生放弃了翻修全肩关节置换术中应用关节盂骨移植，转而采用反肩关节置换术。在初次肩关节置换术中，最常见的畸形是关节盂后倾，肱骨向后半脱位，以及后侧关节盂磨损为双凹面。在这种畸形中，医生根据关节盂畸形之前的解剖影像，将目前的关节盂重建到畸形前状态。骨移植和假体增强组件策略都可用于解决这种状况。具体相关内容已在第四章深入讨论。

三、反肩关节置换术

在反肩关节置换翻修术中，关节盂缺损很常见。

例如，在病例数最大的一项反肩关节置换翻修术研究中，78% 因骨缺损进行了关节盂骨移植。这些关节盂缺损的范围和位置各不相同，最佳的重建技术与不同的缺损类型有关。外科医生们已将这些缺陷分类为中心型或外周型，以及包容型和非包容型。反肩关节置换翻修术的骨缺损通常牵涉到不同的关节盂骨缺损。反肩关节置换翻修术的常见适应证是：全肩置换的关节盂假体的松动，这也常常伴随肩袖功能不全，与肱骨头假体向上方移位和上方显著的骨缺损有关。在初始关节盂假体安装时，多数医生打磨和安装肩关节盂假体时选择向下倾斜 10°，以避免内收撞击并最小化盂下撞击槽和减少不稳定性。在反肩关节置换翻修术中，上方的关节盂骨丢失很常见；因此，如果基座位于关节盂的平面内，则导致基座上倾斜，从而导致运动范围受限、撞击、不稳定和盂下撞击槽形成。若在反肩关节置换

翻修术中，下关节盂边缘可能已经受损，则无法提供最佳的基座支撑。在这种情况下，一些医生会考虑中心线替代法，即将中央柱/螺钉置于肩胛骨冈内。然而，外科医生必须对这种技术保持警惕，因为它会增加内收撞击，盂下出现假体嵌入和假体不稳定的风险，因此这种技术可能仅适用于偏心基座和盂球假体。此外，用中心柱固定到肩胛冈可能导致肩胛冈或肩胛骨体骨折（图17.3），这可能导致基座固定的二次失稳，因此这种技术可能只适用于中心螺钉。最后，假体基座的位置是可以调节的，以满足医生们寻求实现初始稳定性并降低长期松动的风险，同时增加运动范围，减少撞击、不稳以及盂下出现假体嵌入风险的要求。

四、骨移植

解剖型全肩置换在翻修术中大都不用骨移植，但关节盂骨移植后反肩关节置换的疗效较好，主要是因为其可提供关节盂假体固定的初始稳定性，从而导致反肩关节置换的适应证扩大。然而，骨移植后关节盂假体的中期使用效果可能不如不需要骨移植的情况，关于如何更好地应用这种技术仍然存在很大的争议。移植物来源包括肱骨头自体移植（通常在翻修术中无法获得），髂骨自体移植，松质骨移植，松质骨同种异体移植，股骨颈同种异体移植和股骨头同种异体移植。松质骨同种异体移植仅适用于所包容完整的骨缺损，而研究人员的经验是，反肩关节翻修置换中的大多数骨缺损导致盂肱关节包容度不匹配，必须进行结构性植骨。最佳移植物选择需从患者本身和骨缺损量两方面考量，特别是当剩余原位骨质的生物学存在问题时，例如先前移植物的融合失败，骨不连的病史或放射照射史，可以考虑使用自体移植。

关节盂骨移植存在多种技术。理想的技术可解决包容型和非包容型的骨缺损，同时提供良好的初始稳定性，优化移植物愈合，简化未来的翻修手

术，最小化成本，并最小化供体部位发病率。最常用的技术之一是Boileau的植骨偏心反肩关节置换术（BIO-RSA）技术（图17.4）。最初这种技术是采用肱骨头自体移植物，当然也可以使用股骨头同种异体移植物。在这种技术中，可以使用专门设计的工具。首先，使用中心导向将导针置于同种异体移植物的中央。然后使用组合的取骨凿/钟形锯组件来钻取1cm厚圆环形移植物。使用与基座的中心栓相同的尺寸的钻头钻取中心孔。然后使用侧切导向器将移植物与股骨头的其余部分分离。如果需要较厚的移植物，则在底切之前，由钟形锯加深开槽。然后将移植物成形以满足骨缺损的形状。由于移植物完全是松质骨的，因此在打压过程中经常会发生一些变形，使其更好地适应缺损的形状。然后可将该移植物装入基座的中央柱并整块植入。然后，基座螺钉将移植物、基座和关节盂固定在一起，移植物位于基座的螺孔下方。该技术的优点是较为快速，因为配套的工具，易于获得移植物；因为移植物可以直接连接基座，易于植入；以及该技术的可定制性。该技术的缺点包括：使用同种异体移植物和非原结构性的移植物。最后，通过这种技术关节盂基座假体的任何部分都不会和原关节盂接触，除非将环形移植物破坏性地修成"U"形。

应用自体髂骨移植的技术与整块骨植入技术大致相似。首先，髂嵴的外板比较接近关节盂，在其上钻孔，通过中心柱/螺钉与基座形成组合，可使用摆动锯进行局部修整。制备后，必须用打磨头对移植物背面（即髂嵴的内板）塑形，以匹配关节盂骨缺损区。由于髂骨移植物是皮质骨，整个过程耗时且具有挑战性。该技术的优点包括使用结构植骨及选择自体移植物。缺点包括关节盂基座假体的任何部分都不会和原关节盂接触，除非将环形移植物破坏性地修成"U"形，另外取骨区也会有一定比例的并发症。

另一种同种异体移植物选择是使用股骨颈的一部分而不是股骨头。该技术最初应用于全面骨缺

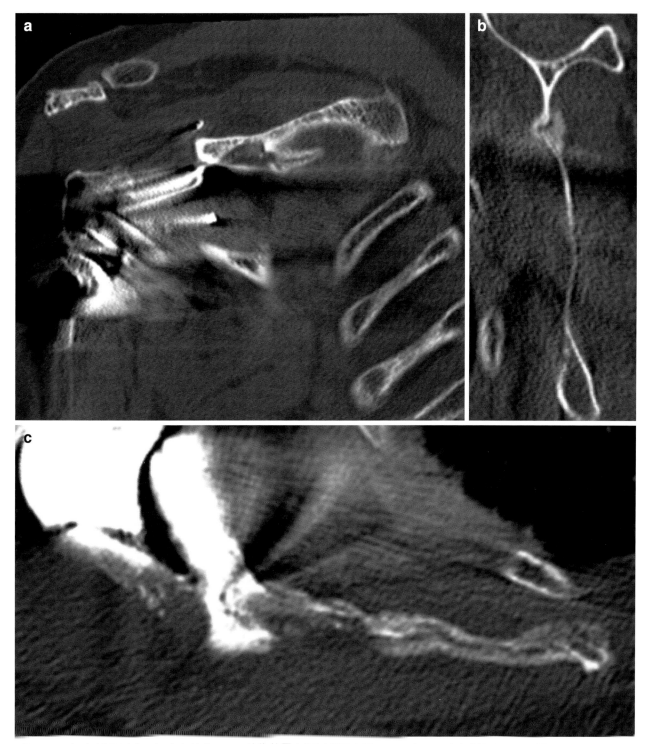

图 17.9 （a）CT 冠状位；（b）失状位；（c）轴位的层面可以将中心柱固定至肩胛冈导致术后肩胛骨骨折

损，其中关节盂的边缘都全部缺失。该技术首先放置中心导针，按所需角度对剩余的原关节盂进行扩孔；股骨颈移植物从头部切下并沿导针滑下，而后用自体松质骨填充中间缺损腔隙；然后植入假体基座，应用中心栓 / 螺钉压缩基座与原关节盂之间的移植物。该技术的优点是同种异体移植物和自体移植物的联合利用，根据残存的原关节盂的解剖结构决定移植物和基座位置，以及股骨颈移植物的解剖特性。缺点是应用皮质骨为主的移植物具有一定的吸收率，以及在基座和关节盂之间的愈合情况堪忧。

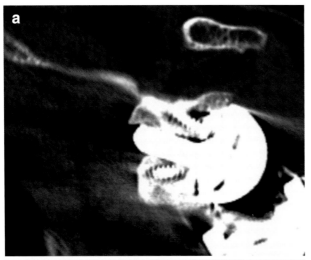

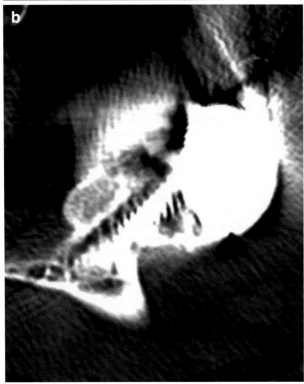

图 17.4 （a）CT 冠状位片；（b）轴位片。显示了利用 BIO-RSA 技术植入的、完全愈合的同种异体股骨头移植骨

而且该技术缺乏弹性，容错性差。特别是在严重缺陷偏心的情况下，移植物的中心以基座假体为轴不是最佳的选择。

最后的移植物选择是应用同种异体股骨头或自体髂骨植骨。该技术，首先用高速磨钻去除缺损区的骨皮质并用克氏针多次穿孔；然后植入中心导针，其最佳方向是中立位和相对于畸形前解剖结构的

10° 下倾角；用摆动锯截取移植物以大致匹配骨缺损区。然后在移植物中开槽，使其可以在导针上向下滑动，修整移植物以匹配骨缺损区；将移植物放置在导针上并用多个克氏针固定；接下来是对关节盂 - 移植物构造物进行扩孔，并钻取中心柱 / 螺钉的中心孔；然后放置基座假体，使得基座部分接触原肩胛骨，用至少 5mm 的中央柱 / 螺钉将其固定到原肩胛骨上；再用多个螺钉固定基座和移植物。该技术的优点是在解剖标志遮挡前率先选择确定中心点，可使用自体移植物镜下结构植骨，基座部分与原关节盂直接接触，并且该技术可以较为灵活地解决各种关节盂骨缺损。该技术的缺点是移植物制备耗时，并给医生带来的技术挑战（图 17.5）。

五、小结

关于关节盂骨移植的公开报道的结果相对较少。通常报道移植物愈合率较高，在 76% ~98% 之

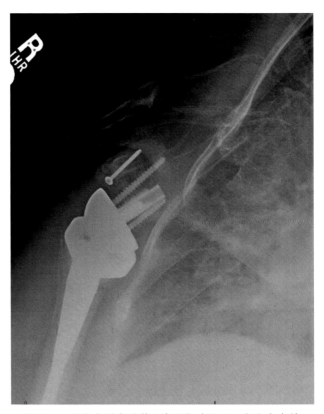

图 17.5 这张术后肩关节 X 线正位片显示了完全愈合的、辅以上方固定的自体结构性植骨

间，而这种骨愈合一般较难通过影像学准确地判断。迄今为止最大系列植骨是 Wagner 等报道的，40 例反肩关节置换翻修术的患者进行了关节盂骨移植，平均随访 3.1 年，虽然这些患者有明显的疼痛缓解，运动范围改善，肩关节满意度提高，但翻修率仍为 18%，5 年假体生存率仅为 76%。在他们的系列中，松动的风险因素包括增加的体重指数，旋转中心不良，其次是全肩关节置换（与半肩关节置换相比）以及吸烟。值得注意的是，他们还将移植物分类为结构性皮质植骨或同时有皮质松质骨的植骨，并指出 75% 的翻修失败是同时有皮质松质骨植骨，这表明结构性骨移植可能提供更好的基座稳定。第二大同类的系列是 Melis 等报道的，29 例患者随访至少 2 年，从全肩转为反肩关节置换，应用自体髂骨和异体股骨头植骨。他们虽然报道了 8% 的关节盂假体松动率，但临床结果欠佳，平均最终 Constant 评分仅为 55 分。Kelly 等报道 12 例患者接受自体髂嵴移植的反肩关节翻修置换，至少 2 年的随访，仅有 1 例与移植失败有关的松动病例，而该患者的临床结果有显著改善，虽然出现有"值得注意"的并发症率。Bateman 等报道了 10 例至少 2 年随访的患者，这些患者接受了同种异体股骨颈移植的反肩关节置换，骨移植物愈合率 100%，基座保存率完好。截至目前，上述同种异体股骨头结构骨移植技术仅在初次反肩关节置换与肱骨头自体移植的情况下报道，最小 2 年随访，能够矫正 35° 的畸形，基座假体幸存率为 93%，移植物愈合率是 100%，并且前屈上举活动，疼痛和功能显著改善，并发症发生率低。

六、假体增强部件

骨移植恢复关节盂骨缺损的替代方案是使用假体增强部件。目前关于这些增强部件的临床报道很少，只有两个置换系统在美国有增强型基座，其中一个在过去一年内发布。根据系统的不同，分为完

全成角和半成角的部件。此外，还提供偏侧楔形块。最后，只有组合的双平面畸形楔形可用于后上方骨缺损。与关节盂骨移植相比，这些假体部件植入物提供了几种潜在的优势。首先，因为不需要移植物，所以这些假体消除了移植相关的问题，例如同种异体移植物的疾病传播，自体移植物的供体部位发病率，以及同种异体移植物和自体移植物的愈合等问题。即使移植物确实愈合，仍然不清楚在年龄偏大的患者中，大块同种异体移植物是否完全被宿主骨细胞替代。其次，因为这些植入物可以通过专门设计和加工，以匹配假体，故更容易植入。当然，它们减少了与移植物获取、移植物塑形和移植物固定相关的手术时间和避免了潜在的并发症。再次，在许多骨移植技术中，基座不会与原关节盂接触，这可能影响假体的稳定性。但是，增强部件的基座也有几个理论上的缺点。首先，骨移植有可能恢复原生骨量并且易于再次翻修，而增强部件不具备这个优点，使得翻修具挑战性。其次，增强部件的基板仅提供有限的形状和尺寸，因此术中往往需要去除部分原肩盂骨质，直到匹配，而结构植骨不存在这个问题。再次，骨移植物可以在生物力学上更优越。一旦移植物愈合，则应力在愈合骨 – 假体连接处而不是原肩盂骨 – 植骨骨床位置，因此旋转中心的杠杆臂的长度减小，应力随之减小。但是，通过增强部件基座，这些扭矩会永久性地增加。最后，与自体移植相比，增强部件的基座成本增加。

植入增强部件基座的手术技术是特定的流程。虽然到目前为止只有两种增强部件基座可用，但在未来几年内，许多制造商可能会开发和发布类似的部件，工具和相技术可能略有所不同。通常，无论工具和特定植入物有何不同，外科医生必须尊重关于部件定位与关节盂骨移植的类似概念，即最大化初始稳定性，以及长期良好的生物力学性能，同时最小化撞击和不稳定性的发生率。

目前只有两个系列报道了增强部件基座的结果，两者都在初次反肩关节置换术中应用。第一个

系列报道了 39 例患者，随访平均 28 个月，功能评分结果显著改善，无并发症。第二个系列报道了 39 例患者，随访至少 2 年，结果显示功能评分有显著改善，肩关节内旋较前屈上举改善更为明显。随着应用这些增强部件的普及，未来可能会出现多个系列结果的报道。

七、术后康复

如果初始基座稳定性在术中是理想的，则患者的术后方案在联合骨移植物的翻修反肩关节置换和不联合骨移植物的初次反肩关节置换之间没有差异。患者术后 2 周吊带固定；2 周后停止使用吊带，并开始在日常生活中使用手臂及开始家庭滑轮锻炼计划。术后 6 周内指导患者在不要在手臂上施加超过 2.2kg 的力量，在 6 周后复查 X 线片显示基座稳定，患者开始爬墙，托举前屈上举练习，被动外旋练习和被动内旋练习。在 3 个月时，患者可进行抗阻力练习。对于那些需要物理治疗的患者，逐步增加他们从被动到主动的活动范围，术后 6 周，主动前屈上举目标是 120° 和主动外旋达 30° 。等长锻炼和肌力强化从术后 6 周开始，逐步开展闭链三角肌加强，开链外旋转肌力加强和肩胛稳定练习，术后 3 个月内避免使用弹力带。患者通常可以在 3 个月时开始轻度运动活动，在 4 个月时开始更高级别的活动。在假体基座稳定性不确定的情况下，患者通常在术后 6 周内均使用吊带保护，以循序渐进的方式开始上述方案。

八、并发症

一般而言，反肩关节翻修术的并发症非常常见，33% 的病例发生严重并发症。当认真评估所有并发症，包括轻微的医疗并发症时，发生率更高达 70%。最常见的并发症包括肱骨或肩胛骨骨折、感染、移植物结合失败、部件撞击症和不稳定，以及基座假体松动。虽然大多数并发症是可以治疗的，但应在术前就围手术期并发症的高发情况告知患者及家属。此外，必须告知患者，即使是轻微的创伤，例如术后急性期的跌倒，对于这种复杂的重建也可能是灾难性的。

九、结论

随着关节盂骨缺损的反肩关节翻修术变得越来越普遍，外科医生应该熟悉这些骨缺损的评估和治疗方案的选择，以及各种骨移植物的方法和每种方法的优缺点。这类手术在技术上具有挑战性，并发症发病率高，并且结果不如在正常关节盂骨骼中进行的肩关节置换术。然而，与术前相比，这些手术仍然可以显著改善疼痛和功能，并且如果在术前进行适当的告知，大多数患者对结果感到满意。

参考文献

[1] Sivasundaram L, Heckmann N, Pannell WC, Alluri RK, Omid R, Hatch GFR. Preoperative risk factors for discharge to a postacute care facility after shoulder arthroplasty. J Shoulder Elbow Surg. 2015; https:// doi.org/10.1016/j.jse.2015.07.028.

[2] Kim SH, Wise BL, Zhang Y, Szabo RM. Increasing incidence of shoulder arthroplasty in the United States. J Bone Joint Surg Am. 2011;93:2249–2254. 17 Management of Large Glenoid Defects: Bone Grafts and Augmented Components 234

[3] Wagner ER, Houdek MT, Schleck C, Harmsen WS, Sanchez-Sotelo J, Cofield R, Elhassan BT, Sperling JW. The role age plays in the outcomes and complications of shoulder arthroplasty. J Shoulder Elbow Surg. 2017;26:1573. https://doi.org/10.1016/j. jse.2017.01.020.

[4] Black EM, Roberts SM, Siegel E, Yannopoulos P, Higgins LD, Warner JJP. Failure after reverse total shoulder arthroplasty: what is the success of component revision? J Shoulder Elbow Surg. 2015; https:// doi.org/10.1016/j.jse.2015.05.029.

[5] Bacle G, Nové-Josserand L, Garaud P, Walch G. Long-term

outcomes of reverse total shoulder arthroplasty: a follow-up of a previous study. J Bone Joint Surg Am. 2017;99:454–461.

[6] Melis B, Bonnevialle N, Neyton L, Levigne C, Favard L, Walch G, Boileau P. Glenoid loosening and failure in anatomical total shoulder arthroplasty: is revision with a reverse shoulder arthroplasty a reliable option? J Shoulder Elbow Surg. 2012;21:342–349.

[7] Laver L, Garrigues GE. Avoiding superior tilt in reverse shoulder arthroplasty: a review of the literature and technical recommendations. J Shoulder Elbow Surg. 2014;23:1582–1590.

[8] Wright TW, Roche CP, Wright L, Flurin P-H, Crosby LA, Zuckerman JD. Reverse shoulder arthroplasty augments for glenoid wear. Comparison of posterior augments to superior augments. Bull Hosp Jt Dis (2013). 2015;73(Suppl 1):S124–S128.

[9] Bateman E, Donald SM. Reconstruction of massive uncontained glenoid defects using a combined autograft-allograft construct with reverse shoulder arthroplasty: preliminary results. J Shoulder Elbow Surg. 2012;21:925–934.

[10] Boileau P, Moineau G, Roussanne Y, O'Shea K. Bony increased-offset reversed shoulder arthroplasty: minimizing scapular impingement while maximizing glenoid fixation. Clin Orthop Relat Res. 2011;469:2558–2567.

[11] Kohan EM, Chalmers PN, Salazar D, Keener JD, Yamaguchi K, Chamberlain AM. Dislocation following reverse total shoulder arthroplasty. J Shoulder Elbow Surg. 2017;26:1238. https://doi.org/10.1016/j. jse.2016.12.073.

[12] Walch G, Vezeridis PS, Boileau P, Deransart P, Chaoui J. Three-dimensional planning and use of patient-specific guides improve glenoid component position: an in vitro study. J Shoulder Elbow Surg. 2015;24:302–309.

[13] Plessers K, Vanden Berghe P, Van Dijck C, Wirix-Speetjens R, Debeer P, Jonkers I, Vander Sloten J. Virtual reconstruction of glenoid bone defects using a statistical shape model. J Shoulder Elbow Surg. 2017;27:160. https:// doi.org/10.1016/j. jse.2017.07.026.

[14] Sears DW, Johnston PS, Ramsey ML, Williams GR. Glenoid bone loss in primary total shoulder arthroplasty: evaluation and management. J Am Acad Orthop Surg. 2012;20:604–613.

[15] Jones RB, Wright TW, Roche CP. Bone grafting the glenoid versus use of augmented glenoid baseplates with reverse shoulder arthroplasty. Bull Hosp Jt Dis (2013).

2015;73(Suppl 1):S129–S135.

[16] Stephens SP, Spencer EE, Wirth MA. Radiographic results of augmented all-polyethylene glenoids in the presence of posterior glenoid bone loss during total shoulder arthroplasty. J Shoulder Elbow Surg. 2016;26:798. https://doi.org/10.1016/j. jse.2016.09.053.

[17] Kelly JD, Zhao JX, Hobgood ER, Norris TR. Clinical results of revision shoulder arthroplasty using the reverse prosthesis. J Shoulder Elbow Surg. 2012;21:1516–1525.

[18] Wagner E, Houdek MT, Griffith T, Elhassan BT, Sanchez-Sotelo J, Sperling JW, Cofield RH. Glenoid bone-grafting in revision to a reverse total shoulder arthroplasty. J Bone Joint Surg Am. 2015;97:1653–1660.

[19] De Biase CF, Ziveri G, De Caro F, Roberts N, Delcogliano M. Reverse shoulder arthroplasty using a "L" shaped allograft for glenoid reconstruction in a patient with massive glenoid bone loss: case report. Eur Rev Med Pharmacol Sci. 2014;18:44–49.

[20] Elhassan B, Ozbaydar M, Higgins LD, Warner JJP. Glenoid reconstruction in revision shoulder arthroplasty. Clin Orthop Relat Res. 2008;466:599–607.

[21] Garofalo R, Brody F, Castagna A, Ceccarelli E, Krishnan SG. Reverse shoulder arthroplasty with glenoid bone grafting for anterior glenoid rim fracture associated with glenohumeral dislocation and proximal humerus fracture. Orthop Traumatol Surg Res. 2016;102:989–994.

[22] Hill JM, Norris TR. Long-term results of total shoulder arthroplasty following bone-grafting of the glenoid. J Bone Joint Surg Am. 2001;83-A:877–883.

[23] Iannotti JP, Frangiamore SJ. Fate of large structural allograft for treatment of severe uncontained glenoid bone deficiency. J Shoulder Elbow Surg. 2012;21:765–771.

[24] Jones RB, Wright TW, Zuckerman JD. Reverse total shoulder arthroplasty with structural bone grafting of large glenoid defects. J Shoulder Elbow Surg. 2016; https://doi. org/10.1016/j.jse.2016.01.016.

[25] Klein SM, Dunning P, Mulieri P, Pupello D, Downes K, Frankle MA. Effects of acquired glenoid bone defects on surgical technique and clinical outcomes in reverse shoulder arthroplasty. J Bone Joint Surg Am. 2010;92:1144–1154.

[26] Mizuno N, Denard PJ, Raiss P, Walch G. Reverse total shoulder arthroplasty for primary glenohumeral osteoarthritis in patients with a biconcave glenoid. J Bone Joint Surg Am. 2013;95:1297–1304.

[27] Neyton L, Boileau P, Nové-Josserand L, Edwards TB,

Walch G. Glenoid bone grafting with a reverse design prosthesis. J Shoulder Elbow Surg. 2007;16:S71–S78.

[28] Neyton L, Walch G, Nové-Josserand L, Edwards TB. Glenoid corticocancellous bone grafting after glenoid component removal in the treatment of glenoid loosening. J Shoulder Elbow Surg. 2006;15:173–179. P. N. Chalmers 235

[29] Werner BS, Böhm D, Abdelkawi A, Gohlke F. Glenoid bone grafting in reverse shoulder arthroplasty for long-standing anterior shoulder dislocation. J Shoulder Elbow Surg. 2014;23:1655–1661.

[30] Klika BJ, Wooten CW, Sperling JW, Steinmann SP, Schleck CD, Harmsen WS, Cofield RH. Structural bone grafting for glenoid deficiency in primary total shoulder arthroplasty. J Shoulder Elbow Surg. 2014;23:1066–1072.

[31] Pinkas D, Wiater B, Wiater JM. The glenoid component in anatomic shoulder arthroplasty. J Am Acad Orthop Surg. 2015;23:317–326.

[32] Allred JJ, Flores-Hernandez C, Hoenecke HR, D'Lima DD. Posterior augmented glenoid implants require less bone removal and generate lower stresses: a finite element analysis. J Shoulder Elbow Surg. 2016;25:823–830.

[33] Favorito PJ, Freed RJ, Passanise AM, Brown MJ. Total shoulder arthroplasty for glenohumeral arthritis associated with posterior glenoid bone loss: results of an all-polyethylene, posteriorly augmented glenoid component. J Shoulder Elbow Surg. 2016; https://doi.org/10.1016/j.jse.2016.02.020.

[34] Lenart BA, Namdari S, Williams GR. Total shoulder arthroplasty with an augmented component for anterior glenoid bone deficiency. J Shoulder Elbow Surg. 2015; https://doi.org/10.1016/j.jse.2015.08.012.

[35] Sandow M, Schutz C. Total shoulder arthroplasty using trabecular metal augments to address glenoid retroversion: the preliminary result of 10 patients with minimum 2-year follow-up. J Shoulder Elbow Surg. 2016; https://doi.org/10.1016/j.jse.2016.01.001.

[36] Seidl AJ, Williams GR, Boileau P. Challenges in reverse shoulder arthroplasty: addressing glenoid bone loss. Orthopedics. 2016;39:14–23.

[37] Tashjian R. No bone? No problem! Is bone-grafting at the time of revision to a reverse shoulder arthroplasty a reasonable option? Commentary on an article by Eric Wagner, MD, et al.: "glenoid bone-grafting in revision to a reverse total shoulder arthroplasty". J Bone Joint Surg Am. 2015;97:e68.

[38] Antuna SA, Sperling JW, Cofield RH, Rowland CM. Glenoid revision surgery after total shoulder arthroplasty. J Shoulder Elbow Surg. 2001;10:217–224.

[39] Chalmers PN, Keener JD. Expanding roles for reverse shoulder arthroplasty. Curr Rev Musculoskelet Med. 2016;9:40–48.

[40] Tashjian RZ, Granger E, Chalmers PN. Structural glenoid grafting during primary reverse total shoulder arthroplasty using humeral head autograft. J Shoulder Elbow Surg. 2017;27:e1. https://doi.org/10.1016/j.jse.2017.07.010.

[41] Ferreira LM, Knowles NK, Richmond DN, Athwal GS. Effectiveness of CT for the detection of glenoid bone graft resorption following reverse shoulder arthroplasty. Orthop Traumatol Surg Res. 2015;101:427–430.

[42] Wall B, Nové-Josserand L, O'Connor DP, Edwards TB, Walch G. Reverse total shoulder arthroplasty: a review of results according to etiology. J Bone Joint Surg Am. 2007;89:1476–1485.

[43] Saltzman BM, Chalmers PN, Gupta AK, Romeo AA, Nicholson GP. Complication rates comparing primary with revision reverse total shoulder arthroplasty. J Shoulder Elbow Surg. 2014; https://doi.org/10.1016/j.jse.2014.04.015.

第十八章 大段肱骨缺损的处理：移植骨材料和强化配件

William R. Aibinder, Joaquin Sanchez-Sotelo

译者：黄玮

审校：唐康来，周游，李新志，金涛

一、简介

针对大段肱骨近端缺损的肩关节置换翻修术可能相当具有挑战性。引起关节成形术后肱骨近端骨缺损出现的原因可能有进行性骨溶解或应力遮挡效应，也可能是假体移除时无法控制的骨缺损或骨折，或感染因素。骨缺损还可能在肩关节置换术失败时出现，特别是那些应用于治疗肿瘤或创伤后遗症的肩关节置换翻修术。

应用肩关节置换翻修术处理大面积骨缺损是比较艰难的，影响因素有很多。首先，缺少干骺端骨用于植入假体的固定，这导致假体对骨干支撑的依赖性增加。在这样的情况下，外科医生可能会想把肱骨假体植入更深的部位，而这实际上会缩短重建的总长度并且可能导致脱位。其次，肩袖的附着部位，以及较大骨缺损时的三角肌和胸廓可能会受损；这可能导致所有平面的活动性差和不稳定性。最后，近端肱骨干骺端（特别是肱骨大结节）的缺失可能导致三角肌失去包裹作用。

成为共识的一点是，在首次治疗中，肱骨近端骨的丢失会影响反置式置换术后结果的稳定性。Raiss 等报道了 32 例因肱骨近端不连而行首次肩关节置换翻修术的患者中，有 34% 的脱位率。术中肱骨头和结节的切除是引起假体脱位的一个统计学上显著的风险因素。在半关节成形术治疗结节性骨

折失败的翻修治疗中，Levy 报道了与单独进行 RSA 相比，进行 RSA 及肱骨近端同种异体植骨重建对改善功能性有帮助。

目前，对于具有肱骨近端缺损的肩部进行的大多数翻修手术是使用反置式配件进行的，因为解剖型半关节成形术或全肩关节成形术具有高得离谱的失败率。本章将总结一些反置式翻修关节成形术时大段肱骨缺损的治疗相关的概念，关节成形术采用两种方式中的一种：肱骨近端同种异体植骨 – 假体复合材料（APC）或使用大段金属置换肱骨体的肱骨近端假体。

二、大段肱骨近端缺损的治疗选择和相应结果报道

通常，中度肱骨近端缺损可以在进行翻修手术的同时，使用标准反置式关节成形术的配件进行重建。当修复达到一定的预期长度时，将关节盂底板齐平关节盂下边缘水平植入，并将偏心直径较大的关节盂球植入，尽可能多地偏心朝下，以恢复关节盂侧的额外长度。另外，通过尽可能使用最厚的肱骨轴套可以使术后恢复至肱骨原长度；虽然某些反置式假体仅能提供有限的肱骨轴套厚度，但有些轴套的厚度可高达 22mm。除此之外，为了恢复一定的长度，可以特别地使用骨水泥对肱骨假体进行加

固。然而，当肱骨缺损超出当前标准植骨系统的修复能力时，只能选用其他方式来解决大段肱骨近端缺损，主要是以下 3 种：（1）骨关节同种异体植骨；（2）同种异体植骨 – 假体复合材料（APC）；（3）大型模块化肱骨近端假体。

骨关节同种异体植骨最初是为了治疗由于恶性肿瘤切除引起的肱骨近端骨丢失而开发出来的技术。它对于那些具有完整关节盂的年轻患者来说特别合适，并且它可以重新连接三角肌和袖口肌肉组织。不幸的是，随着时间的推移，许多人的肱骨头部的关节部分会塌陷。其他报道的并发症包括骨不连，移植后不稳定和同种异体植骨的骨折。因而这种重建技术其实很少用于翻修手术。

同种异体植骨 – 假体复合材料（APC）提供了多种明显可见的益处，例如可以使用标准植入物，恢复原长，弥补肱骨近端的整体几何形状，并将患者的自身组织附着到骨中的同种异体植骨的肌腱断端上，以改善稳定性和功能（图 18.1）。与 APC 相关的潜在并发症和问题包括移植物融合和再吸收，以及可能发生的疾病传播和感染。Chacon 等报道，

使用带 APC 的 RSA 治疗了 25 例患者的肩关节，这些肩关节术前具有平均 5.4 cm 的肱骨缺损。研究人员还报道了 21% 的不完全移植物融合率和 17% 的吸收率。

尽管如此，已有文献证明，宿主 – 同种异体植骨是可以实现互相融合的。在最近的一项研究中，研究人员（J.S.S.）报道了 26 例采用 APC 方式植入肱骨近端同种异体植骨的反置式肩关节置换术。该队列研究包括 8 个首次治疗病例和 18 个翻修病例。在 4 年的平均随访时间内，患者肩部的疼痛和活动范围均有显著改善，术后整体的主动运动角度达到了 98°（首次治疗病例为 114 例）。移植骨 – 宿主融合的平均时间是 7 个月。在翻修病例中有 2 例（8%）发生了无症状性不融合，2 例（8%）移植物重吸收和破碎，其中 1 例发生在感染情况下。

肱骨近端模块化节段性置换是另一个有吸引力的选择（图 18.2）。历史上，这些假体被广泛用于肿瘤切除后和解剖型肿瘤内假体植入。主要目的往往是保持手部、腕部和肘部的功能，并且可以将肱骨作为一个有限运动的稳定平台。由于早期植入物

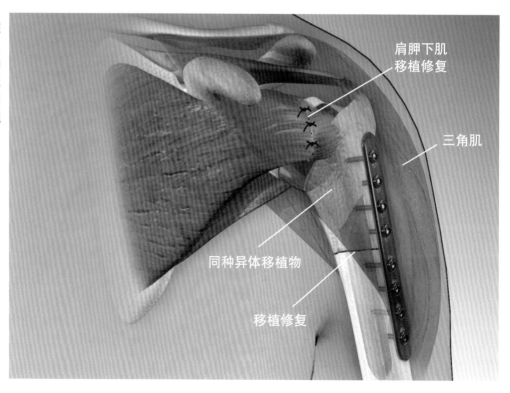

图 18.1 图中显示使用标准植入物及 APC，恢复肱骨近端正常的解剖和几何结构，以及将机体组织附着到同种异体移植肌腱残端上

肩胛下肌移植修复

三角肌

同种异体移植物

移植修复

中没有近端软组织附着点，肩部功能受限的患者发生植骨不稳定的概率很高。Bos 等报道了 18 例中有 10 例（56%）发生了植入物不稳定，伴有半脱位或弗兰克脱位。Cannon 等报道，83 例中有 22 例（27%）出现了假体近端移位。此外，研究人员特别提到，运动功能被限制为平均正向抬高角度仅有 41°。Kumar 等报道了 100 例患者中的 47 例在最终随访时仍存活，但大多数患者无法进行日常活动。

反置式肩关节置换术设计的出现，使得肱骨近端金属模块化节段性置换术得以进行，从而改善了临床上患者的肩部运动功能。Streitbuerger 等报道了使用反置式设计的肱骨近端置换术的相关内容。当腋神经功能得以维持时，平均正向抬高角度为 84°，优于报道的解剖型植骨术。然而，运动范围的改善与整体功能评分的提高无关。研究人员最近回顾了使用现代反置式肱骨近端金属置换系统

（SRS）的结果。这种特殊的系统允许使用具有内生表面的钢板，它可以将宿主的软组织与金属节段连接融合，尽管软组织与这些金属表面融合的速度在很大程度上还不清楚有多快。该研究回顾了 23 个连续的首次治疗和翻修治疗使用的 SRS，并进行了至少 2 年的随访。术后平均正向抬高角度为 109°，疼痛评分改善有统计学意义。植入物不稳定很少见，脱位的情况只发生在一个病例中。然而，有 4 例（17%）的肱骨配件松动，其中 3 例在被检查时已经需要进行翻修手术（图 18.3）。另外 2 例患者的肩部因假体周围骨折而变得结构混乱。肱骨近端被金属假体所置换的平均长度为 47mm（范围为 42~62mm）。

在肱骨近端缺损的治疗中，目前仍然缺乏有助于在肱骨近端模块化节段性金属植入物和同种异体植骨 – 假体复合材料两种方案之间做出决策的数

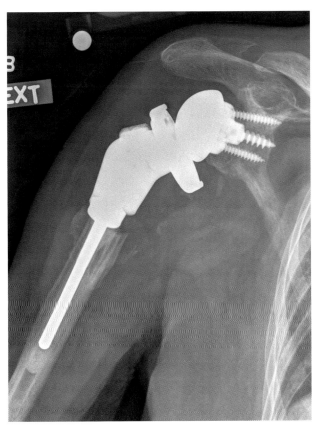

图 18.2　77 岁女性患者进行的肱骨近端模块化节段性置换术，术前其已被发现有肱骨近端骨缺损，且进行解剖型全肩关节置换术失败

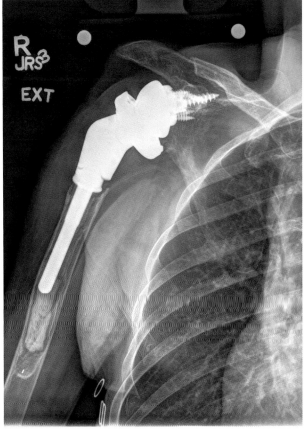

图 18.3　行翻修术使用反置式 APC 的患者，其未固定的肱骨 SRS 主干的 X 线片

据。特别是缺乏比较性研究（表 18.1）。在医疗实践中持续使用这两种方案，并且如前所述，研究人员倾向于使用模块化节段性金属假体来治疗骨骼缺损较短的患者，以及有影响同种异体植骨愈合的相关并发症的患者，而反置式 APC 被选择治疗那些肩部骨骼缺损较长和需要进行相关软组织再连接的患者。表 18.2 总结了在置换方案中具体选择哪一种方式的其他考虑因素。翻修肩关节成形术的一般适应证和禁忌证均对应于使用上述每一种翻修手术的方案。

表 18.1 在首次治疗和翻修治疗病例中反置式 APC 和模块化节段性金属置换翻修术的对比分析：Mayo 诊所经验报道

	反置式 APC	反置式模块化节段性金属置换翻修术（目前尚未发布）
肩部病例数（例）	26	34
首次：翻修（例）	8：18	17：17
角度提升	98°	109°
外旋角度	31°	34°
再次手术	5 例 　翻修创伤后同种异体植骨骨折的 APC 　周围脱位时使用的更大的关节盂和更厚的聚乙烯轴套 　感染时冲洗清创 　假体周围骨折时使用内固定 　于移植物 - 宿主连接处的自体骨移植治疗延迟愈合	8 例 　肱骨体延长术治疗假体周围脱位 　感染时冲洗清创（2 个肩部） 　假体周围骨折时使用 APC（2 个肩部） 　肱骨假体松解术 　使用骨水泥固定的肱骨干及反置式 SRS 治疗肱骨配件松动（2 个肩部）
其他并发症	术后血肿（1 例）	非手术治疗时具有轻微移位的假体周围骨折（1 例） 肱骨松动（1 例）

表 18.2 支持进行同种异体移植骨 - 假体复合或模块化节段性金属置换假体的因素

	反置式 APC	反置式模块化节段性金属置换翻修术
移植骨可用性	–	+
移植物可用性	可以用任何标准植入物完成	需要专用植入系统
骨缺损长度	缺损较长	缺损较短
需要重新连接主要的肌肉肌腱结构	+++	+
骨愈合受损(放射、化疗、其他)	–	+
三角肌下能够提供的空间大小	充足 需要重建三角肌 包裹	有限的 挛缩 体型较小
手术的持续时间 /复杂程度	更长 更加困难	更短 更简单
远端暴露	+++	+

三、同种异体移植－假体复合

1. 术前计划

术前计划有助于预测同种异体植骨的正确长度，以在患者身上恢复正确的肱骨长度。一张对点良好的，带有放大标记的肱骨全长 X 线片是非常有用的。尽管在相关软组织挛缩的翻修手术中，可能无法恢复手臂的长度至正常，但还是应该考虑使用具有放大标记的对侧完整肱骨的 X 线片进行对比。同种异体移植骨的最终长度需要在试验时确定。

2. 暴露

使用肱骨近端同种异体移植骨进行翻修肩关节成形术的暴露通常需要很开阔的入路。首选是近端利用胸三角肌间沟，远端分开肱骨。从侧面移动三角肌是很重要的，不仅要获得足够的暴露，还要为肱骨近端同种异体移植骨留出足够的空间。在整个暴露过程中，必须注意保护腋窝、肌肉、皮肤和桡神经。根据肱骨缺损的部位，可能需要暴露肱骨干远端 1/3 进行钢板固定。理想情况下，使用 5~6 枚螺钉是最好的，它们能在远端为钢板提供充分的固定力度。如果是这样进行暴露的话，桡神经是被分离出来并保护的。桡神经可在肱肌与肱桡肌之间的间隙内得以辨认。然后将肱肌分开，侧面保留 20% 的肌肉宽度。

如果包括肩胛下肌和胸大肌肌腱以及后肩袖（冈下肌和小圆肌肌腱）在内的软组织结构都是完整的，那么术者需要识别并标记相应软组织结构。有需要的话，还要辨认出背阔肌和大圆肌，分离并进行标记，以使患者后期活动该部位而能做出主动外旋的动作。如果有发现二头肌肌腱的长头，在手术结束时将其标记为固定肌腱。一旦暴露完成，根据本书其他章节描述的技术来移除未成功植入的假体，并获取组织样本进行病理分析和培养。

3. 关节盂假体植入

当所有软组织结构被适当标记后，神经血管结构都能得到保护，并且实现了肱骨充分暴露，术者注意力集中在关节盂上。在存在大段肱骨缺损的情况下，术野暴露通常是很直观的。牵开器的放置位置由外科医生的个人偏好决定。在保护腋神经的同时，可以找到关节盂的下缘。关节盂底板在植入时轻微向下倾斜并与下边缘齐平，在磨锉后可以与健康的松质骨充分接触。在肿瘤切除后和治疗创伤后遗症时应小心谨慎地磨锉，因为软骨下硬化不足通常会导致关节盂骨软化。类似地，在关节成形术失败和假体移除后，可能还需要进行植骨术或使用强化假体。然后根据外科医生的偏好、肢体偏侧优势和系统特异性需要来确定关节盂球的直径和偏移植入的位置。

4. 肱骨同种异体移植物准备

在后台制备肱骨近端同种异体移植骨。沿着解剖学颈部进行肱骨近端的截骨术。这可以通过徒手的方式，或者使用适当数量的髓内或髓外切割导向器来进行。然后使用系统特定的磨锉工具和拉刀来制备肱骨管。必须保留足够的松质骨以实现最佳的骨水泥黏合技术。颈部附近的内侧骨被移除以防止内收时产生的撞击力。如果要将移植骨的肌腱残端用于软组织与本体组织的连接，则将它们保留；否则，将它们立即切除（图 18.4）。

然后根据术前计划和术中试验将同种异体移植骨切割到正确的长度。有几种技术可用于术中试验。使用手术拉刀和肱骨轴套将同种异体移植骨压缩至于术区域内的关节盂球中。三角肌覆盖在移植骨体上。切除水平根据使用牵引的原始剩余肱骨的重叠多少来确定。或者，可以将长柄拉刀和肱骨轴套置入远端管内，不加固定，再压缩关节，并在测量近端暴露的拉削量时，在四肢施加适当的牵引力。在

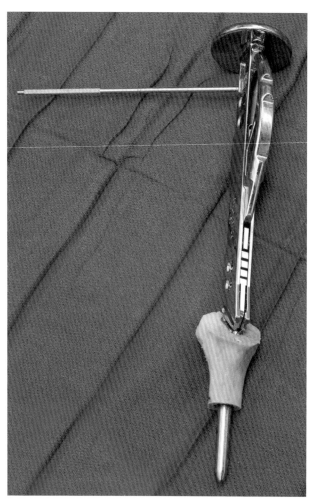

图 18.4 试验用的拉刀和准备好的肱骨近端同种异体移植骨，已去除所有软组织

肿瘤手术中，可根据术中切除的标本来测量决定同种异体骨的长度，并切除肱骨同种异体移植骨的远端部分。如果移植骨需要支撑部分，那么需要保留剩余骨骺。当宿主剩余骨的远端短节段存在时，可采用内填充技术来提高整体结构的稳定性。这通常需要扩大移植骨的管径，同时削薄宿主剩余骨的近端，尽管在部分情况下最好是将同种异体移植骨内填至扩大的宿主肱骨中。

5. 肱骨假体植入和移植物 – 宿主固定

研究人员相信在移植物和宿主之间实现良好的接触、紧密结合和高稳定性是至关重要的，这样才能使受损部位获得良好愈合。如果肱骨干表面无移植骨 – 宿主连接处，则需要在宿主骨的管腔内放置

一个骨水泥限制器。这种骨水泥限制器的植入水平是根据术中试验确定的。

移植骨和宿主骨末端通过使用磨锉工具和锯子进行修缮，以形成完全对应的表面。当表面可以完美匹配时，应用一个 3.5mm 的移植物片段与加压板锁定，并在移植骨 – 宿主连接处远端打造 5~6 个孔。手术拉削一般在适当位置进行，以避免任何螺钉误入管道中，因为这样可能会阻碍后续的假体植入（图 18.5）。钢板在交界面处预先弯曲以优化压缩力，避免被压至变形。使用手术钳维持钢板的位置，同种异体移植段首选全螺纹松质螺钉。在加压模式下，螺钉放置在最近的孔中，不进行固定。使用神经钩向远侧拉动钢板，并且仍以加压模式向远侧放置螺钉。2 枚螺钉按顺序拧紧，并在交界面处确认已压紧。然后如图所示，用锁定和非锁定螺钉填满剩余的孔。如果拉削操作不能让螺钉放置于近端，则可

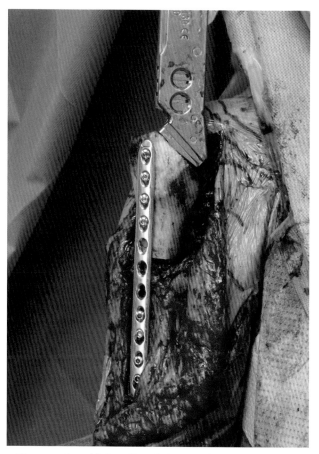

图 18.5 加压模式下使用准备好的试验刀来固定移植物 – 宿主连接处的钢板和螺钉

在该位置使用钢丝线缠绕钢板。

然后将真正的肱骨配件使用骨水泥适当黏合，并通常形成 30° 的后倾。当骨水泥固化后，进行肱骨轴套的试验。肱骨轴套的厚度是根据适当的软组织张力，易于移位程度和其运动范围来确定的。如果进行了关节盂球试验，那么真正的关节盂球在之后就会受到挤压。之后再插入肱骨聚乙烯轴套（图 18.6）。

当宿主剩余的肱骨远端骨骼严重受损时，则可能需要考虑更换整个肱骨。这可以通过一次完整的肱骨移植来完成，在肩侧进行反置式关节成形术，在肘侧进行全肘关节成形术，或者也可以通过一个模块化节段性金属假体来完成，该假体与肩侧的关节盂球相连，并与肘关节一侧行肘关节成形术的尺骨部分相连。只有当剩余的远端骨块无法被一个或两个钢板（至少能有 3 枚或 4 枚螺钉固定在宿主骨

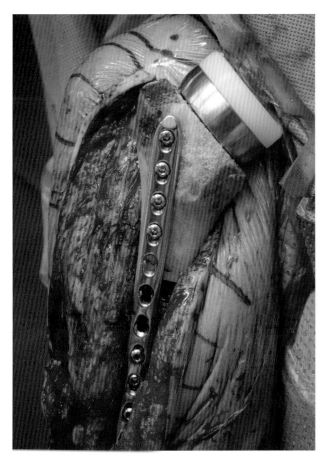

图 18.6　术中 X 线透视显示在移植物－宿主连接处压紧钢板后，植入肱骨假体及聚乙烯肱骨轴套

骼中）来稳定固定时，才考虑进行这一手术。

6. 肌腱修复或移位

当真正的假体就位之后，就需要将注意力转向软组织修复了。在重新安置关节之前，如果需要的话，将多条不可吸收的缝线缝入机体后上旋肌袖和后上旋肌同种异体肌腱中（图 18.7）。如果不存在机体肩袖组织，则应考虑将背阔肌和背侧肌腱转移至后上同种异体移植肌腱处连接。然后可以重新安置关节，并且这些后方的缝合线在外展和外旋时与手臂连接在一起。如果机体肩胛下肌腱组织仍然存在并可以修复到与同种异体移植组织结合，研究人员倾向于对它进行修复，目的是提高内旋的稳定性和强度。如果机体没有剩余肌腱，则考虑将胸大肌腱转移到肩胛下同种异体移植物残端处。这一点在肱骨近端骨缺损导致脱位风险增加的患者群体中非常重要。在涉及三角肌植入的大段肱骨缺损或肿瘤切除中，宿主本体的三角肌腱可近似于同种异体移植的三角肌腱。最后，肱二头肌腱的长头（如果存在的话）需要被固定到联合肌腱。

7. 康复

研究人员倾向于使用带有小外展枕的吊带固定上述受损肩部，体位保持在手臂内旋约 30°。大多

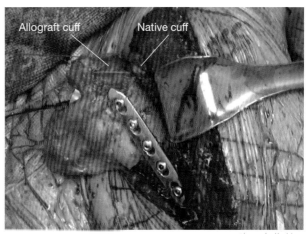

图 18.7　在本体组织后上方肩袖处，以及关节再定位前的同种异体移植肌腱残端处缝合

225

数受损肩膀需要固定 6 周。固定完成之后，开始被动运动，随后进行主动—辅助性活动范围训练。第 10 周增加等长收缩训练，第 12 周增加了弹力绷带力量训练。术后植骨预期发生不稳定风险较高的患者（非常大的骨缺损，需要对同种异体移植物进行三角肌修复，缺乏前部软组织限制结构，患者依从性差），针对其的物理治疗会进行得很缓慢。

8. 潜在危险

当使用 APC 执行 RSA 时，无论是在初次治疗还是翻修治疗中，都必须避免医源性神经血管损伤。这对于腋窝和桡神经来说尤其重要，因为涉及术后运动功能的优化。

确定合适的肱骨长度也至关重要。在术前计划和术中试验期间，应进行仔细分析，以切除适当的骨长度。这样可以优化侧向三角肌张力，从而获得更好的稳定性和运动功能。在软组织包膜受损的患者中，必须注意不要过度伸展其手臂，因为臂丛神经的永久性牵拉可能成为极难处理的并发症。

除此之外，必须精确塑造好移植物 – 宿主界面，以创建完美的端与端之间的骨性接触。这有助于形成良好的加压和稳定的构造（图 18.8）。尽管如此，从历史研究上看，与髓内固定相比，肱骨中同种异体移植骨使用钢板的固定失败率更高。预先弯曲钢板，确保良好的骨性接触，在界面的两侧使用多个固定点（5~6 个），并使用大型现代加压钢板提高骨愈合的可能性。

如果不能修复软组织或进行肌腱移植，可能导致肩部结构不稳定，有脱位风险，并降低预期的临床疗效，特别是在主动运动和力量恢复方面。

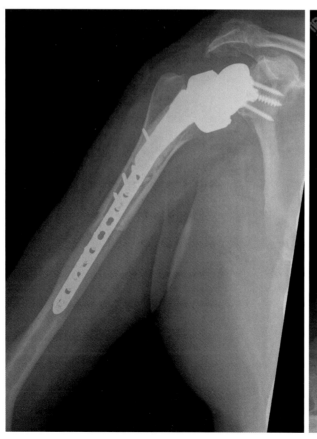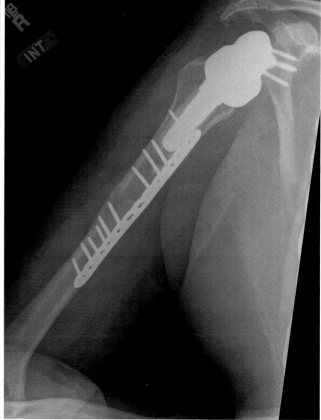

图 18.8　69 岁男性患者，行使用 APC 的反置式肩关节置换术后 2 年的前后位及侧位影像学检查

四、模块化肱骨近端节段假体

1. 术前计划

彻底了解预期的肱骨缺损有助于制订有效的手术计划。模板的使用允许外科医生确定需要恢复肱骨长度而所需的近端移植体和植入假体节段的各种组合。如 APC 部分所述，带有放大标记的全长双侧肱骨 X 线片对于恢复肱骨原长度和避免术后结果不稳定非常有用。

2. 暴露

当进行肱骨近端置换术时，扩大胸三角肌的方法就通常足以暴露术野了。由于仅需要暴露剩余宿主肱骨管的近端，远端解剖只需要暴露剩余宿主肱骨上部 1~2cm 的范围就够了。注意通过充分术野暴露来保护相邻的神经血管结构。

与进行 APC 时类似，分离的软组织结构被标记为后期连接使用。这些结构可能包括肩胛下，后旋前肌袖、胸大肌和背阔肌／大圆肌。有时候，三角肌的嵌入会受到骨骼缺损程度的影响，因此必须在手术结束时重新连接到植入物或剩余骨骼上。在手术结束时，肱二头肌肌腱的长头也被标记为固定肌腱。

3. 肱骨准备

关于使用骨水泥或无骨水泥固定进行模块化节段性金属肱骨假体的治疗仍存在争议。使用系统的主干具有向内生长的纹理，因此可以考虑使用非骨水泥。然而，在非骨水泥植入时植入物通常具有相对高的松动率，因此需要使用最低阈值的骨水泥来固定该假体。在修复失败的、先前已固定的肱骨假体时，特别对于躯干大段骨骼缺损长度超过植骨主干长度，以及骨质量差的患者，均推荐使用骨水泥固定。对于无骨水泥应用的情况，对宿主肱骨的髓

质管依次铰孔，直到可感觉到轻微的皮质颤动。当计划进行骨水泥固定时，使用类似于之前所描述的 APC 相关技术，且如果存在一些松质骨内骨，最好保存下来，以便于骨水泥在内部交错结合。一些系统提供磨锉工具来创建绝对平坦的骨表面，以支持整个金属体并承载整个骨结构。然后使用拉刀以完成宿主肱骨的制备。在仅使用一个植入系统的实际操作中，发现无骨水泥固定时的失败率更高，因此倾向于用骨水泥固定大多数植入物；这可能不适用于非传统植入系统。研究人员更倾向于使用长度等于或大于模块化金属置换节段的植入物主干。

4. 关节盂假体组件植入

关节盂的准备与 APC 技术章节中描述的准备内容一致。

5. 肱骨组织试验和植入

然后根据术前计划和术中试验决定假体模块化节段的长度和偏心距。在研究人员倾向于选择的系统中，肱骨拉削将负责处理模块化的机体和夹层节段。可使用多种长度和偏心距的实体进行试验；如果具有所需偏心距和最大长度的实体不足以恢复原先长度，则需添加分段夹层模块（图 18.9）。试验性压缩是为了评估稳定性、软组织张力、运动范围、撞击力和闭合容易程度。

一旦选择了所需的模块组合，就可以在后台打开并组装真实模块（图 18.10）。然后将真正的肱骨假体使用或不使用骨水泥配合植入，且配件的高度和类型与通过试验选择的相同。大多数情况下，肱骨配件植入时保持 30° 后倾，这是在大多数反置式肩关节置换术中研究人员更倾向于选择的方式。一旦植入了肱骨配件（并且在骨水泥固定的情况下，黏合很牢固），可以改变肱骨轴套厚度以轻微调节软组织张力。如果效果令人满意的话，真实配件就可以被压紧，并且肩部结构也可以得到很好的还原。

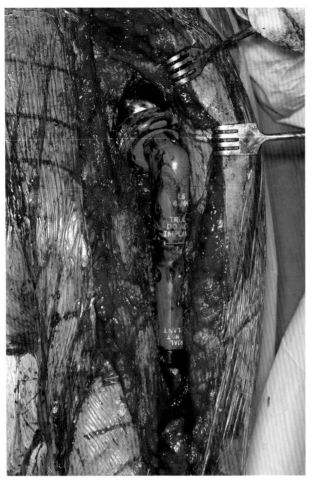

图 18.9　术中 X 线透视显示大段肢体近端和夹层节段试验，以评估肩部的长度和稳定性

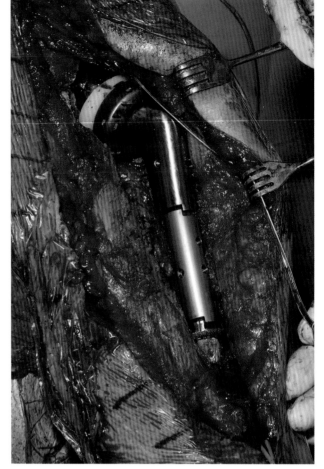

图 18.10　术中照片显示使用近端肢体和较大的夹层节段，以及使用模块化的肱骨近端节段置换术来恢复肱骨原长度。注意偏侧优势，以便有效包裹三角肌

6. 肌腱修复或转位

一些较新的模块化植入物可以强化组织连接，以使得植入物可固定到肢体近端或夹层节段（图18.11）。在这样的情况下，可以通过缝合孔将肩胛下肌和后上方肌袖固定在强化固定的部位（图18.12）。如有相应指征，背阔肌和胸大肌也可用于增强肱骨的稳定性和旋转运动能力。如果三角肌肌腱在手术过程中脱落，则必须进行修复。在上面提到的系列研究中，12 例患者肩部进行了软组织重建，其中 2 例需要进行三角肌肌腱再连接。然而，修复软组织的能力与患者的运动功能或并发症无关，并且肩部周围的软组织能否牢固地愈合到这些金属表面，仍然很大程度上还是未知的。

7. 康复

该部分的肩部修复与反置式 APC 中描述的内容一致。

8. 潜在危险

当对严重的肱骨近端缺损进行大面积金属强化的 RSA 时，很重要的一点是使用有效和准确的术前模板来预测用于恢复肱骨原长度所需的植入物正确尺寸。所有可能与反置式 APC 长度恢复不良有关的并发症（如果太短会脱位，如果太长会导致运动功能不良和臂丛神经病变），也存在于肱骨近端模块化金属置换中。与所有翻修关节成形术一样，保证腋神经功能正常是很关键的。

考虑到肱骨近端缺少足够的体积来协助三角肌发挥覆盖效应，如果需要的话，结合侧向关节盂球、正确偏移的近端肢体、以及结合可能更厚的肱骨轴套来实现适当的侧向偏移。仔细评估肩部运动的稳定性同样至关重要。

最后，良好的主干固定是必要的。任何骨质疏松症、损害骨形成的代谢紊乱、骨软化或任何其他影响骨质量发生的证据都值得外科医生警惕，尤其是在使用大段的机体近端部分时。在这些情况中，应考虑使用骨水泥进行固定。

五、结论

在存在大量肱骨近端骨骼缺损的情况下，进行肩关节翻修成形术可能很具有挑战性。在目前的情况下，医生们几乎都选择反置式植入物，因为骨骼的稳定性和功能性是极难用解剖型配件恢复的。肱骨近端的骨缺失会导致植入物缺乏支撑，出现肱骨缩短的风险，无重要软组织结构对应连接，以及三角肌大结节的包裹作用丧失。

中度骨丢失有时可以通过植入具有较低偏心率的大关节盂，并结合超厚的肱骨轴套或单独植入的肱骨配件来得到控制。较大的骨骼缺陷需要使用特殊的重建技术。同种异体移植翻修复合材料适用于较大的骨骼缺陷治疗，且在该情况下，软组织的再连接是至关重要的（图 18.13）。近端模块化金属节段置换适用于较小的骨骼缺损的情况，以及骨愈合不良的患者和体型弱小或骨骼肌肉严重挛缩的患者。对于大多数 APC 和模块化节段金属置换术，均推荐使用骨水泥进行固定。康复时必须牺牲运动功

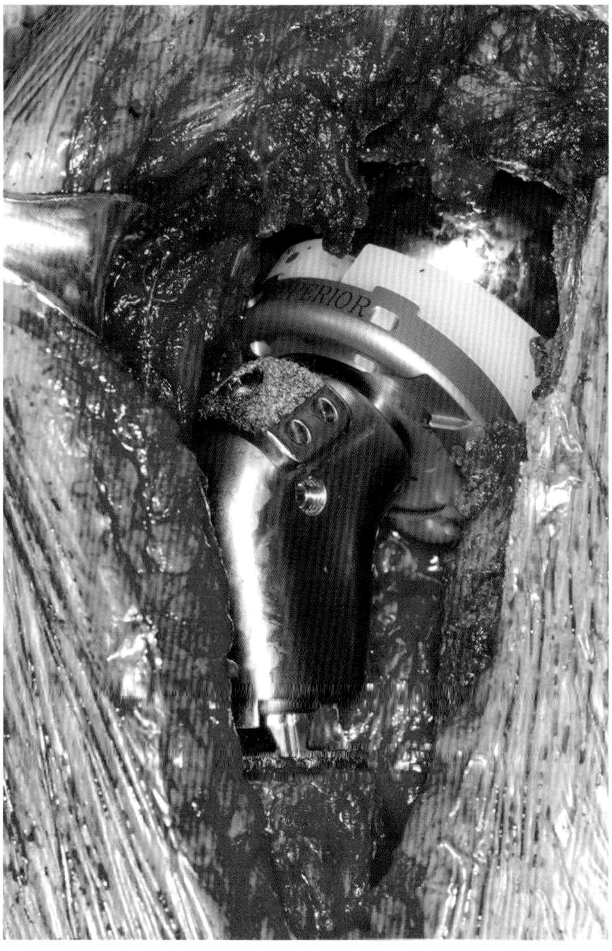

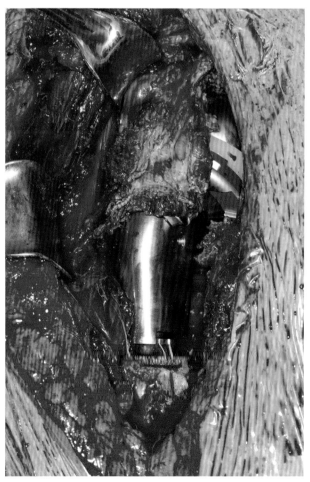

图 18.11　组织附着强化配件可固定到肢体近端以使得软组织的修复成为可能

图 18.12　术中照片显示了后旋前肌袖附着于 SRS 植入物近端体上的强化配件

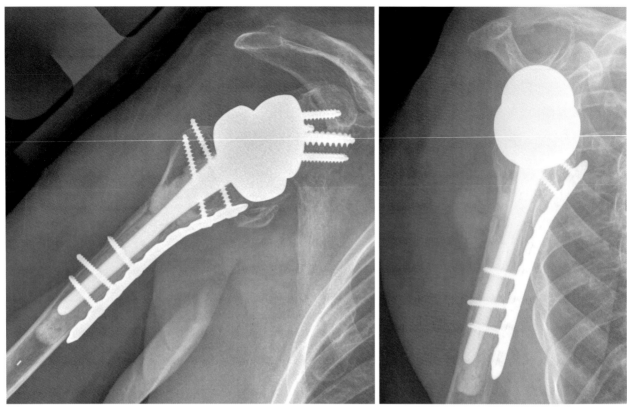

图 18.13　前后位和侧位 X 线片显示移植物与宿主的结合充分固定，以及在使用反置式 APC 后恢复良好的近端手臂解剖结构与肱骨假体之间良好的稳定性

能以保持植入物的稳定性。两种技术均报道了合理的结果；并发症的发生率很高，但对于难以进行肩关节重建的保肢手术来说，已经是可以接受的了。

参考文献

[1] Abdeen A, Hoang BH, Athanasian EA, Morris CD, Boland PJ, Healey JH. Allograft-prosthesis composite reconstruction of the proximal part of the humerus: functional outcome and survivorship. J Bone Joint Surg Am. 2009;91(10):2406–2415. https:// doi.org/10.2106/JBJS.H.00815.

[2] Budge MD, Moravek JE, Zimel MN, Nolan EM, Wiater JM. Reverse total shoulder arthroplasty for the management of failed shoulder arthroplasty with proximal humeral bone loss: is allograft augmentation necessary? J Shoulder Elbow Surg. 2013;22(6):739–744. https://doi.org/10.1016/j.jse.2012.08.008.

[3] Chacon A, Virani N, Shannon R, Levy JC, Pupello D, Frankle M. Revision arthroplasty with use of a reverse shoulder prosthesis-allograft composite. J Bone Joint Surg Am. 2009;91(1):119–127. https://doi. org/10.2106/JBJS. H.00094.

[4] Raiss P, Edwards TB, da Silva MR, Bruckner T, Loew M, Walch G. Reverse shoulder arthroplasty for the treatment of nonunions of the surgical neck of the proximal part of the humerus (type-3 fracture sequelae). J Bone Joint Surg Am. 2014;96(24):2070–6. https://doi.org/10.2106/JBJS.N.00405.

[5] Cheng EY, Gebhardt MC. Allograft reconstructions of the shoulder after bone tumor resections. Orthop Clin North Am. 1991;22(1):37–48.

[6] Levy J, Frankle M, Mighell M, Pupello D. The use of the reverse shoulder prosthesis for the treatment of failed hemiarthroplasty for proximal humeral fracture. J Bone Joint Surg Am. 2007;89(2):292–300. https://doi.org/10.2106/JBJS. E.01310.

[7] Ross AC, Wilson JN, Scales JT. Endoprosthetic replacement of the proximal humerus. J Bone Joint Surg Br. 1987;69(4):656–661.

[8] Getty PJ, Peabody TD. Complications and functional outcomes of reconstruction with an osteoarticular allograft

after intra-articular resection of the proximal aspect of the humerus. J Bone Joint Surg Am. 1999;81(8):1138–1146.

[9] Potter BK, Adams SC, Pitcher JD Jr, Malinin TI, Temple HT. Proximal humerus reconstructions for tumors. Clin Orthop Relat Res. 2009;467(4):1035–1041. https://doi.org/10.1007/s11999-008-0531-x.

[10] Rodl RW, Gosheger G, Gebert C, Lindner N, Ozaki T, Winkelmann W. Reconstruction of the proximal humerus after wide resection of tumours. J Bone Joint Surg Br. 2002;84(7):1004–1008.

[11] Gebhardt MC, Roth YF, Mankin HJ. Osteoarticular allografts for reconstruction in the proximal part Fig. 18.13 Anteroposterior and lateral radiographs demonstrating graft-to-host union, adequate fixation, and stability of the humeral component with good restoration of proximal arm anatomy following a reverse APC 18 Management of Large Humeral Defects: Bone Grafts and Augmented Components 250 of the humerus after excision of a musculoskeletal tumor. J Bone Joint Surg Am. 1990;72(3):334–345.

[12] Black AW, Szabo RM, Titelman RM. Treatment of malignant tumors of the proximal humerus with allograft-prosthesis composite reconstruction. J Shoulder Elbow Surg. 2007;16(5):525–533. https://doi. org/10.1016/j.jse.2006.12.006.

[13] Hartigan DE, Veillette CJ, Sanchez-Sotelo J, Sperling JW, Shives TC, Cofield RH. Reconstruction of the proximal humerus for bone neoplasm using an anatomic prosthesis-bone graft composite. Acta Orthop Belg. 2012;78(4):450–457.

[14] Sanchez-Sotelo J, Wagner ER, Sim FH, Houdek MT. Allograft-prosthetic composite reconstruction for massive proximal humeral bone loss in reverse shoulder arthroplasty. J Bone Joint Surg Am. 2017;99(24):2069–2076. https://doi. org/10.2106/ JBJS.16.01495.

[15] Bos G, Sim F, Pritchard D, Shives T, Rock M, Askew L, et al. Prosthetic replacement of the proximal humerus. Clin Orthop Relat Res. 1987;(224):178–191.

[16] Cannon CP, Paraliticci GU, Lin PP, Lewis VO, Yasko AW. Functional outcome following endoprosthetic reconstruction of the proximal humerus. J Shoulder Elbow Surg. 2009;18(5):705–710. https://doi. org/10.1016/ j.jse.2008.10.011.

[17] Kumar D, Grimer RJ, Abudu A, Carter SR, Tillman RM. Endoprosthetic replacement of the proximal humerus. Long-term results. J Bone Joint Surg Br. 2003;85(5):717–722.

[18] Raiss P, Kinkel S, Sauter U, Bruckner T, Lehner B. Replacement of the proximal humerus with MUTARS tumor endoprostheses. Eur J Surg Oncol. 2010;36(4):371–377. https://doi.org/10.1016/j. ejso.2009.11.001.

[19] Streitbuerger A, Henrichs M, Gosheger G, Ahrens H, Nottrott M, Guder W, et al. Improvement of the shoulder function after large segment resection of the proximal humerus with the use of an inverse tumour prosthesis. Int Orthop. 2015;39(2):355–361. https:// doi.org/10.1007/ s00264-014-2560-2.

[20] Vander Griend RA. The effect of internal fixation on the healing of large allografts. J Bone Joint Surg Am. 1994;76(5):657–663.

第十九章　肱骨开窗术、截骨术及劈开术

Michael Charles，Gregory P. Nicholson

译者：李新志　王茂朋

审校：唐康来，周游，周兵华，刘飞

一、简介

在过去的 20 年中，肩关节置换术在医院手术中以每年近 50 000 例的速度迅速增长。初次全肩关节置换术病例的年增长率（9.4%）仅次于翻修病例的增长率（12.4%）。关节置换翻修病例对于外科医生来说，具有更高的挑战性，因其经常导致并发症发生率的升高。关节翻修术的一个难点是肱骨假体的处理。一项针对 1112 例全肩关节置换术（TSA）的回顾性研究发现，其中 75% 的翻修病例存在关节盂磨损或松动和不稳。只有 0.3% 的病例是以肱骨假体的问题为首要因素。尽管文献中报道的原发性肱骨松动率从 0 到 1.6% 不等，但在许多翻修病例中，无论是为了解决位置不良（类型和假体高度）、解剖型假体到反肩关节假体的转换，或关节盂的暴露，都必须首先处理肱骨内植物的问题。肱骨内植物侧广泛的骨长入和稳定的骨水泥鞘会使其难以取出。在关节置换翻修病例中，肱骨骨折的发生率为 2.4%~24.0%。术中骨折的危险因素包括：女性患者，肩部不稳定的病史及半关节置换的病史。而大部分的术中骨折是发生在前次手术肱骨假体的移除过程中。尽管近来的趋势是使用短柄或无柄的假体，从理论上来说，这些假体翻修时会容易些，但绝大多数的假体柄还是超过干骺端的。本章旨在强调当前通过肱骨截骨术或纵向单皮质劈开术或肱骨开窗

方法来取出固定良好的肱骨内植物的治疗策略。

二、通用近端手术

与任何翻修病例一样，包括实验室检查，关节穿刺及细菌培养，这些感染相关检查会在合适的时候进行。手术入路为延长的前次手术入路。通常会使用胸大肌 – 三角肌入路，因为根据手术需要，这个入路可以很容易地扩展到肱骨干中段和肱骨远端的前外侧入路。在肩峰下和三角肌下间隙对任何粘连进行广泛的松解。通常根据外科医生的偏好进行肩胛下肌的治疗。研究人员倾向于进行肌腱切开术，考虑这可能能够延长关节挛缩患者肌腱的长度。进行关节囊的充分松解，便于行肱骨脱位。

为了取出肱骨假体，对其所做的处理首先是沿着肱骨假体头 / 颈联合处去除残留的软组织或纤维瘢痕组织。在取出组配式假体的肱骨头后，可以选用标准的或可弯折的骨刀或刮匙行肱骨柄最近端的松解。最好的方法是用标准的 0.6cm 的骨凿行假体近端的环形松解。这样可以使植入物与近端松质骨"脱粘"。而在这个过程中，了解当前内植物的形状或几何形态是非常有帮助的。以上步骤对于去除内植物和大结节的任何粘连非常重要，从而避免骨折。在使用较短的干骺端柄的病例中，该步骤可以是允许拔除肱骨假体所需的全部步骤。在使用较长和带

法兰凸缘的假体柄的病例中，则需要额外的策略进行远端的松解。

三、肱骨截骨术 / 劈开术

肱骨柄的固定可以通过具有或不具有骨长入涂层的骨水泥固定或压配式固定来实现。在任何一种情况下，稳定性都依赖于环向应力和骨－骨水泥－植入物界面的相互黏合。因此，取出内植物的关键是破坏内植物的环形应力和对这些假体表面进行"脱粘"。所以最简单、创伤最小的方法就是肱骨的垂直截骨术（VHO），或称肱骨纵行单皮质切开术，是研究人员（G.P.Nicholson,GPN）首选的手术技术。手术步骤如下：

①使用电刀暴露肱骨近端，自肱二头肌间沟稍外侧肱骨颈截骨处开始，延伸至远端约 10cm。垂直截骨的长度不低于标准柄的长度。通过这种方式，在翻修时不需要长柄的内植物。截骨的路径位于内侧的胸大肌止点与外侧的三角肌止点之间（图 19.1）。

②使用微型摆锯完成单皮质截骨。最重要的是切开骨和骨水泥鞘。如果内植物是压配式的而非骨水泥型的，则需将截骨深度向下延伸至内植物。该技术的一种变化是在预计截骨的最远端钻一个 2.5mm 的孔，这是为了防止远端截骨过多。

③插入连续的骨凿，以"撬开"截骨的部位。推荐使用 1.2cm 和 1.8cm 骨凿轻轻扩大间隙，并使植入物脱粘。这样方可形成骨和骨水泥明显的间隙（图 19.2）。

④将撞击器安装在假体的近端颈部的内侧面上，然后将内植物取出。在取出内植物时，要确保过程没有对结节产生冲击或破坏作用，要确保内植物与结节之间没有残留任何粘连。如果内植物不能移动，则不能强行取出，需用摆锯向远端延伸截骨，并重复该过程直至内植物松动，可以完整取出。

⑤在取出内植物后，则可通过骨凿、咬骨钳及

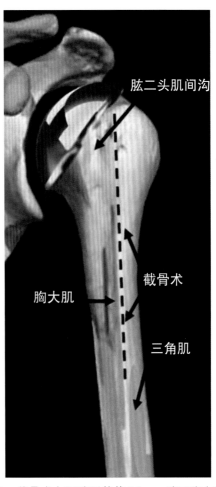

图 19.1　截骨术向远端延伸约 10cm，避开胸大肌及三角肌肌腱的止点

超声骨刀等装置来去除残余的骨水泥。如果不是感染病例，不完全去除骨水泥鞘是可以接受的，因为仍然可以将较小的柄粘在先前的骨水泥鞘中。

⑥用两个环形的 18 号 Luque 钢丝绕过肱骨干，轻轻地收紧在截骨部位重建骨皮质贴合。（a）如果骨的质量较差或骨量少，可以植入同种异体骨；（b）在肱骨近端进行扎捆操作时，其中背阔肌肌腱止点处为安全区，因为它位于腋神经远端，桡神经位于肱骨干内侧。

⑦肱骨扩髓后放置带有肱骨头保护器的试模柄。这样可以在关节盂准备和关节盂假体植入期间，保护肱骨。

⑧随着新的肱骨假体的植入，Luque 钢丝再次

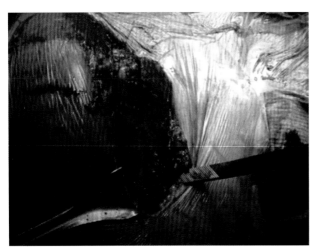

图 19.2　截骨部位骨和骨水泥之间可见的间隙

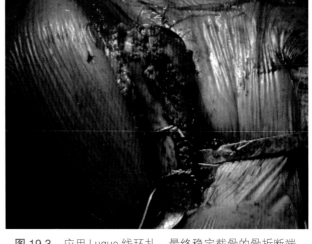

图 19.3　应用 Luque 线环扎，最终稳定截骨的骨折断端

拧紧，最后的肱骨柄位置通过骨水泥或压配达到稳定（图 19.3）。

在研究人员的一个更大型病例的研究中，23 例最终随访达 41 个月的患者，没有 1 例出现围手术期或术后的骨折。由于病因的多样性，所以翻修术后患者的恢复也有很大的差异性，术后患者平均美国肩肘外科医生（ASES）的评分为 64.7 分（对侧是 76.9 分），但因为翻修手术的病因不同，而差异很大。既没有内植物的松动，也就没有肱骨因素相关的翻修手术。在对 13 例患者的队列平均 30 个月的随访中，Johnston 等报道了类似的结果。他们的研究应用了同样的手术技术，没有发生术中骨折，而且在最终随访的时候也没有发现不愈合或内植物松动的证据。较低的 ASES 评分与其他公开报道相同，这些报道表明，尽管关节置换翻修术能明显地减轻疼痛、改善功能，但其术后结果不如初次置换。

四、肱骨开窗

借鉴股骨截骨术的成功经验，许多早期的翻修手术中会使用创伤较大的骨窗，以更好地暴露内植物和骨水泥鞘。Sperling 和 Cofield 详细地描述了使用前侧和内侧骨窗来取出假体。

①该方法可以通过三角肌胸大肌入路或前内侧入路来完成（需自锁骨和肩峰端离断部分三角肌）。

②肱骨窗的大小由植入物和骨水泥鞘的长度决定。

③电刀用来清理软组织，显露出所需骨窗的位置，可以包括肌肉止点的部分松解。该技术的多种变异试图保留肌腱止点。

④与垂直肱骨截骨 / 纵行肱骨单皮质劈开术不同，通过水平和垂直方向切割骨质，以能够完全取出一矩形骨块，或者制造出一处铰链以翻开骨瓣。在该技术中，窗口或骨瓣通常将延伸到现有肱骨柄的尖端以远。所以在翻修时就需要一个更长的假体柄以超过骨窗远端（图 19.4）。内侧骨窗技术会涉及干骺端的肱骨矩。在使用干骺端稳定型肱骨柄的情况下，应避免使用内侧骨窗技术。

⑤接下来，使用有柄冲击器、假体特制反向打拔器，或带有副把手的反向打拔器，将假体取出。如果开窗已完成，假体柄仍固定较牢，可应用弧形骨凿环形松解骨水泥鞘 / 内植物。

⑥去除多余的骨水泥，使用试模柄临时固定，行关节盂的准备及假体的植入。

⑦然后用 Luque 线、粗缝线或内固定技术稳定骨窗。在骨量较少或骨质量较差的情况下，可在骨窗处行同种异体骨植骨。

⑧最终假体植入可以通过压配（附加骨移植）

或骨水泥固定。

　　Sperling 和 Cofield 研究了 20 例翻修的患者，这些患者都需要通过骨窗来完成肩关节的翻修手术，这 20 例患者中 16 例为前侧开窗，3 例为内侧开窗，1 例为两侧都开窗。这其中有 4 例患者，虽然已做骨窗处理，但在行内植物的取出过程中仍出现骨折。另有 3 例患者出现了骨窗的不愈合。这些并发症的发病率为平均 3.3 年，没有出现内植物松动的并发症。在一项较小的关于带法兰凸缘肱骨假体行翻修术的队列研究中，6 例患者中的 5 例需要骨窗辅助。在 5 例患者中，1 例出现术中骨折（20%），而与之相比，37 例无法兰凸缘肱骨假体的队列中仅 3 例发生术中骨折（8.1%）。

　　带血管蒂的骨窗是肱骨骨窗的一种变体，其目的为保持软组织附着，为前侧骨质提供血供。

Wright 描述了一种技术，该技术能够在标准三角肌胸大肌入路以远暴露 3mm 的前外侧肱骨条。在紧挨肱二头肌间沟的外侧和肱二头肌间沟内侧 1.0~1.5 cm 处，间隔 5mm 进行钻孔。然后应用摆锯或骨凿将外侧及内下方诸孔连接。这就形成了一个带血管的铰链，将骨膜、胸肌和肱肌都附着在骨瓣上。研究人员报道了 25 例患者，其中的大部分都是在 8 周内愈合的，但其中 1 例出现骨折向窗口远端扩展，另有 6 例患者出现骨窗的粉碎性骨折。Gohlke 和 Rolf 报道了另外一种常见的带血管蒂的骨窗即带胸大肌蒂的骨窗。在这种变化中，胸大肌被保留于骨窗内，同时三角肌的止点也被保留。另外骨窗的大小取决于初次假体柄及骨水泥鞘的大小（图 19.5），骨窗的固定是通过环扎来完成的。对 34 例患者的平均 31.5 个月的随访发现，没有患者出现骨折，在

图 19.4　肱骨窗的位置。

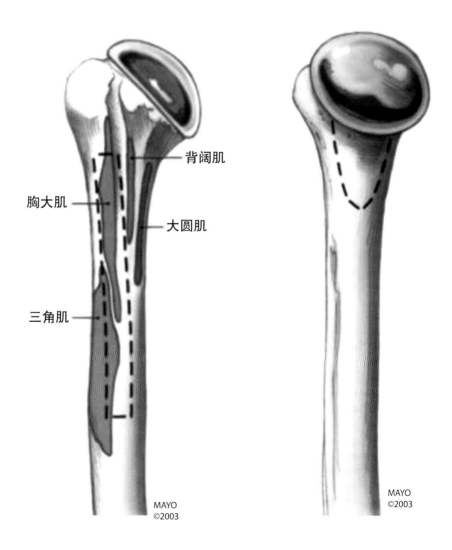

背阔肌

胸大肌

大圆肌

三角肌

MAYO
©2003

MAYO
©2003

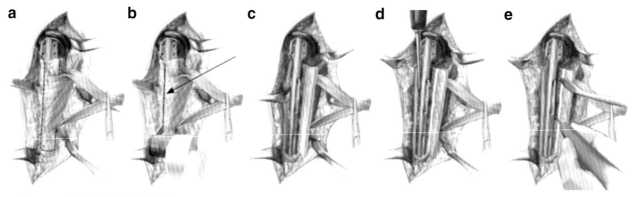

图 19.5　胸大肌蒂骨窗的切骨

年龄及性别调整后的 Constant 评分从 17.5% 提高到 63.0%。在长时间的随访中，研究人员（FG）证实，50 例患者在术后平均 7 年，其中 24 例具有进展性肱骨假体周围透亮线增加的趋势（其中 6 例发生完全松动移位）。该序列仍有一个中等的结果，平均调整 Constant 评分为（56.7 ± 19.7）分。

五、结论

肱骨柄的问题虽然不是翻修的主要原因，但肱骨柄的处理仍然是肩关节外科医生所面临最大的挑战。组装柄的发展使得肱骨内植物可以保留，从而使手术时间明显缩短，减少了术中出血及其他肱骨

侧翻修所导致的术中并发症的发生率。虽然现在有很多关于肩关节置换翻修术的书籍，尤其是运用反肩关节行肩关节置换翻修术的书籍，但关于去除肱骨柄的手术技巧的出版物却很少。最近的一项回顾性研究，主要对比了去除稳定的肱骨内植物的两种方法。Sahota 等对比了应用骨窗技术的 26 例和应用肱骨截骨术的 19 例患者，发现骨窗组有 6 例出现术中骨折，而截骨组只有 1 例患者出现术中骨折。尽管存在这种差异，但所有骨折均愈合，并且两组均未发生畸形愈合或松动。这项研究表明，任何一种技术都可以用于安全地移除肱骨假体。表 19.1 是一个关于肱骨柄移除两种主要技术优缺点的总结。

表 19.1　两种主要的肱骨翻修技术的总结

	优点	缺点
肱骨截骨术 / 劈开术	术者学习周期较短 较低的骨折风险 更可靠的治愈率 解决了骨和骨水泥鞘的问题 不需要行肌腱 / 软组织的松解	暴露范围小 完全去除骨水泥鞘的难度增大
肱骨开窗术	更广泛地暴露内植物 / 骨水泥 降低去除骨水泥的难度（虽然没有明显的临床意义）	术者学习周期较长 更高的技术要求

参考文献

[1] Cancienne JM, Brockmeier SF, Gulotta LV, Dines DM, Werner BC. Ambulatory total shoulder arthroplasty: a comprehensive analysis of current trends, complications, readmissions, and costs. J Bone Joint Surg Am. 2017;99(8):629–637.

[2] Day JS, Lau E, Ong KL, Williams GR, Ramsey ML, Kurtz SM. Prevalence and projections of total shoulder and elbow arthroplasty in the United States to 2015. J Shoulder Elb Surg. 2010;19(8):1115–1120.

[3] Ingoe HM, Holland P, Cowling P, Kottam L, Baker PN, Rangan A. Intraoperative complications during revision shoulder arthroplasty: a study using the National Joint Registry Dataset. Shoulder Elbow. 2017;9(2):92–99.

[4] Saltzman BM, Chalmers PN, Gupta AK, Romeo AA, Nicholson GP. Complication rates comparing primary with revision reverse total shoulder arthroplasty. J Shoulder Elb Surg. 2014;23(11):1647–1654.

[5] Wall B, Nove-Josserand L, O'Connor DP, Edwards TB, Walch G. Reverse total shoulder arthroplasty: a review of results according to etiology. J Bone Joint Surg Am. 2007;89(7):1476–1485.

[6] Cil A, Veillette CJ, Sanchez-Sotelo J, Sperling JW, Schleck CD, Cofield RH. Survivorship of the humeral component in shoulder arthroplasty. J Shoulder Elb Surg. 2010;19(1):143–150.

[7] Raiss P, Edwards TB, Deutsch A, Shah A, Bruckner T, Loew M, et al. Radiographic changes around humeral components in shoulder arthroplasty. J Bone Joint Surg Am. 2014;96(7):e54.

[8] Deutsch A, Abboud JA, Kelly J, Mody M, Norris T, Ramsey ML, et al. Clinical results of revision shoulder arthroplasty for glenoid component loosening. J Shoulder Elb Surg. 2007;16(6):706–716.

[9] Dines JS, Fealy S, Strauss EJ, Allen A, Craig EV, Warren RF, et al. Outcomes analysis of revision total shoulder replacement. J Bone Joint Surg Am. 2006;88(7):1494–1500.

[10] Carroll RM, Izquierdo R, Vazquez M, Blaine TA, Levine WN, Bigliani LU. Conversion of painful hemiarthroplasty to total shoulder arthroplasty: long-term results. J Shoulder Elb Surg. 2004;13(6):599–603.

[11] Levy JC, Virani N, Pupello D, Frankle M. Use of the reverse shoulder prosthesis for the treatment of failed hemiarthroplasty in patients with glenohumeral arthritis and rotator cuff deficiency. J Bone Joint Surg Br. 2007;89(2):189–195.

[12] Sperling JW, Cofield RH. Humeral windows in revision shoulder arthroplasty. J Shoulder Elb Surg. 2005;14(3):258–263.

[13] Wagner ER, Houdek MT, Elhassan BT, Sanchez-Sotelo J, Cofield RH, Sperling JW. What are risk factors for intraoperative Humerus fractures during revision reverse shoulder arthroplasty and do they influence outcomes? Clin Orthop Relat Res. 2015;473(10):3228–3234.

[14] Cisneros LG, Atoun E, Abraham R, Tsvieli O, Bruguera J, Levy O. Revision shoulder arthroplasty: does the stem really matter? J Shoulder Elb Surg. 2016;25(5):747–755.

[15] Phipatanakul WP, Bowen JM, Jobe CM. Removal of well-fixed flanged humeral prostheses may require humeral expansion. J Shoulder Elb Surg. 2009;18(5):724–727.

[16] Keener JD, Chalmers PN, Yamaguchi K. The humeral implant in shoulder arthroplasty. J Am Acad Orthop Surg. 2017;25(6):427–438.

[17] Van Thiel G, Piasecki D, Nicholson GS. Vertical humeral osteotomy for revision of well-fixed humeral components: case report and operative technique. Am J Orthop (Belle Mead NJ). 2009;38(2):67–71.

[18] Van Thiel GS, Halloran JP, Twigg S, Romeo AA, Nicholson GP. The vertical humeral osteotomy for stem removal in revision shoulder arthro- Table 19.1 Summary of two major humeral revision techniques Advantages Disadvantages Humeral osteotomy/ episiotomy Shorter technique Lower fracture risk More reliable healing rates Addresses bone and cement mantle No tendon/soft tissue releases Smaller exposure More difficult to completely remove cement mantle Humeral windows Wider exposure of implant/ cement Increase ease of removal of cement Higher fracture risk Higher non-union risk (though not clinically significant) Longer technique, more technically demanding M. Charles and G. P. Nicholson 257 plasty: results and technique. J Shoulder Elb Surg. 2011;20(8):1248–1254.

[19] Johnston PS, Creighton RA, Romeo AA. Humeral component revision arthroplasty: outcomes of a split osteotomy technique. J Shoulder Elb Surg. 2012;21(4):502–506.

[20] Wright TW. Revision of humeral components in shoulder arthroplasty. Bull Hosp Jt Dis (2013). 2013;71(Suppl 2):77–81

[21] Gohlke F, Rolf O. Revision of failed fracture emiarthroplasties to reverse total shoulder prosthesis through the transhumeral approach: method incorporating a pectoralis-major-pedicled bone window. Oper Orthop Traumatol. 2007;19(2):185–208.

[22] Werner BS, Abdelkawi AF, Boehm D, Hudek R, Plumhoff P, Burkhart KJ, et al. Long-term analysis of revision reverse shoulder arthroplasty using cemented long stems. J

Shoulder Elb Surg. 2017;26(2):273–278.

[23] Crosby LA, Wright TW, Yu S, Zuckerman JD. Conversion to reverse total shoulder arthroplasty with and without humeral stem retention: the role of a convertible-platform stem. J Bone Joint Surg Am. 2017;99(9):736–742.

[24] Alentorn-Geli E, Clark NJ, Assenmacher AT, Samuelsen BT, Sanchez-Sotelo J, Cofield RH, et al. What are the complications, survival, and outcomes after revision to reverse shoulder arthroplasty in patients older than 80 years? Clin Orthop Relat Res. 2017;475(11):2744–2751.

[25] Cil A, Veillette CJ, Sanchez-Sotelo J, Sperling JW, Schleck C, Cofield RH. Revision of the humeral component for aseptic loosening in arthroplasty of the shoulder. J Bone Joint Surg Br. 2009;91(1):75–81.

[26] Otto RJ, Nigro PT, Frankle MA. Reverse shoulder arthroplasty for chronic shoulder pathology. In: Nicholson GP, editor. Orthopaedic knowledge update: shoulder and elbow 4. 4th ed. Rosemont: AAOS; 2013. p. 379–396.

[27] Sahota S, Sperling JW, Cofield RH. Humeral windows and longitudinal splits for component removal in revision shoulder arthroplasty. J Shoulder Elb Surg. 2014;23(10):1485–1491.

第二十章　肩关节置换失败后的关节镜下处理

Ian A. Power，Thomas W. Throckmorton

译者：周兵华

审校：唐康来，周游，李新志，刘飞

一、简介

从 20 世纪 50 年代 Neer 假体应用以来，全肩关节置换的数量一直呈稳步增加。有研究指出，与 1990 年相比，全肩关节置换的数量已经增加了 550%。截至目前，在美国大约已有 53 000 例患者接受了全肩关节置换。Padegimas 等指出：2002—2011 年间，55 岁左右接受全肩关节置换的患者数量增加了 8%，由此推测，到 2030 年需要进行全肩关节置换的患者数量将增加 3 倍。全肩关节置换的手术指征的范围内正在逐步扩大，当前的手术指征包括：重度肩关节关节炎、肱骨近端粉碎性骨折、肩袖损伤所致肩关节病、肩关节骨坏死。随着全肩关节置换患者数量的增加，可以推测肩关节置换翻修数量也将相应地增加。肩关节置换术后的并发症可分为骨性相关和软组织相关两类，患者表现出的主要症状是肩关节疼痛和活动受限。解剖型肩关节置换术后的并发症率约为 23%，其中 11% 的患者需要行翻修手术。并发症表现为肩关节疼痛、活动受限和不稳，这些并发症可能在手术一结束就表现出来，或术后肩关节功能改善一段时间后才出现。并发症出现的原因包括：手术技巧相关、术后疼痛、假体松动、肩袖断裂、肩关节骨折以及上述问题的合并出现。而关节盂假体松动是最常见的并发症，占所有并发症中的 12.4%，每年大概有 1.2% 的发病率，其中约 2/3 的患者需要行翻修手术。

传统的肩关节置换翻修手术为开放式，然而随着肩关节镜技术的发展及完善，利用肩关节镜处理置换后肩关节问题的病例数量在不断增加，也成了研究热点。当肩关节置换术后，患者出现了疼痛和活动受限的症状，最初就可用肩关节镜对这些怀疑关节盂假体松动的患者进行评估。实践也证明肩关节镜在处理肩关节置换术后所出现的一些问题上非常有用，主要是诊断方面。有综述报道肩关节置换术后，使用关节镜评估的患者中有接近一半的患者最终需行进一步的开放翻修手术。肩关节置换后使用关节镜评估的最常见指征为：不伴有肩关节活动受限的疼痛，需行软组织活检以排除感染，肩袖情况的评估，关节盂假体松动的评估。关节镜下可以很好地处理肩袖撞击综合征，肩关节内游离体，肩袖撕裂，关节盂假体的松动以及软组织的粘连。

二、诊断性关节镜

关节镜已经用于膝关节和髋关节置换术后的诊断和治疗，包括感染、纤维粘连、滑膜增生及导致的撞击征。因假体植入物在 MRI 和 CT 图像中的伪影限制了这些影像学检查的应用，关节镜自然成为肩关节置换术后有用的诊断性工具。

Hersch 等认为肩关节置换术后有约一半的患

者无法利用单纯影像学检查和临床评估确诊肩关节活动和稳定的并发症问题，当出现的肩关节临床症状不能通过理疗和抗生素缓解时，则需要行肩关节镜来确诊。也有研究者称当关节造影和超声提示假体位置不良时（如关节盂或肱骨头假体过度旋转和松动），也可行诊断性关节镜检查。关节镜下诊断关节盂假体松动的方法之前已有报道：首先，在关节镜下将探针放置到关节盂假体和关节盂骨性部分之间，然后，牵拉盂肱关节，如果假体与骨之间出现 2mm 或更大距离位置移动即可认为关节盂假体松动。虽然关节镜下可诊断关节盂假体的松动，但无法用于评估关节盂假体细微的松动和肱骨头假体的松动。另外，术后还存在假体周围感染的风险。Garberina 和 Williams 先使用关节镜评估反肩置换中假体的松动，明确诊断后再行开放手术。

病例量最大的肩关节置换失败后使用关节镜的报道为 29 例。其中 15 例患者术前不能明确诊断，7 例怀疑为关节内纤维粘连的患者术中却发现是其他原因导致了肩关节活动受限，6 例患者成功地在关节镜下施行了粘连松解，1 例患者改为开放手术。该组患者 Constant 评分改善，虽然仍然低于平均值，然而活动度相比术前明显改善。只有 1 例患者，术中镜下不能明确肩关节疼痛原因，但患者关节镜术后疼痛却完全缓解。

三、关节盂假体取出术

关节盂假体松动是全肩关节置换后常见的并发症，并且会有一段时间的无症状期。O'Driscoll 等报道了 5 例关于关节盂假体松动的病例，因为患者无法植入新的假体或不能接受开放手术，所以采用了关节镜下关节盂假体取出。具体手术步骤包括：用骨凿将关节盂假体凿为较小的碎片，然后从关节镜通道取出。这种方法可以成功地去除关节盂假体，从而将全肩关节置换转变为关节盂假体置换。5 例被报道的患者中有 3 例活动度改善并且疼痛完全缓

解，另外 2 例患者活动度没有明显改善，且仍有轻度疼痛。术后所有病例没有发生并发症以及需要再次手术；然而，虽然术中操作很小心，并采取了预防措施，仍然损伤了肱骨头假体的关节面，所以如果行关节盂假体的再植入，很可能需要同时行肱骨头假体的置换。关节镜下磨钻也被用来帮助去除关节盂假体。另外，关节镜下可施行打压植骨。关节镜下取出关节盂假体需要注意的是，手术残留的碎屑可能会引起关节感染。

关节镜下取出关节盂假体一个很重要的优势是可以在术中同时取出组织做细菌培养，以排除感染导致的松动。虽然再植入仍然是一个两期手术的过程，但这种方法的支持者认为可以避免额外的开放切口暴露和可以相应地保护肩胛下肌腱。

四、假体周围感染

假体周围感染可以出现在肩关节置换术后早期或晚期，肩关节假体周围发生感染后患者往往表现出医生不能解释的疼痛。肩关节置换术后出现的假体周围感染不同于膝关节和髋关节，原因是前者的各项炎症指标和关节滑囊结构培养大多是正常的。这种情况下，镜下组织的病理活检非常有诊断价值。尤其是，当肩关节置换术后患者一直存在疼痛，而实验室检查为阴性，滑膜液穿刺经过长达 14 天的培养仍显示阴性，甚至第一次置换术中的细菌培养显示阴性，此时施行关节镜下活检非常必要。

关节镜下活检对于肩关节置换术后感染的诊断是非常有用的，特别是痤疮丙酸杆菌感染。在翻修手术时，关节镜下组织培养与常规开放标本培养比较，关节镜下组织标本有接近 100% 的敏感性，特异性、以及感染阳性或阴性的预测价值。关节镜下的组织病理结果明显优于穿刺灌洗液，后者只有 16.7% 的敏感性。这些不同方式取材组织培养的结果不同也许跟痤疮丙酸杆菌的胞内特性和挑剔性质相关，使之很难被培养出来。但关节镜下组织病理

的精确性没有达到 100%，翻修手术前行关节腔穿刺抽液可以帮助制订手术计划。

在临床实践中，研究人员相信在患者肩关节出现无明显诱因疼痛和活动受限时，甚至已诊断为肩关节感染，但为了明确感染类型，也具有关节镜下取组织病理的指征。当然，在施行诊断性关节镜手术前，外科医生应该有一个较明确的诊断倾向。假体周围感染仍然很难诊断和定义，关节镜下病理检查虽然有用，但是对于肩关节置换术后出现疼痛的患者，关节镜下病理检查不应该作为最终的诊断方法。因为肩关节术后感染仍然是基于临床的，所以一些其他的变量，包括外科医生的个人判断仍然非常重要。

五、肩峰下撞击综合征

Freedman 等首先报道了肩关节置换后因为肩峰下撞击综合征而施行关节镜下肩峰成形术。他们系统地回顾了 6 例 Ⅱ 型或 Ⅲ 型肩峰，肩峰下间隙变窄并具有临床撞击症状的患者。这些患者经过利多卡因诊断性测试，6 例患者中的 5 例在施行关节镜下清理后，疼痛明显减轻，疼痛评分由 7.5 分降到 1.6 分，末次随访 UCLA 评分评为优秀或良好。而以往的临床经验是肩峰下减压后对于这组没有明显的肩袖损伤的患者临床效果不佳；因此，研究人员推荐使用 CT 检查来评价肩袖与临床症状的相关性。

六、肩袖修复

当肩关节置换后继发肩袖功能缺失，将导致肩关节运动功能障碍、不稳以及疼痛症状。全肩关节置换合并孤立的冈上肌撕裂或者轻度的肩胛下肌的撕裂，可能不会影响全肩关节置换后的临床疗效，然而，中度或重度的冈下肌退变将导致术后临床疗效不佳。虽然解剖型肩关节假体置换在初次手术的时候可以同时对小的肩袖损伤进行修复，但是对于

大的肩袖撕裂采用开放修复或继发于肩关节置换后的肩袖撕裂术后往往会产生相应症状。施行全肩关节置换术的同时对部分或全层肩袖损伤进行修复，约有 31% 的患者术后临床疗效不佳，术前肩峰下间隙小于 8mm 的患者与二次手术有更高的相关性（$P=0.003$）。虽然在肩关节初次置换同时修复已经存在的冈上肌撕裂可能取得较好的临床效果，但在肩关节置换后再行肩袖撕裂修复术，其临床疗效欠佳，很难获得活动幅度恢复和缓解疼痛。肩关节置换术后行肩袖修复大约一半的患者需要更换肱骨头假体，以及需要更长时间和更复杂的术后康复。

Hersch 和 Dines 发现大多数用关节镜来处理肩关节置换术后失败问题的患者，主要问题是全层肩袖撕裂或肩峰下撞击综合征或肱二头肌长头肌腱炎。虽然大多数肩袖撕裂是经开放手术修复的，但所有的患者均会获得明显的活动度和 HSS 评分改善。但是类风湿性关节炎合并肩袖撕裂或粘连性冻结肩的患者术后临床疗效欠佳。该组术中出现 1 例假体周围骨折，术中进行了骨折固定，术后骨折愈合并获得很好的临床效果。一项行诊断性关节镜的 29 例患者的研究中，Tytherleigh Strong 等确诊了 4 例肩袖撕裂，3 例在施行了关节清理和肩峰下减压后获得很好的术后临床疗效。目前，我们的策略是小的症状性肩袖撕裂行关节镜下修复。中度大小的撕裂，特别是年轻患者，我们倾向于采取开放肩袖修复并同时更换更小型号的肱骨头假体。对于大的或巨大肩袖撕裂，我们通常对多数患者采用反肩关节假体置换。

在行初次全肩关节置换时，同时行肱二头肌长头肌腱固定术将显著增加治疗成功率（OR=2.97，CI：1.00～8.85，$P=0.05$），更大程度的疼痛缓解和 Constant 评分提高。肩关节置换后出现肩关节前方疼痛和持续性的肱二头肌长头肌腱炎症状，经保守治疗无效的患者，关节镜下或小切口行长头腱固定术都能明显减轻临床症状。所以我们目前在行初次肩关节置换时常规行肱二头肌长头肌腱固定术。

七、关节纤维化

肱骨近端 4 部分骨折行肱骨头置换术后出现肩关节僵硬推荐行肩关节镜下粘连松解和关节囊松解。考虑到大结节移位的可能性（24%）以及畸形愈合或不愈合的可能性（53%）较高，故建议延长制动期以便利于愈合；如果需要，可以使用关节镜治疗来恢复关节活动度，特别是年轻、活动度要求高的患者，与开放手术相比，这些患者在关节镜手术后更容易恢复肩关节活动度。除了肱骨头假体置换，全肩关节假体置换患者术后经过充分的康复治疗，且没有证据显示合并肩袖撕裂，却仍然无法恢复肩关节活动度，可能关节镜下行关节囊松解也能使之受益。临床经验显示：关节镜治疗关节纤维化只有 1/3 的患者获得明显的功能改善，仍有 2/3 的患者在经关节镜关节囊松解以及麻醉下手法松解术后肩关节活动度没有改变或没有明显改善。应该注意这些功能改善不明显的患者很多有潜在的自身免疫异常，例如 Sjögren 综合征，其容易导致顽固性的肩关节僵硬。

八、肩关节不稳

肩关节不稳也是肩关节置换术后一个常见的并发症。一项只有 2 例病例的研究报道，肩关节置换术后出现的不稳通过关节镜下治疗取得了成功。1 例是标准肩关节置换术后出现非创伤性的肩关节后向不稳。患者肩关节置换术前活动度正常，没有感染或并发症，但是术后出现肩关节后向松弛和不稳，多次脱位需要镇静麻醉下复位。关节镜下检查证实后方关节囊撕脱，然后使用带线锚钉行后方关节囊重叠缝合。患者术后结果良好，肩关节活动度有轻度减小。第 2 例报道了在关节镜辅助下反肩关节假体置换后出现慢性创伤性脱位。闭合复位失败后，通过关节镜对瘢痕组织进行清理以完成复位，术后

获得了一个稳定的复位。除了这些个案报道，其他关节镜下治疗肩关节置换术后不稳都不是很成功。

解剖型肩关节置换后肩关节不稳行开放手术也有报道。有一项回顾性研究评价了 33 例不稳的患者，超过一半的患者为肩关节前上或前向不稳，剩下的患者为肩关节后向不稳。在这些施行开放手术的患者中，2/3 的患者存在软组织不平衡，1/3 的患者为假体位置不良。只有 28% 的患者术后获得了一个稳定的肩关节，2/3 的患者对术后效果不满意。相较后方不稳，前方不稳的患者的治疗效果更差。作者认为在肩关节的稳定性方面有两个关键点：肩胛下肌对前方稳定性的重要性和后方骨性丢失对后方稳定性的作用。Endres 和 Warner 也报道了一个小数量解剖型全肩关节假体置换后不稳采用喙突转位治疗的病例研究。考虑到术后临床效果不佳以及术后不稳治疗的高失败率，将开放手术视为挽救手术更为合适。在我们的临床实践中，我们很少使用关节镜治疗肩关节置换后出现的肩关节不稳，除非出现急性肩袖断裂（图 20.1）。

对经历肩关节置换的肩关节施行关节镜手术时需要注意几个重要技术问题。施行关节镜手术前，在无菌状态下行关节腔穿刺抽取关节液可作为抗生素使用的参考。如果需要取组织进行培养，抗生素应该在取培养组织后再使用。

因为是关节镜手术，入路的定位对于术中的可视性非常重要。标准的后方入路不能镜下可视下建立，其他的入路都可以使用 Outside-in 技术并使用钝头带鞘穿刺锥分离后建立，以最小化医源性损伤。在评价反肩关节置换时，后方入路应该从关节盂上方进入，以避免对肱骨假体表面造成损伤。前方和外侧入路可通过 Outside-in 技术建立。为了最小化对金属假体和聚乙烯垫片造成医源性损伤，可以保持上肢内旋，盂肱关节的适度牵引也非常有用。肩关节置换后施行肩关节镜还有其他几个挑战。其中一个是金属假体对关节镜光源的高强度反光。这要求外科医生需从肱骨头侧植入关节镜

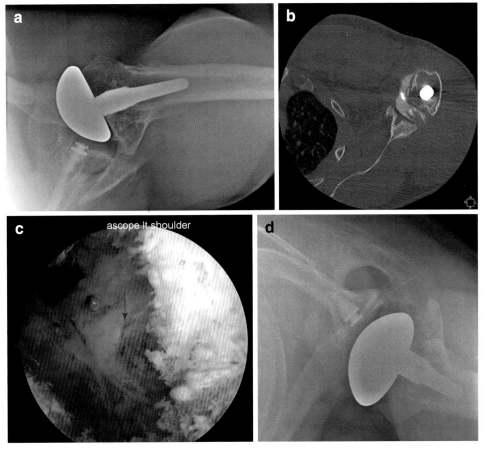

图20.1 43岁，男性，全肩关节置换后，急性肩胛下肌损伤导致肩关节前向不稳，并且前屈能力丧失 (a)X线片检查；(b) MRI；(c) 因为是年轻患者，所以采用了镜下修复肩胛下肌（箭头）；(d) 前屈功能改善和恢复情况

光源。另外，术后的瘢痕组织和纤维粘连会限制肩关节的操作空间。这就需要电凝装置松解关节囊来保持一个好的视野。术中控制性降压和合适的灌注压也会有助于上述目标的实现。对于肩关节镜和肩关节置换手术，以及肩关节置换后再次施行的肩关节镜手术我们均采用标准的沙滩椅位。通过5.4kg的患肢牵引有助于牵开肩关节腔从而提供更好的视野（图20.2）。这避免了从肩袖间隙建立手术入路，并且有助于从多角度建立前、后方入路。如果需要取病理标本，可遵循Dilisio等报道的流程进行：使用无菌抓持器，取与假体接触的至少3份标本。肩峰下的可疑病变组织也可以用同样的方式采取，所有的取样标本组织将培养2周，没有常规地采用术中冰冻。

O'Driscoll描述了肩关节镜下取关节盂假体的方法，在肩关节没有感染，关节盂假体松动，特别是当肩袖完整、肩关节活动度良好的情况下，研究人员倾向于采用这种方法。在获得足够的镜下视野后，首先通过前方入路置入4mm带有弧度的骨凿，将聚乙烯垫片凿碎为3~4片（图20.3）。然后，通过抓持器取出。如果出现大的骨性缺损可行松质骨植骨。当术中没有其他组织修复时，术后康复包括一般的吊带悬吊2周，然后逐渐开始没有辅助的主动功能锻炼。

在关节盂假体取出术前必须考虑其类型。特别是关节盂假体中央使用楔形钉固定日益增加，这种关节盂假体不适合使用O'Driscoll技术取出，因为其中间的楔形钉很难在关节镜下松动。研究人员的经验就是当影像学显示关节盂假体松动、聚乙烯垫片松动，并已旋转，或当周边已有透亮线时才选择行关节镜下取出。总体来讲，只有存在合适的指征时，才会选择关节镜下施行，这样也避免了潜在的再次翻修。然而，合并有如感染、假体位置不良及肩袖损伤等并发症的时候，也都不适合在关节镜下

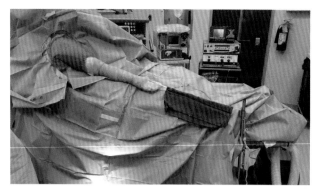

图 20.2　患者处于沙滩椅位，使用 5.4kg 的牵引牵开盂肱关节，以便获得更好的关节腔视野

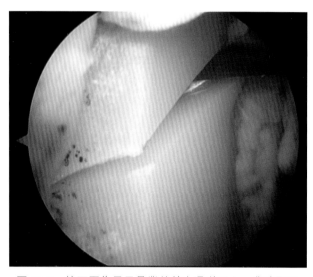

图 20.3　镜下图像显示骨凿从前方通道置入，凿碎聚乙烯垫片，以便镜下取出

处理，相比之下，能够一次解决所有问题的肩关节翻修手术可能更加适合。

九、结论

　　肩关节置换术后出现肩关节疼痛及活动受限应该进行临床体格检查、实验室检查、常规影像学检查评估假体是否松动或位置不佳，是否有肩峰下撞击、关节纤维化、游离体、肩袖撕裂和肩关节不稳。另外，应该进一步行 CT、MRI 和超声影像学检查，用于评估是否有假体松动、假体位置不佳和肩袖撕裂。尽管进行了这些检查，仍可能无法明确诊断肩关节置换术后肩痛或功能不良。当然，一旦出现上

面的情况，行诊断性关节镜对于明确诊断，特别是假体周围有无感染就显得非常有用。关节镜下可以进一步诊断关节盂假体松动，且在部分情况下，可以镜下取出关节盂假体；另外，肩关节腔游离体、肩峰下撞击、纤维粘连、肱二头肌长头肌腱炎，以及肩袖损伤可以在关节镜下进行诊断并处理。行诊断性关节镜的主要缺点是发现问题后可能仍然需要行额外的开放手术，这就与研究原则有些相悖，即：手术操作应该将手术风险降至最低，且必须避免损伤肩胛下肌。在行诊断性关节镜前，应该先完善非手术诊断措施，明确理解治疗的目标，而且必须清楚地认识到肩关节植入假体后施行关节镜手术的技术难度。

参考文献

[1] Neer CS 2nd. The components of our global exchange on surgery of the shoulder. J Shoulder Elbow Surg. 1995;4:477–480.

[2] Yu S, Mahure SA, Branch N, Mollon B, Zuckerman JD. Impact of race and gender on utilization rate of total shoulder arthroplasty. Orthopedics. 2016;39:e538–e544.

[3] Wiater JM. Shoulder joint replacement. OrthoInfo. Available at https://orthoinfo.aaos.org/en/treatment/ shoulder-joint-replacement. Accessed 7 Dec 2017.

[4] Padegimas EM, Maltenfort M, Lazarus MD, Ramsey ML, Williams GR, Namdari S. Future patient demand for shoulder arthroplasty by younger patients: national projections. Clin Orthop Relat Res. 2015;473:1860–1867.

[5] Wiater JM, Fabing MH. Shoulder arthroplasty: prosthetic options and indications. J Am Acad Orthop Surg. 2009;17:415–425.

[6] Tytherleigh-Strong GM, Levy O, Sforza G, Copeland SA. The role of arthroscopy for the problem shoulder arthroplasty. J Shoulder Elbow Surg. 2002;11:230–234.

[7] Horner NS, de Sa D, Heaven S, Simunovic N, Bedi A, Athwal GS, Ayeni OR. Indications and outcomes of shoulder arthroscopy after shoulder arthroplasty. J Shoulder Elbow Surg. 2016;25:510–518.

[8] Gonzalez JF, Alami GB, Baque F, Walch G, Boileau P. Complications of unconstrained shoulder prostheses. J

Shoulder Elbow Surg. 2011;20:666–862.

[9] Wiater MP, Moravek JE Jr, Wiater JM. The evaluation of the failed shoulder arthroplasty. J Shoulder Elbow Surg. 2014;23:745–758.

[10] Bolshali KI, Wirth MA, Rockwood CA Jr. Complications of total shoulder arthroplasty. J Bone Joint Surg Am. 2006;88:2279–2292.

[11] Bonutti PM, Hawkins RJ, Saddemi S. Arthroscopic assessment of glenoid component loosening after total shoulder arthroplasty. Arthroscopy. 1993;9:272–276.

[12] Hersch JC, Dines DM. Arthroscopy for failed shoulder arthroplasty. Arthroscopy. 2000;16:606–612.

[13] O'Driscoll SW, Petrie RS, Torchia ME. Arthroscopic removal of the glenoid component for failed total shoulder arthroplasty. A report of five cases. J Bone Joint Surg Am. 2005;87:858–863.

[14] Garberina MJ, Williams GR. Polyethylene dissociation after reverse total shoulder arthroplasty: the use of diagnostic arthroscopy. J Shoulder Elbow Surg. 2008;17:e16–e18.

[15] Black E, Roberts S, Siegel E, Yannopoulos P, Higgins L, Warner J. Failure after reverse total shoulder arthroplasty: what is the success of component revision? J Shoulder Elbow Surg. 2015;24:1908–1914.

[16] Namdari S, Glaser D. Arthroscopically assisted conversion of total shoulder arthroplasty to hemiarthroplasty with glenoid bone grafting. Orthopedics. 2011;34:862–865.

[17] Venjakob AJ, Reichwein F, Nebelung W. Arthroscopic removal of a polyethylene glenoid component in total shoulder arthroplasty. Arthrosc Tech. 2015;4:e149–e152.

[18] Morman M, Fowler RL, Sanofsky B, Higgins LD. Arthroscopic tissue biopsy for evaluation of infection before revision arthroplasty. J Shoulder Elbow Surg. 2012;20:e15–e22.

[19] Dilisio MF, Miller LR, Warner JJ, Higgins LD. Arthroscopic tissue culture for the evaluation of periprosthetic shoulder infection. J Bone Joint Surg Am. 2014;96:1952–1958.

[20] Tashjian RZ, Granger EK, Zhang Y. Utility of prerevision tissue biopsy sample to predict revision shoulder arthroplasty culture results in at-risk patients. J Shoulder Elbow Surg. 2017;26:197–203.

[21] Sanchez-Sotelo J. Periprosthetic shoulder infections are less elusive to diagnostic arthroscopy: commentary on an article by Matthew F. Dilisio, MD, et al: "arthroscopic tissue culture for the evaluation of periprosthetic shoulder infection". J Bone Joint Surg Am. 2014;96:e197.

[22] Freedman KB, Williams GR, Iannotti JP. Impingement syndrome following total shoulder arthroplasty and humeral hemiarthroplasty: treatment with arthroscopic acromioplasty. Arthroscopy. 1998;14:655–670.

[23] Edwards T, Boulahia A, Kempf J, Boileau P, Nemoz C, Walch G. The influence of rotator cuff disease on the results of shoulder arthroplasty for primary osteoarthritis: results of a multicenter study. J Bone Joint Surg Am. 2002;84-A:2240–2248.

[24] Iannotti J, Norris T. Influence of preoperative factors on outcome of shoulder arthroplasty for glenohumeral osteoarthritis. J Bone Joint Surg Am. 2003;85-A(2):251–258.

[25] Simone JP, Streubel PH, Sperling JW, Schleck CD, Cofield RH, Athwal GS. Anatomical total shoulder replacement with rotator cuff repair for osteoarthritis of the shoulder. Bone Joint J. 2014;96-B:224–228.

[26] Livesey M, Horneff JG, Sholder D, Lazarus M, Williams G, Namdari S. Functional outcomes and predictors of failure after rotator cuff repair during total shoulder arthroplasty. Orthopedics. 2018;1:1–6.

[27] Simmen B, Bachmann L, Drerup S, Schwyzer HK, Burkart A, Flury M, Goldhahn J. Usefulness of concomitant biceps tenodesis in total shoulder arthroplasty: a prospective cohort study. J Shoulder Elbow Surg. 2008;17:921–924.

[28] Godeneche A, Boileau P, Favard L, Le Huec JC, Levigne C, Nove-Josserand L, Walch G, Edwards T. Prosthetic replacement in the treatment of osteoarthritis of the shoulder: early results of 268 cases. J Shoulder Elbow Surg. 2002;11:11–18.

[29] Tuckman D, Dines D. Long head of the biceps pathology as a cause of anterior shoulder pain after shoulder arthroplasty. J Shoulder Elbow Surg. 2006;15:415–418.

[30] Barth J, Andrieu K, Fotiadis E, Hannink G, Barthelemy R, Saffarini M. Critical period and risk factors for retear following arthroscopic repair of the rotator cuff. Knee Surg Sports Traumatol Arthrosc. 2017;25:2196–2204.

[31] Gallo R, Gamradt S, Mattern C, Cordasco F, Craig E, Dines D, Warren R. Instability after reverse total shoulder replacement. J Shoulder Elbow Surg. 2011;20:584–590.

[32] Arriaza R, Couceiro G, Fernández HC. Arthroscopic reduction of a chronically dislocated reverse shoulder arthroplasty. Arthrosc Tech. 2013;2:e423–e425.

[33] Gee AO, Angeline ME, Dines JS, Dines DM. Shoulder instability after total shoulder arthroplasty: a case of

arthroscopic repair. HSS J. 2014;10:88–91.

[34] Sanchez-Sotelo J, Sperling JW, Rowland CM, Cofield RH. Instability after shoulder arthroplasty: results of surgical treatment. J Bone Joint Surg Am. 2003;85:622–631.

[35] Endres NK, Warner JJ. Anterior instability after total shoulder replacement: salvage with modified Latarjet procedure. A report of 2 cases. J Shoulder Elbow Surg. 2010;19:e1–e5.

[36] Hattrup SJ, Cofield RH, Cha SS. Rotator cuff repair after shoulder replacement. J Shoulder Elbow Surg. 2006;15:78–83.